结核病学继续医学教育培训系列教材　许绍发◎丛书主编

结核病
流行和预防控制

首都医科大学附属北京胸科医院
北京市结核病胸部肿瘤研究所　组织编写

刘宇红　李　亮◎主编

北京科学技术出版社

图书在版编目(CIP)数据

结核病流行和预防控制/刘宇红，李亮主编. — 北京：北京科学技术出版社，2017.1
（结核病学继续医学教育培训系列教材）
ISBN 978-7-5304-8765-5

Ⅰ.①结… Ⅱ.①刘… ②李… Ⅲ.①结核病–流行病学–继续教育–教材Ⅳ.①R52

中国版本图书馆CIP数据核字（2016）第291854号

结核病流行和预防控制

主　　编：刘宇红　李　亮
策划编辑：宋玉涛
责任编辑：周　珊
责任校对：贾　荣
责任印制：李　茗
图文制作：樊润琴
出 版 人：曾庆宇
出版发行：北京科学技术出版社
社　　址：北京西直门南大街16号
邮政编码：100035
电话传真：0086–10–66135495（总编室）
0086–10–66113227（发行部）　0086–10–66161952（发行部传真）
电子信箱：bjkj@bjkjpress.com
网　　址：www.bkydw.cn
经　　销：新华书店
印　　刷：三河市国新印装有限公司
开　　本：720mm × 1000mm　1/16
字　　数：263千字
印　　张：18.75
版　　次：2017年1月第1版
印　　次：2017年1月第1次印刷
ISBN 978-7-5304-8765-5/R·2224

定　价：52.00元

结核病学继续医学教育培训系列教材

丛书编委会

名誉主编 端木宏谨 傅 瑜 马 玙

主　　编 许绍发

副 主 编 张宗德 蔡 超 李 亮

编写秘书 周 爽 黄艳伶

《结核病流行和预防控制》

主　编 刘宇红 李 亮

《结核病诊断新进展》

主　编 陈效友

《结核病治疗新进展》

主　编 唐神结 李 亮

《结核病护理新进展》

主　编 王秀华 聂菲菲

《结核病合并相关疾病》

主　编 初乃惠 高微微

《结核病相关疑难病例》

主　编 高孟秋

编者名单

主　编

刘宇红（首都医科大学附属北京胸科医院）

李　亮（首都医科大学附属北京胸科医院）

副主编

张　慧（中国疾病预防中心结核病预防控制中心）

李卫民（首都医科大学附属北京胸科医院）

刘　洋（首都医科大学附属北京胸科医院）

马　艳（首都医科大学附属北京胸科医院）

编　者（以姓氏笔画为序）

马　艳（首都医科大学附属北京胸科医院）

王黎霞（中国疾病预防中心结核病预防控制中心）

刘　洋（首都医科大学附属北京胸科医院）

刘宇红（首都医科大学附属北京胸科医院）

阮云洲（中国疾病预防中心结核病预防控制中心）

苏　伟（中国疾病预防中心结核病预防控制中心）

杜　建（首都医科大学附属北京胸科医院）

李　亮（首都医科大学附属北京胸科医院）

李卫民（首都医科大学附属北京胸科医院）

李仁忠（中国疾病预防中心结核病预防控制中心）

李晓迎（天津市儿童医院）

张　慧（中国疾病预防中心结核病预防控制中心）

张立杰（首都医科大学附属北京胸科医院）

陈　伟（中国疾病预防中心结核病预防控制中心）

陈海霞（温州医科大学）

周　林（中国疾病预防中心结核病预防控制中心）

郑素华（首都医科大学附属北京胸科医院）

姜世闻（中国疾病预防中心结核病预防控制中心）

夏愔愔（中国疾病预防中心结核病预防控制中心）

高静韬（首都医科大学附属北京胸科医院）

屠德华（北京结核病控制研究所）

端木宏谨（首都医科大学附属北京胸科医院）

序

人类与结核病的斗争经历了漫长的岁月，结核病至今仍是危害人体健康的主要传染病之一。人体以肺为主的多个组织器官都会感染结核分枝杆菌，结核病的临床诊断费时耗力，现代短程化疗也需历时 6 个月以上，还有复发和耐药之虞。在我国，结核病死亡率居各种传染病之首。

有效控制结核病是我们肩负的重任，面对摆在面前的诸多难题，我们首要的任务是学习、掌握相关的知识和技术，应对结核病危害的挑战。医学知识浩如烟海，在互联网上可以搜索到的结核病相关结果约 2430 万个。“结核病学继续医学教育培训系列教材”为我们解答了结核病相关难题，帮助我们提高结核病临床诊断的能力，从而使结核病患者获得更快、更好的治疗效果。

“结核病学继续医学教育培训系列教材”由首都医科大学附属北京胸科医院组织编写，总主编为首都医科大学附属北京胸科医院院长、北京市结核病胸部肿瘤研究所所长许绍发教授。该丛书的编写和出版将为解决结核病临床诊治面临的难题提供正确的思路和科学的方法。

“结核病学继续医学教育培训系列教材”共分为六册：《结核病流行和预防控制》《结核病诊断新进展》《结核病治疗新进展》《结核病护理新进展》《结核病合并相关疾病》《结核病相关疑难病例》。全套书涵盖内容全面，共 100 余万字。

首都医科大学附属北京胸科医院精心组织100余位来自全国各地各单位的专家，汇集了国内结核病及相关学科的高精尖人才，其中有白发苍苍的老专家，也有风华正茂的学科领军人物，更不乏年轻有为的后起之秀，他们来自结核病及相关学科的知名单位，大多是本学科的骨干，在临床、科研、防治领域辛勤耕耘，具有丰富的经验，取得了明显的成绩，获得了多项成果。专家们积极参与编写，使该丛书得以博采众长。该丛书体现了结核病的多学科特点，结核分枝杆菌多侵入肺部，但人体各组织器官皆可由此发病，不断发展的医学逐步将分子生物学、介入技术和磁共振等现代高科技手段引入结核病的诊断、治疗和预防。该丛书着眼于“三个结合”——理论与实际相结合、普及与提高相结合、临床与科研及防治相结合，对相关新技术在结核病领域的应用做了重点论述，对传统学科和新学科在结核病领域的应用做了全面介绍，并将多种相关疾病以及患者护理、感染控制、健康教育等融为一体。

期盼该丛书成为广大医务人员，尤其是从事结核病医疗、教学、科研和防治工作者的良师益友。让我们展望未来，共同实现控制结核病的远大目标。

端木宏谨

2016年11月

前 言

目前，结核病在全球仍然是重点防治的传染性疾病之一。据世界卫生组织估算，全球每年约有1000万新发结核病患者，约180万人因结核病死亡，新发现的耐多药结核病患者约48万。随着结核病流行趋势的变化和结核病防治面临的新挑战，以及新技术、新工具和新药的应用，结核病预防控制策略也从直接督导下短程化疗（DOTS）策略发展为遏制结核病策略，2015年之后，开始推行结核病预防、治疗和控制的终止结核病策略。

为了使广大结核病防治专业技术人员清楚地了解结核病的流行现状和流行趋势，掌握最新的结核病防治策略和相关措施，我们编写了《结核病流行和预防控制》一书。该书为“结核病学继续医学教育培训系列教材”的分册，包含了结核病流行病学和结核病预防控制两大部分内容，分为10章。流行病学部分包括了结核病流行病学基本概念、结核病流行的历史变迁、结核病流行现状和未来流行趋势，还介绍了结核病分子流行病学和结核病临床流行病学相关研究的进展。结核病预防控制部分详细阐述了结核病的预防、全球结核病疫情及策略演变、我国结核病控制策略和防治历程、结核病患者管理和结核病感染控制。

本分册内容系统全面、权威规范、严谨翔实，具有很强的指导性和实用性，可作为从事结核病防治、临床、检验等专业技术人员的继续教育或培训教材，也可作为专业技术人员开展日常工作的参考用书。

本分册由首都医科大学附属北京胸科医院组织编写，各位编写专家和工作人员倾心尽力、不辞辛劳，在此一并致谢。由于水平有限，时间仓促，如有疏漏之处，请广大读者指正。

编　者

2016年11月

目　录

第四章 我国结核病疫情

第五章 我国结核病控制策略

第六章 中国结核病防治历程

第七章 结核病患者管理

第一章
结核病流行病学

流行病学是研究疾病分布规律及影响因素，借以探讨病因，阐明流行规律，制定预防、控制和消灭疾病的对策和措施的科学。流行病学是预防医学和公共卫生的基础学科，涉及临床实践、研究和公共卫生方针。

第一节　流行病学绪论

一、流行病学的历史起源

流行病学最初研究的是暴发的传染病。1854年，伦敦暴发霍乱，10天内夺去了500多人的生命。根据当时流行的观点，霍乱是经空气传播的。但是约翰·斯诺（John Snow）医师并不相信这种说法，他认为霍乱是经水传播的。约翰·斯诺用标点地图的方法研究了当地水井分布和霍乱患者分布之间的关系，发现在宽街（Broad Street，或译作布劳德大街）的一口水井供水范围内，霍乱罹患率明显高，最终凭此线索找到该次霍乱暴发的起因：一个被污染的水泵。人们把被污染的水泵及其供水区封掉后不久，霍乱的发病率明显下降。约翰·斯诺在这次事件中的工作被认为是流行病学的开端。

流行病学也研究致病因素与疾病的关系。1948—1952年，理查·多尔（Richard Doll）和布拉德福·希尔（Bradford Hill）合作进行了一项病例对照研究（case-control study），通过对癌症患者吸烟史的调查，他们宣布吸烟和肺癌之间有因果联系。其后20多年，他们进行的队列研究（cohort study）进一步验证了这一结论。他们的成果为控烟行动提供了科学依据。

二、结核病流行病学的基本概念

结核病流行病学（tuberculosis epidemiology）是研究结核病（tuberculosis）在人群中发生、发展和分布的规律，以及制定预防、控制和消灭结核病的对策与措施的学科。结核病流行病学阐明结核病发生中接触结核分枝杆菌、感染结核分枝杆菌、罹患结核病及结核病死亡的4个过程（图1-1）。结核病流行病学包括病因流行病学、描述性流行病学和流行病学预测。

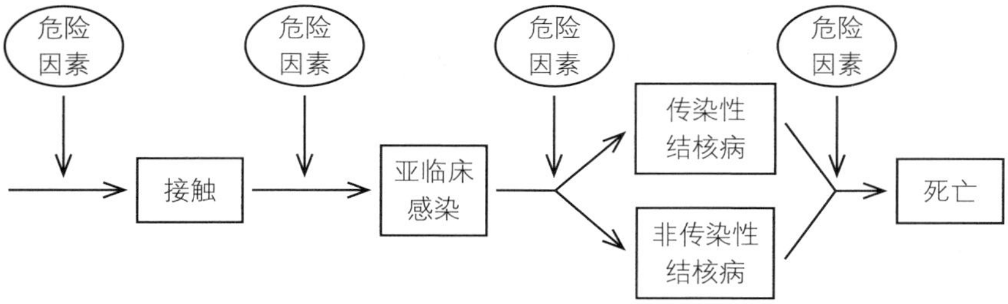

图1-1　结核病流行病学模型

结核病流行病学的内容包括结核病流行指标及其相互关系、结核病流行状况、结核分枝杆菌感染、结核病发病、结核病集团感染与暴发流行、结核病流行病学模型及预测、结核病监测、结核病分子流行病学、结核病预防、结核病控制及结核病队列分析等。本章以结核病流行的生物学环节为重点，探讨现代结核病控制措施的重点及其意义。

第二节 结核病的历史

结核病是由结核分枝杆菌（*Mycobacterium tuberculosis*）引起的传染性疾病，人体许多脏器可以发生结核病，以肺结核（pulmonary tuberculosis）最为常见。

感染结核分枝杆菌的人体在其一生中都有发生结核病的危险。结核病是全世界由单一致病菌引致死亡最多的疾病，在20世纪40年代链霉素等抗结核药物发明之前，结核病是不治之症。据资料介绍，自1882年海因里希·赫尔曼·罗伯特·柯赫（Heinrich Hermann Robert Koch，1843—1910）发现结核分枝杆菌以来，迄今因结核病死亡的人数已达 2 亿。结核病严重危害人类健康，是我国亘点控制的重大疾病之一，也是全球关注的公共卫生问题和社会问题。世界卫生组织已将结核病作为重点控制的传染病之一 。

一、历史上的结核病流行

结核病是伴随人类历史时间最长的疾病之一，1904年在德国海德堡附近出土的新石器时代（公元前10000—公元前5000年）人的颈椎骨化石，就发现有结核病变。古埃及第二十五王朝（公元前700年）的木乃伊中，被发现有脊柱结核。

马王堆汉墓古尸是指1972年湖南省长沙市东郊发现的一座汉朝墓葬，历经2000多年，棺内女尸仍保存完好，其结缔组织、肌肉组织和软骨等细微结构保存完好，全身有柔软的弹性，皮肤细密而滑腻，部分关节可以转动，甚至手足上的纹路也清晰可见。病理解剖检查发现，死者生前患有冠心病、多发性胆石症、全身性动脉粥样硬化症，右上肺有结核病灶。没有海德堡的化石早。

公元前300年，Aristotle提出结核病具有传染性的观点。

17世纪，结核病曾随着工业革命的兴起，在欧洲猖獗蔓延，在不良的工作和生活条件下，结核病的发病人数大为增加，又没有治疗办法，大批患者死亡。18世纪，欧洲的结核病死亡人数占所有死亡人数的1/4，为400/10万。1821—1830年，瑞典结核病死亡率为277/10万，首都斯德哥尔摩达900/10万。1851年，英国结核病死亡率为357/10万。1876—1890年，丹麦结核病死亡率高达300/10万。

在面对疾病束手无策的情况下，17—18世纪，欧洲国家法律规定，在患者死亡后，尸体及其接触物品应予焚烧。1882年，Koch发现结核分枝杆菌是结核病的病原，1897年提出结核病的飞沫传播学说。1930年，Löwenstein培养基的出现使结核分枝杆菌体外培养成功，为结核病的病因学诊断打下了基础。

二、化疗时代前的结核病流行

化疗（chemotherapy）时代前，结核病的感染传播情况严重，按当时的年感染率和死亡率推算，肺结核传染源患者在进行化疗前的传染性很强（表1-1）。

表1–1　化疗时代前肺结核患者感染情况

国家	年份	年感染率 /%	死亡率 /（1/10 万）	每死亡 1 例感染人数 / 人	每例传染源每年感染人数 / 人
荷兰	1930	3.9	74.6	52.3	13.1
	1940	2.5	45.0	55.0	13.9
日本	1944	10.0	231.0	43.3	10.8
	1950	7.0	146.4	47.8	12.0
法国	1930	6.4	163.0	39.2	9.9
	1940	4.0	137.0	29.2	7.3
	1950	2.5	58.1	43.0	10.8

化疗时代前，涂片阳性的肺结核患者在发病后2～4年有1/2的患者死亡，近1/4成为慢性传染源，只有1/4的患者治愈或自愈（表1-2）。即使治愈，患者的复发率也很高，为1939年Mitchell报道20年复发率为28%，1941年Stephens报道5年复发率为36.5%，1950年Philips报道15年复发率为41%。

表 1–2　化疗时代前肺结核患者转归

国家	年份	病例数 / 例	观察年数 / 年	病死率 / %	慢性排菌 / %	阴转率 / %
美国	1931	1963	4	53.4	25	21.6
欧洲	1939	2000	3	26.8		
			5	46.8		
			10	59.8		
英国	1947	57	1	55.0	19	26

三、结核病的历史悲剧

（一）国外与结核病相关的历史人物

约翰·济慈（John Keats）是杰出的英国浪漫派诗人，才华横溢，与雪莱、拜伦齐名。他先后完成了《伊莎贝拉》《圣亚尼节前夜》《海伯利安》等著名长诗，写出了脍炙人口的《夜莺颂》《希腊古瓮颂》《秋颂》等名篇。济慈早年曾经看护患肺结核的母亲，后来他的弟弟也因肺结核死在他的怀里。济慈24岁因患肺结核停笔时，已是世界上颇具影响力的大诗人，是世界文学史上不可或缺的一员。1821年，济慈病逝，年仅26岁。

著名三姐妹作家夏洛蒂·勃朗特（Charlotte Bronte，《简·爱》作者）、艾米丽·勃朗特（Emily Bronte，《呼啸山庄》作者）和 安妮·勃朗特（Anne Bronte，《女房客》作者），她们的姐姐玛丽亚和伊丽莎白因患肺结核而病逝。夏洛蒂和安妮也死于结核病。

肖邦（Frederic Chopin）于 1849年30岁时因肺结核病逝。

小说家和短篇故事作家安东·契诃夫1884年自莫斯科大学医学系毕业。在农村居住时期，他经常给农民看病，但不收诊费。他还主持当地预防霍乱的工作，参与救济饥民的工作。1893年，他在照顾患者时感染了肺结核。1897年，他因劳累过度，咯血住院，于1904年病逝。

费雯·丽（Vivien Leigh）凭借在电影《乱世佳人》中饰演的斯嘉丽获得第

十二届奥斯卡最佳女主角奖。在拍摄影片时，费雯·丽染上了肺结核，于1967年7月7日病逝。

（二）国内与结核病相关的历史人物

鲁迅1932年染上肺结核，1936年病逝。

萧红是中国现代女作家，“民国四大才女”之一，1941年发现患有肺结核，1942年1月22日因肺结核于香港病逝，终年31岁。

林徽因，建筑师、诗人和作家，中国第一位女建筑师。1952年，林徽因完成了天安门广场人民英雄纪念碑须弥座的图案设计，参与了中华人民共和国的国徽设计。林徽因患结核病15年，1947年年底做了肾切除手术，1955年病逝，时年51岁。

结核病常常作为文学世界的重点题材，不论主人公的年龄、贫富状况如何，很多作品中都可见到结核病的影子。

四、结核病流行的“自然下降”

18—19世纪，结核病在欧洲蔓延流行，达到高峰后，呈缓慢下降趋势。这种下降趋势在结核分枝杆菌还未被发现之前就已经出现，是在没有采取针对性措施情况下的“自然下降”。

Redeker研究认为，近代欧洲结核病流行是随着工业化、人口集中和交通频繁而出现的，在流行达到高峰后，结核病的流行趋势缓慢下降，促使这种下降的因素主要有以下两点：一是随着工业化发展，居民的生活水平、一般卫生状况和劳动条件得到改善；二是由于结核病的广泛流行，人群集团免疫提高，易感水平下降。

靠“自然下降”的结核病流行状况的改善是十分缓慢的，结核病死亡率年递降率仅为1%～2%。1830—1930年，瑞典结核病死亡率年递降率0.8%，斯德哥尔摩年递降率2%。1851—1900年，英国结核病死亡率年递降率1.6%。19世纪末，采用空气、休息和营养为主的疗法，并对传染源进行隔离，这些措施加速了结核病死亡率的下降，结核病死亡率年递降率达到4%～5%。

第三节　结核病流行的生物学环节

结核病在人群中流行的3个生物学环节是：传染源，即结核分枝杆菌传播的来源；感染传播的途径；易感人群。这3个环节往复循环，形成了结核病在人群中的流行蔓延，控制结核病的流行就要针对这3个环节：控制传染源，使结核分枝杆菌不再播散；切断结核分枝杆菌在人群中传播的途径；保护易感染人群，使其不受结核分枝杆菌的感染，或感染后不发生结核病。切断结核病在人群中流行的3个生物学环节其中的任一环节，就可有效地阻止人群中结核病的传播流行。

一、传染源

结核病的传染源是排菌的肺结核患者，当患者咳嗽、喷嚏或大声说话时，肺部病灶中的结核分枝杆菌随呼吸道分泌物排入空气中，健康人吸入后发生结核分枝杆菌感染，形成原发病灶。

（一）结核病的病原菌

1882年Koch发现结核杆菌（Bacillus tuberculosis）为结核病的病原菌。1896年Lehman和Neuman将其命名为结核分枝杆菌（Mycobacteriumt tuberculosis）。分枝杆菌属是好氧、无运动能力、缓慢生长的杆菌，有分枝生长的倾向，一般不易着色，一旦着色后可抵抗盐酸乙醇的脱色，故又称为抗酸杆菌。结核分枝杆菌对外界抵抗力较强，在阴湿处能生存5个月以上；但在阳光下暴晒2小时、5%～12%甲酚皂溶液接触2～12小时、70%乙醇接触2分钟，或煮沸1分钟，即可被杀灭。最简便的灭菌方法是直接焚毁带有病菌的容器。结核分枝杆菌生长缓慢，增殖一代需10～20小时，生长成肉眼可见的菌落一般需4～6周，至少需2周。

在繁殖过程中，结核分枝杆菌可能产生耐药性，耐药性是结核分枝杆菌的重要生物学特性，耐药菌不断生长繁殖，终致菌群中以耐药菌为主（敏感菌被药物淘汰），抗结核药物即失效。结核分枝杆菌发生耐药性有2种情况，一是由基因突变而出现的极少量天然耐药菌（自然变异），通常不致引起严重后果；另一种发生耐药性的机制是药物与结核分枝杆菌接触后，有的细菌发生诱导变异，逐渐能适应在含药环境中继续生存（继发耐药）。耐异烟肼菌株对动物的致病力显著减弱，耐链霉素菌的致病力一般不降低，耐利福平菌的致病力有不同程度降低，对利福平及异烟肼同时耐药的结核分枝杆菌，其致病力降低较单一耐异烟肼者更显著。

结核分枝杆菌分为人型结核分枝杆菌（M.tuberculopsis）和牛型结核分枝杆菌（M.bovis）等，人型结核分枝杆菌为人类结核病的主要病原菌。临床上的分枝杆菌培养阳性中有5%～10%为非结核分枝杆菌（Nontuberculosis mycobacteria，NTM），为除结核分枝杆菌与麻风分枝杆菌以外的分枝杆菌，广泛存在于自然界，当机体免疫受损时，可引起肺内或肺外感染，其临床表现酷似结核病，但多数对抗结核药不敏感。有条件时，对耐药结核病者可做菌种鉴定以排除非结核分枝杆菌。

（二）影响结核分枝杆菌传播的主要因素

结核病主要是人群之间的传染病，发生结核分枝杆菌传播取决于传染源的排菌情况。

1.传染源排菌量　肺结核病变进展形成空洞的患者痰中含有大量结核分枝杆菌，这些患者是结核病的主要传染源，痰中结核分枝杆菌越多，传播的危险性越大。痰中结核分枝杆菌数量多的患者出现痰涂片阳性，若1ml痰液中含菌量为1000～10000个，其痰涂片阳性率为40%～50%，痰液中含菌量低时，痰涂片阳性率亦低（表1-3）。

表 1–3　痰涂片与痰标本中结核分枝杆菌数

发现 1 个结核分枝杆菌需查视野数 / 个	痰涂片上的结核分枝杆菌数 / 个	每毫升痰标本中结核分枝杆菌数 / 个
100	100	1000
10	1000	10000
1	10000	100000

痰涂片阳性患者的排菌量大，其密切接触者的结核分枝杆菌感染率明显高于痰涂片阴性患者的密切接触者。英国报告涂阴培阴患者的家庭儿童密切接触者，结核分枝杆菌感染率为17.6%；涂阴培阳患者的接触者结核分枝杆菌感染率为26.8%；涂阳培阳患者的接触者结核分枝杆菌感染率高达65.0%（表1-4）。

表1–4　不同传染源情况时15岁以下密切接触者的感染率　（单位：%）

报告地	报告年（人数）	涂（+）培（+）	涂（-）培（+）	涂（-）培（-）	无结核病接触
英国	1956（709）	65.0	26.8	17.6	22.1
加拿大	1954（1876）	45.0	26.3	26.1	2.5
荷兰	1969（148）	50.0	4.7	7.8	1.0
印度	1967（9376）	41.0	19.0	-	12.0
非洲	1964（8848）	39.0	11.0	-	7.0

2.传染源排出飞沫的大小　传染源排出的飞沫，受压力和黏稠度的影响而大小不一。飞沫核直径为1～10μm者在空气中飘浮时间长，可进入人体末梢支气管内；飞沫核直径较大者则受地心引力的影响而坠落。

3.患者病变与症状　患者病变广泛，损害严重，病变急剧进展、干酪溶解形成空洞患者的痰中含有大量结核分枝杆菌，是主要的传染源。患者咳嗽、喷嚏或大声说话时都能产生飞沫。有报道，当人体咳嗽时，每次排出飞沫数约为3500个，一次喷嚏则可排出飞沫近100万粒，平常说话5分钟所排出的飞沫数相当于一次咳嗽。咳嗽是肺结核患者产生飞沫的主要方式。每晚记录患者咳嗽次数，观察其0～14岁家庭接触者的结核分枝杆菌感染率，发现：每晚咳嗽48次以上患者的家庭接触者感染率为43.9%，咳嗽12次以下患者的接触者感染率为27.5%（表1-5）。

表 1–5　传染源咳嗽次数与接触者感染率

咳嗽次数 / 次	接触者人数 / 人	结素反应阳性人数（感染率）/ 人（%）
＜12	51	14（27.5）
12～47	22	7（31.8）
≥48	57	25（43.9）
合计	130	46（35.4）

4.接触的密切程度　传染源周围人群与传染源接触越密切，受感染的机会越多，涂片阳性患者的密切接触者感染率明显高于偶尔接触者（表1-6）。

表 1–6　不同接触程度儿童感染率

年龄组 / 岁	接触程度	接触者痰涂片阳性感染率 /%	接触者痰培养阳性感染率 /%	接触者痰培养阴性感染率 /%
0～4	密切	29.1	6.0	6.5
	偶尔	-	-	-
5～9	密切	35.9	12.4	6.2
	偶尔	10.1	2.5	11.8
10～14	密切	39.5	14.1	19.1
	偶尔	16.1	2.5	16.3

5.环境因素　与传染源患者同处于空气不流通的室内的密切接触者受结核分枝杆菌感染的可能性增大。第二次世界大战时期曾报道潜艇内官兵大批感染和发病，也有民航客机上结核病传染源使同机乘客受感染的报道。

1965年美国Byrd号军舰发生一起结核病暴发流行，该舰各舱为密闭再循环空气装置，舰上有一名空洞排菌患者，308名乘员中139人（45%）受感染，患者所在的第一舱66人中47人（71%）结核菌素反应阳性，第二舱81人中43人（53%）

结核菌素反应阳性。

二、传播途径

结核病是结核分枝杆菌感染人体后发病而形成的，没有结核分枝杆菌的传播，就不会发生结核病。结核分枝杆菌从患者体内排出，可通过以下途径进入新的机体。

（一）飞沫传播

飞沫传播指人在咳嗽、喷嚏（一个喷嚏可喷出近100万粒飞沫）或说话时向空气中排出大量飞沫，直径大于100 μm的飞沫随即落地，大量较小的飞沫在空气中悬浮，飞沫中的水分蒸发成为悬浮于空气中的微滴核（飞沫核），直径为1 ~ 10 μm的飞沫核在空气中可较长时间（数小时）悬浮，并可扩散至数米外。

1948年Well等报道，较大的飞沫核被人体吸入后，受阻于上呼吸道、气管、支气管或小支气管，而不能到达肺泡。1973年Mulir报道，直径为2 μm的飞沫核才能进入肺泡，直径大于10 μm或小于0.01 μm的飞沫核不能在肺泡内定位。

1921年Flugge证实了肺结核患者在谈话、咳嗽时从呼吸道排出含有结核分枝杆菌的飞沫核，其中的结核分枝杆菌虽然不能繁殖，但可存活，并可以使动物感染结核病，由此认为肺结核患者咳嗽时排出的飞沫核是结核病传播的主要方式。1934年Well提出，肺结核患者咳嗽排出的飞沫含有结核分枝杆菌，飞沫核进入健康人体的呼吸道即可引起结核分枝杆菌感染。此时离传染源越远飞沫越少，其数量与距离的平方成反比，因此，距传染源越远者吸入含有结核分枝杆菌飞沫核的机会越少。

飞沫核中结核分枝杆菌的存活受飞沫核中蛋白质含量的影响，阳光中的紫外线可杀灭飞沫核中的结核分枝杆菌。1967年Loudon报道，悬浮于空气中的飞沫核中的结核分枝杆菌经6小时后有46.7% ~ 55.8%仍可存活。

（二）再生气溶胶（尘埃）传播

历史上曾认为结核病的呼吸道传播主要是尘埃传播。在飞沫传播理论被确认后，认为只有飞沫核才能传播结核分枝杆菌，尘埃中的菌块随空气飘落、干燥，形成单个细菌，在日光的直接或间接照射下活力降低，甚至死亡；尘埃中的单个细菌活力低下，难以使人体受感染，或即使感染人体，其形成的病变也较轻，易于自愈或治愈。1990年王忠仁等研究证明，结核分枝杆菌不仅通过飞沫核传播，而且可以通过再生气溶胶（尘埃）传播，结核分枝杆菌可随尘埃飞扬在空气中，被接触者吸入后也可以使人体感染和发病。

曾有报道，某市街道地面上每100份痰标本中，有一份能找到结核分枝杆菌；某市街道和电影院地面痰中有4%～6%含结核分枝杆菌。结核分枝杆菌在干燥的痰中可存活6～8个月，随尘土飞扬到空气中的结核分枝杆菌的传染性可保持8～10天。我国部分大城市调查发现，传染性肺结核患者在户外随地吐痰者占46.4%，因此，对尘埃传播的危害性不应轻视。

（三）消化道传播

患结核病的牛的牛乳若未经消毒即被人体饮用，其中的结核分枝杆菌就会经消化道传染给人体。人体消化道对结核分枝杆菌有较强的抵抗力，结核分枝杆菌进入胃内后，易被胃酸杀灭，但若大量结核分枝杆菌进入，则有可能受感染。

结核病是人畜共患病，哺乳类动物如牛、鹿、猴、猪、猫、狗等都可以患结核病，人类和这些动物经常接触，既可将肺结核患者排出的结核分枝杆菌传播给密切接触的动物，也可被患结核病的动物所传染。牛结核病曾给人类带来威胁，20世纪初，英国的奶牛有40%受结核分枝杆菌感染，1960年英国宣布无结核病牛。1897年日本的牛结核菌素阳性反应率为4.6%，1950年下降至0.56%。美国结核病患者中曾有10%为牛型结核病，1917年起美国杀掉所有结核菌素阳性反应的牛，1937年美国的牛结核病得到控制。

三、易感者

结核分枝杆菌进入人体，引起易感者机体的复杂反应，引发结核病。

（一）人体的防御反应

人体的防御反应有物理、化学和生物学反应。进入呼吸道的结核分枝杆菌可被鼻、咽、喉、气管和支气管的黏液吸附，被酶杀灭，并随纤毛运动经咳嗽、喷嚏和咳痰等动作排出体外，或被吞噬细胞吞噬杀灭。当防御功能低下时，结核分枝杆菌进入下呼吸道，引起机体反应。

（二）人体的易感性

未受结核分枝杆菌感染的人是结核病的易感人群，一旦结核分枝杆菌发生传播，此类人群具有普遍的易感性。进入人体的结核分枝杆菌可在人体内繁殖，结核分枝杆菌的繁殖周期为14～24小时，一个结核分枝杆菌在体内繁殖1周可达128个，繁殖20天将超过100万个（表1-7）。体内的大量结核分枝杆菌将使人体患病，引起机体的免疫与变态反应。

表1–7　一个结核分枝杆菌在体内的繁殖情况

天数/天	结核分枝杆菌数/个	天数/天	结核分枝杆菌数/个	天数/天	结核分枝杆菌数/个
1	2	9	512	17	131072
2	4	10	1024	18	262144
3	8	11	2048	19	524288
4	16	12	4096	20	1048576
5	32	13	8192	21	2097152
6	64	14	16384	28	268416×10^3
7	128	15	32768	35	34535×10^6
8	256	16	65536	42	4396800×10^6

（三）免疫与变态反应

人体对结核分枝杆菌的自然免疫力（先天免疫力）是非特异性的。接种卡介苗（Bacillus Calmette-Guérin，BCG）或受结核分枝杆菌感染后所获得的免疫力（后天免疫力）具有特异性，能将入侵的结核分枝杆菌杀死或严密包围，制止其扩散，使病灶愈合。结核病的免疫主要是细胞免疫，表现为淋巴细胞的致敏与吞噬细胞功能的增强。入侵的结核分枝杆菌被吞噬细胞吞噬后经加工处理，将抗原信息传递给T淋巴细胞，使之致敏。当致敏的淋巴细胞再次接触结核分枝杆菌时，可释放出多种淋巴因子（包括趋化因子、巨噬细胞移动抑制因子、巨噬细胞激活因子等），使巨噬细胞聚集在细菌周围，吞噬并杀灭细菌，然后变成类上皮细胞及朗汉斯（Langhans）巨细胞，形成结核结节，使病变局限化。

结核分枝杆菌侵入人体后4～8周，身体组织对结核分枝杆菌及其代谢产物发生免疫反应，人体对结核分枝杆菌及其代谢产物的此种细胞免疫反应属于第Ⅳ型（迟发型）变态反应，与另一亚群T淋巴细胞释放的炎性介质、皮肤反应因子及淋巴细胞毒素等有关。局部出现炎性渗出，甚至干酪样坏死，常伴有发热、乏力及食欲减退等全身症状。此时如做结核菌素皮肤试验，可呈阳性反应，注射局部组织充血水肿，并有大量致敏的T淋巴细胞浸润。

免疫与变态反应常同时存在，如接种卡介苗后可产生免疫力，同时结核菌素反应（变态反应）亦转为阳性，但引起两者的抗原成分不同；两者的出现亦可能与机体不同T淋巴细胞亚群所产生的淋巴因子有关。免疫对人体起保护作用，而变态反应则通常伴有组织破坏。严重疾病、营养不良、HIV感染或使用免疫抑制药物，均可降低免疫力，变态反应也同时受到抑制，表现为结核菌素试验的反应减弱或无反应。当全身情况改善或停用免疫抑制药物后，随着免疫与变态反应的恢复，结核菌素反应亦变为阳性。免疫与变态反应有时亦不尽平行，与人体复杂的内外环境、药物的影响，以及感染菌量及毒力等因素有关。总之，入侵结核分枝杆菌的数量、毒力及人体免疫力、变态反应的高低，决定感染后结核病的发生、发展与转归。人体抵抗力较低时，结核病易发展；反之，感染后不易发病，即使发病亦较轻，且易治愈。

（四）初感染与再感染

初感染指肺部首次（常为小儿）感染结核分枝杆菌后形成原发感染（primary infection），细菌被吞噬细胞携至肺门淋巴结（淋巴结肿大），并可全身播散（隐性菌血症），此时若机体免疫力低下，可能发展为全身性结核病。但若成人机体已有一定的免疫力，再感染结核分枝杆菌后，多不引起局部淋巴结肿大，亦不易发生全身播散，而在再感染（reinfection）的局部发生剧烈的组织反应，病灶多为渗出性，甚至干酪样坏死、液化而形成空洞。

（五）原发性与继发性肺结核

肺结核分原发性与继发性两大类。所谓原发性肺结核（primary pulmonary tuberculosis）即原发综合征（primary complex），是指结核分枝杆菌初次感染而在肺内形成原发性病灶，并沿淋巴管扩散到附近的淋巴结。继发性肺结核（secondary tuberculosis of lung）通常发生在曾受过结核分枝杆菌感染的成年人，此时人体对结核分枝杆菌具有一定的免疫力，潜伏在肺内的结核分枝杆菌重新活跃，病灶部位多在肺尖附近，一般不波及淋巴结，亦很少引起血行播散，但肺内局部病灶炎症反应剧烈，容易发生干酪样坏死及空洞，与原发性肺结核有所不同。

（六）肺结核与肺外结核

人体受结核分枝杆菌感染后，主要发生肺结核。当机体免疫力下降时，肺结核患者可发生淋巴或血液播散，出现肺外各组织器官的结核病变。在结核病防治工作中，肺外结核（extrapulmonary tuberculosis）是不应被忽视的。

第四节　化疗时代的结核病流行

一、化疗的流行病学效果

传染性肺结核患者接受抗结核药物化疗后，肺部病灶中的结核分枝杆菌被杀灭，传染性减小以至消失，传染源的流行病学作用随之消逝。实验报道，敏感菌在未治疗时相对传染性100%，在治疗中只有25%；耐药患者未治疗时相对传染性为100%，在治疗时则只有27.3%。

1976年Yeager报道对痰菌阳性患者在化疗前后做结核分枝杆菌培养的定量分析，化疗前每毫升细菌数10^6～10^7，化疗2周后减少至5%，4周减少至0.25%，化疗后结核分枝杆菌数呈对数减少以至消失，大大降低了传染性。

吴寿山报道已治疗病例的家庭接触儿童的结核菌素试验阳性率和强阳性率都明显低于未治疗病例的家庭接触儿童（表1-8）。

表 1-8　已治疗和未治疗病例的家庭接触儿童结核菌素试验阳性率

不同类接触儿童	结素反应阳性率/%	结素反应强阳性率/%
已治病例家庭接触儿童	22.9	6.3
未治病例家庭接触儿童	60.0	12.9

患者治疗后症状减轻，咳嗽次数减少（表1-9），患者排菌减少，在结核病流行的生物学环节中的作用下降。

患者接受治疗后，所咳出的飞沫内也含有一定浓度的药物，当飞沫水分蒸发后形成飞沫核，药物相对浓缩，结核分枝杆菌在飞沫核内活力减弱或消失，其传染性也随之降低或消失。

表 1–9　患者治疗后夜间咳嗽平均次数的变化

治疗周	治疗前夜间咳嗽次数 / 次	治疗后夜间咳嗽次数 / 次	治疗前后夜间咳嗽次数减少率 /%
0	109	-	100
1	109	65	60
2	109	38	35
3	79	25	32
4	94	21	22
5	99	27	27
6	106	32	30

化疗时代之前，结核病死亡率年递降率为5%左右，采用化疗后，结核病死亡率年递降率提高至11%～13%（表1-10）。应该考虑到，结核病的流行下降不应忽略其他因素，如生活营养水平、一般卫生状况和劳动条件的改善等的作用，但是，结核病死亡率的迅速下降主要反映结核病患者治疗条件的进步，说明化疗对治愈患者起了重要作用。

表 1–10　化疗时代前后结核病死亡率年递降率　（单位：%）

国家	1930—1950 年	1950—1970 年
荷兰	6.6	12.9
英国	4.4	11.3
芬兰	4.6	11.4
加拿大	5.3	11.4
美国	5.6	10.1
挪威	8.9	11.4
日本	1.2	10.7

化疗时代之前，结核病的治愈率只有25%，世界卫生组织推荐的直接督导下短程化疗（directly observed treatment short course，DOTS）可达到85%以上的治

愈率，使结核病控制措施取得良好的效果。短程化疗方案使结核病患者的疗程缩短至6～8个月，治疗2个月的痰菌阴转率即达到80%以上。因此，大大地缩短了肺结核患者的传染期，在结核病控制上起到了重要作用。

二、化疗时代结核病的预防控制措施

化疗时代前，结核病的治疗主要是休养和外科疗法，20世纪抗结核药物的发现开创了结核病治疗的新纪元。化疗成为结核病的基本疗法。正确选择用药，制定合理的化疗方案，遵循化疗原则以及科学的管理是治愈患者、消除传播和控制结核病流行的最有效措施。

卡介苗接种作为结核病预防手段，已采用近一个世纪，在结核病防治工作中发挥了重要作用。但是，对卡介苗的使用一直存在争论。有关研究发现，随着时间推移，卡介苗的预防作用将下降。部分国家及地区已停止在新生儿中接种卡介苗。尽快研究一种更有效的新疫苗将是今后结核病免疫研究的重点。要求新疫苗能不影响结核菌素试验用于临床诊断；具有足够的保护力，单次小剂量应用能产生保护性；能预防结核病的发生，也具有抗结核分枝杆菌感染的作用；免疫效应持续时间长并能引起免疫记忆；新疫苗应能纳入计划免疫，不干扰其他疫苗的保护性，还应安全经济，以便广泛推广应用。在结核病流行的生物学环节中，卡介苗作为提高免疫力、保护易感者的预防免疫，主要是提高接种儿童的免疫力，减少重症结核病如结核性脑膜炎等的发生，对于避免结核分枝杆菌感染、降低结核病发病率等不能产生明显作用。目前，有多种预防性疫苗正在研究和开发中，其在结核病的预防中发挥积极有效作用可能还会比较久远。由于结核病的慢性病程及其主要通过呼吸道传播的特点，还没有阻断病原菌传播的可行有效的方法。在结核病流行的生物学环节中，目前可以采取的有效方法就是及早发现肺结核患者，并采用有效的化疗使其得以治愈，恢复健康，从而中止传播（图1-2）。

在结核病控制工作中，DOTS策略是控制结核分枝杆菌传播、阻断流行的关

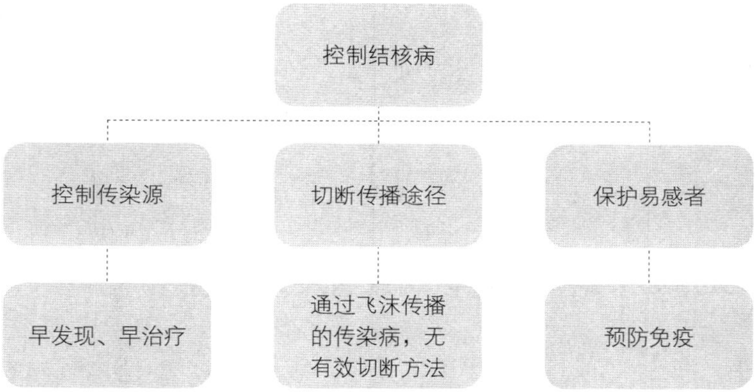

图1-2　结核病流行的生物学环节及其意义

键。DOTS策略的功效是：控制传染源、阻断结核病传播；规范化治愈患者、防止复发；防止耐药、多发耐药病例的产生，阻止耐药菌株的传播。

实践证明，DOTS是符合成本-效益的结核病控制策略。及早发现患者，对其实行直接督导下短程化疗，使其治愈，费用只需几百元。若间断、中断治疗或治疗不彻底，导致产生耐药，则需多花几十倍的费用。

三、现代控制结核病的范例

因纽特人生活在北极地区，分布在从西伯利亚、阿拉斯加到格陵兰的北极圈内外。因纽特人在过去几千年里，虽然生活得自由自在，并没有外人来打扰，但其发展变化极其缓慢，没有货币，没有商品，没有文字，甚至连金属也极少见，是一种全封闭式的自给自足。16世纪，西方持枪的狩猎者发现了他们的存在。于是，毛皮商人、捕鲸者、传教士们接踵而至，这些外来者带来的两种东西对因纽特社会产生了深远的影响：一是金钱，这引起了因纽特人价值观念的深刻变化；二是疾病，现代“文明人”带来了各种传染病，尤其是结核病，致使许多因纽特人死亡。在一些因纽特人群中，结核病死亡率一度达到600/10 万。1964年加拿大报告，一个小的孤立居民点结核病暴发性流行。329名因纽特人和16名白人中，有80 例活动性肺结核（23.2%），涉及所有户数的 55%，45%患者是10 岁以下儿童，仅有 5 名患者超过 30 岁。

20世纪50年代，人们采取了一系列针对结核病的防治措施，包括全面发现患者，开展抗结核治疗，在10余年的时间内控制了因纽特人群中的结核病流行，这也说明了以发现和治疗为主要措施的现代结核病控制策略的效果。

四、DOTS策略下的结核病患者发现和治疗

1999年，在全世界211个国家中已有128个国家实行DOTS策略，全球人口中有45%被DOTS策略所覆盖。西太平洋区域DOTS策略的人口覆盖率为67%，覆盖国家和地区28个（1998年为18个，1999年为22个）。

2003年世界卫生组织统计，全球221个国家中，199个国家（94 %）向世界卫生组织报告结核病患者登记和治疗结果，这些国家占全球人口数的99 %。199个国家报告结核病病例（新发和复发）439万例，其中结核病高负担国家报告338万人，报告新涂阳结核病病例194万例，其中结核病高负担国家报告149.8万例。

2003年，占全球人口77 %的国家和地区实施了DOTS策略。在结核病病例报告中，374.8万例（85.4 %）来自实施DOTS策略的国家和地区；新涂阳结核病病例报告中，175.3万例（90.3%）来自实施DOTS策略的国家和地区。

2003年全球新涂阳结核病病例报告占估算新涂阳结核病病例的50%；在实施DOTS策略的国家和地区，新涂阳结核病病例报告占估算新涂阳结核病病例的58%；在未实施DOTS策略的国家和地区，新涂阳结核病病例报告占估算新涂阳结核病病例的35%。

据世界卫生组织统计，2002年登记的新涂阳结核病病例为140万例， 2003年分析其治疗结果，实施DOTS策略的国家和地区的新涂阳结核病病例的治愈率为73%，而非DOTS策略地区的新涂阳结核病病例的治愈率为43%。

2014 年全球结核病报告指出，2013年估算有150万人因结核病死亡。通过有效的诊断和治疗，结核病患者每年正在缓慢减少，2000—2013年估算拯救了3700

万人的生命。2013年估算有900万人染上结核病，其中半数以上（56%）在东南亚和西太平洋区域，还有1/4在非洲区域，该区域与人口相对应的病例和死亡比率也最高。印度和中国的病例数分别占总病例数的24%和11%。

2015年世界卫生组织的全球结核病报告了来自占世界人口99%以上的205个国家和地区的资料。报告表明，1990年以来，结核病死亡率下降了47%。据估算，2000—2014年，有效的结核病诊断和治疗总共挽救了4300万人的生命。在占全球80%结核病患者的22个高负担国家中，有16个实现了遏制和扭转结核病发病率的千年发展目标。2000年以来，全球结核病发病率每年平均下降1.5%。2014年，结核病死亡人数为150万人。结核病是全世界传染病的主要死因之一。2014年估算全球有960万人患结核病，但向世界卫生组织报告的结核病新发病例为600万例，与估算患病的960万人相比，不足2/3（63%）。这意味着全世界有37%的新发病例未得到诊断或者没有进行报告。

世界卫生组织在1995年建立全球报告系统以来的20年期间，收到了7800万例结核病报告，其中6600万例治疗成功。

2000—2013年，世界范围内的结核病发病率平均每年减少约1.5%。世界卫生组织所有6个区域和22个结核病高负担国家中的多数国家已在整体上实现遏制和扭转结核病发病率的2015年千年发展目标。

第五节　我国肺结核流行趋势

中国人曾经被称为“东亚病夫”，主要是由于结核病的蔓延。据有关调查推算，20世纪20年代末全国有肺结核患者1000余万，每年死于结核病的人数为120余万。1949年结核病患病率高达1750/10万，结核病死亡率为200/10万，结核病是成人传染病中的第一杀手。为了了解我国结核病流行情况，于1979年、1984年和

1985年、1990年和2000年、2010年在全国范围组织了肺结核流行病学抽样调查，基本掌握了我国肺结核的流行情况及其趋势。

一、结核分枝杆菌感染状况

（一）结核分枝杆菌感染率

2000年调查全国人口的结核分枝杆菌感染率为44.5%，说明我国有近半数的人口（约5.5亿人）感染了结核分枝杆菌，高于既往粗略估算的1/3的水平。0～14岁儿童的结核分枝杆菌感染率为9.0%。15岁以上年龄组若以结核菌素试验直径不小于10mm为感染的标准，则全国人口结核分枝杆菌感染率为31.7%。

（二）结核分枝杆菌年感染率

按照国际结核病监测研究组织（TSRU）推荐的方法推算的0～14岁儿童的年感染危险率，1979年0～14岁儿童的结核分枝杆菌年感染率为0.85%，1990年0～14岁儿童的结核分枝杆菌年感染率为0.8%；1986年出生的儿童结核分枝杆菌感染率为1.28%，2000年出生的儿童结核分枝杆菌感染率为0.72%，1986—2000年的年递降率为4.1%，下降的速度较为缓慢。

（三）城市结核分枝杆菌感染高于城镇和农村

1979年我国农村儿童结核分枝杆菌感染率为17.3%，城市（镇）为28.6%；1990年农村儿童结核分枝杆菌感染率为13%，城市（镇）为19%；2000年农村、城镇、城市儿童结核分枝杆菌感染率分别为9.1%、8.0 %、10.8 %，城市略高于城镇和农村。城市、城镇、农村儿童结核分枝杆菌感染率的差距在缩小。

二、卡介苗接种与发病的关系

1990年流行病学调查显示卡介苗接种率约为50%，2000年流行病学调查中，无卡痕无接触史儿童占抽查儿童总数的23.7%（4457/18802）。浙江省1987—2000年统计儿童卡介苗接种率在90%以上，2000年达到99.2%；福建省监测点

1995—2002年统计儿童卡介苗接种率为96.5%。国际上一些对照研究证实，卡介苗预防儿童患结核病效果显著，15年间使结核病发病率减少78%。我国上海等地调查结果为卡介苗保护率在80.8%～93.1%。各地调查资料均显示未接种卡介苗的儿童结核性脑膜炎发病率显著高于接种儿童，可见，卡介苗接种对预防儿童结核病，特别是结核性脑膜炎的发生有极其重要的作用。

三、肺结核患病情况

2010年全国第五次结核病流行病学抽样调查结果显示，活动性肺结核患病率为459/10万，涂阳患病率为66/10万，菌阳患病率为119/10万。估算全国有活动性肺结核患者499万（471万～527万），涂阳肺结核72万（58万～86万），菌阳肺结核129万（112万～147万），见表1-11。

表1–11　2010年肺结核患病率及估算全国患者数

患者分类	患病率/（1/10万）	95%*CI*/（1/10万）	估算患者数（上限～下限）
活动性肺结核	459	443 ～ 484	471万～527万
涂阳肺结核	66	53 ～ 79	58万～86万
菌阳肺结核	119	103 ～ 135	112万～147万

四、结核病死亡

1999年的总结核病死亡率为9.8/10万，较 1983年和1984年的35/10万下降了72.0%，较1989年的20.4/10万下降了52.0%。1983年和1984年至1990年的年递降率为8.1%。

1999年肺结核死亡率为8.8/10万，较 1983年和1984年的31/10万下降了71.6%，较1989年的19.1/10万下降了53.9%。1983年和1984年至1990年的年递降率为8.1%，呈稳定下降。

依据调查结果推算，全国每年约有13万人死于结核病，结核病的死亡顺位虽已降至第9位，但结核病致死人数占各种传染病、寄生虫病致死人数的65.1%。在肺结核死因中，咯血、病变急剧进展仍占很大的比例，说明目前结核病患者的病情仍然很重，而在肺结核死亡者中有21.6%从未接受过抗结核治疗，有83.8%从未进行结核病登记。

（端木宏谨）

参考文献

[1] 中国防痨协会.结核病控制的流行病学基础.2000.

[2] 严碧涯,端木宏谨.结核病学.北京:北京出版社,2003.

[3] 全国结核病流行病学抽样调查领导小组.1979年全国结核病流行病学抽样调查综合简报.中华结核和呼吸系疾病杂志.1982,5:67-69.

[4] 全国结核病流行病学抽样调查领导小组.全国第二次结核病流行病学抽样调查综合简报.中华结核和呼吸杂志.1990,13:67-69.

[5] 全国结核病流行病学抽样调查技术指导组.第三次全国结核病流行病学抽样调查报告.中华结核和呼吸杂志.1992,15:69-71.

[6] 王忠仁.结核分枝杆菌传播理论研究的新进展//宋文虎.结核病学进展.北京:光明日报出版社,1995:32-44.

[7] 全国结核病流行病学抽样调查技术指导组.第四次全国结核病流行病学抽样调查报告.中华结核和呼吸杂志,2002,25:3-7.

[8] 全国结核病流行病学抽样调查技术指导组.2000年全国结核病流行病学抽样调查资料汇编.北京:人民卫生出版社,2003:13-48,153-162.

[9] 端木宏谨,万利亚,陈启明,等.2001—2010年我国结核病患病预测的研究.中华医学杂志,2003,83:641-643.

[10] 端木宏谨.结核病流行病学//王陇德.结核病防治.北京:中国协和医科大学出版社,2004:42-54.

[11] 全国第五次结核病流行病学抽样调查技术指导组.2010年全国第五次结核病流行病学抽样调查报告.中国防痨杂志,2012,84:485-508.

[12] Loudon RG,Roberts RM.Droplet expulsion from the respiratory tract.Am Rev Respir Dis,1967,95:435.

[13] Houk VN,Baker JH, Sorensen K,et al. The Epidemiology of Tuberculosis infection in a closed environment. Arc J Environ Health,1968,16:25-35.

[14] Riley RL. Transmission and Environmental Control of Tuberculosis. Lung Biology in Health and Diaeases,1993,66:123-136.

[15] Donald AE,Hans LR,Thuridur A,et al.Management of Tuberculosis,a guide for low income countries. 5th ed. Paris: Union Against Tuberculosis and Lung Disease,2000:3.

第二章
结核病的预防

结核病预防的具体目标是预防结核分枝杆菌感染，已感染者预防发生结核病。目前预防结核病的措施包括：①儿童接种卡介苗，可在一定程度上防止结核分枝杆菌感染，当机体感染结核分枝杆菌时可限制细菌繁殖，减少体内感染的细菌数量而降低儿童结核病的发生，特别是血行播散和结核性脑膜炎的发生，但难以起到明显的流行病学作用；②预防性化疗，是针对已经感染的发病高危对象进行预防性抗结核治疗，以减少体内细菌数量，从而降低临床结核病发生的概率，但不能彻底清除体内结核分枝杆菌，达到感染者完全不发病的效果；③及时发现和彻底治疗传染源，使患者失去传染性，缩短传染期，减少健康者结核分枝杆菌的感染，但不能阻止感染者的发病；④感染控制措施，主要是切断传播途径，减少结核分枝杆菌的传播，对感染者的发病没有控制作用；⑤增强抗病能力，消除影响结核病发生的因素，有利于减少结核病的发生。以上5个方面的预防措施，单独实施任何一项均难以达到理想的预防效果，应因地制宜地综合使用预防策略。

第一节　卡介苗与卡介苗接种

卡介苗是活的减毒牛结核分枝杆菌制成的疫苗。卡介苗接种是用人工方法，使未受结核分枝杆菌感染的儿童产生一次轻微的没有临床发病危险的原发感染，从而产生一定的特异性免疫力，是结核病预防和我国免疫规划工作内容之一。卡介苗在发展中国家常规接种，而在西欧和北美许多国家已经停止或减少接种。

一、卡介苗

法国医师卡默特（A.Calmette）和兽医介兰（C.Guerin）于1907—1920年将Nocard在1901年从一头患结核性乳腺炎的母牛中分离出的强毒性牛结核分枝杆菌，通过在含5%甘油的牛胆汁马铃薯培养基上每3周传代转移一次，共经230次减毒，使此菌变为无害，即不引起结核病，但保留了它的抗原性、活力和适当的残余毒力，达到了疫苗菌株的标准，在被接种的宿主体内可以增殖，产生特异性免疫能力。1920年该菌株被命名为卡介菌，用它制造的疫苗称为卡介苗。1921年卡介苗首次应用于人类，经几年实践观察证明，卡介苗预防结核病安全有效，遂于1924年公布，在全世界逐步推广应用。

尽管卡默特和介兰清楚地说明了卡介苗培养的方法，但在不同的实验中还是改变了维持的条件，导致次代菌株基因型和表型变异，而产生了几种具有不同成活力、残余毒性、免疫原性和反应原性的卡介苗菌次代株，主要有丹麦株、法国株、巴西株、日本株和英国Glaxo株等。为了研究和实际使用，世界卫生组织建立了国际卡介菌参比中心，保存卡介菌次代株，当今通过各种分子生物学方法，分析卡介菌次代株的遗传特性，来改进和发展卡介苗。过去我国制造卡介苗的菌株不统一，有丹麦菌株1、丹麦菌株2、巴西菌株等。1993年起生产的卡介苗均采用丹麦菌株2。

（一）卡介苗预防结核病的主要机制

人体感染结核分枝杆菌后，巨噬细胞吞噬和摄取结核分枝杆菌，结核分枝杆菌的抗原与细胞内受体偶联成为复合物，具有强免疫原性，通过抗原呈递细胞将抗原呈递给T淋巴细胞，形成对相应抗原具有记忆和反应能力的T细胞。

当同一抗原继续或再次刺激时，T淋巴细胞经抗原识别、活化、增殖，合成并分泌一系列细胞因子。

巨噬细胞受到活化的T淋巴细胞产生的巨噬细胞活化因子、γ-干扰素等刺激而加强了吞噬杀菌能力，释放大量细胞蛋白溶酶体酶、反应性氧中间产物等，对被吞噬的病原体具有很强的杀伤、消化和清除能力，从而对结核分枝杆菌产生特异性抵抗和抑制感染的结核分枝杆菌生长繁殖，使多数结核分枝杆菌被杀死，少数残留结核分枝杆菌可长期潜伏。

少数抵抗力低下者，特别是年幼的儿童，尤其是2岁以下的幼儿免疫功能不完善，在感染较严重时可发展为临床结核病，主要表现为原发病灶恶化，严重的发生全身结核分枝杆菌播散和结核性脑膜炎。

卡介苗对健康儿童是没有危害性的，不会致病，但其免疫原性可产生一定水平的特异性抵抗力，可减少感染，当感染自然结核分枝杆菌时，可限制细菌的生长繁殖，减少体内结核分枝杆菌数量而起到预防作用。由于其保护作用不是很强，因此，接种卡介苗后不能完全防止结核病的发生，但可通过减少人体内结核分枝杆菌的数量来减少儿童原发结核病、血行播散结核病和结核性脑膜炎的发生和病情严重程度。

（二）卡介苗预防结核病的效果

多项有对照的研究结果显示，不同地区人群卡介苗的保护效果有明显差异，见表2-1。

表2-1 卡介苗接种预防效果对照研究

对象	实施时期（接种年龄）	观察年数/年	人数/人	发病数/人	发病率/（1/10万人年）	预防效果/%
北美印第安人	1935—1938（0～20岁）	9～11	1457*	238	1563	80
			1551	65	320	
芝加哥	1937—1948（＜3个月）	12～23	1665*	65	223	75
			1716	17	57	
佐治亚	1947（6～17岁）	20	2341*	3	11	0
			2498	5	17	
波多黎各	1949—1951（1～18岁）	5.5～7.5	27338*	73	43	31
			50643	93	30	
英国区域	1950—1952（14～15.5岁）	20	12867*	248	1920	76
			13598	62	460	
南印度	1975—1977（全年龄）	7.5	130000*	28	-	0
			130000	37	-	

注：* 为对照组。

（1）对照研究中，卡介苗预防效果报道为0～80%。

（2）对卡介苗预防结核病死亡的5项前瞻性研究中，4项研究显示不低于80%的预防效果，另一项研究在7个卡介苗对生存影响的报道中，显示保护效果为7%～88%。

（3）在10个国家14项病例对照研究结果报道中，对结核性脑膜炎和血行播散结核病的保护率为58%～100%。

（4）对新生儿或婴儿各类结核病的保护作用，在3个前瞻性研究中显示保持率为50%～80%。虽然保护程度差异较大，但有效性一般均在50%以上。

（5）6个前瞻性研究观察了卡介苗对成人或青少年结核病的预防作用，除1个研究显示有较强的保护作用外，其他研究均显示极小保护作用或无保护作用。

（6）据报道，预防结核分枝杆菌感染的效果不足30%。

以上研究提示卡介苗对预防儿童结核病，特别是预防儿童结核性脑膜炎和血行播散性结核病及其死亡有效。但随着时间的推移，卡介苗建立的预防作用逐渐减弱，15～20年后作用将丧失殆尽。

卡介苗预防结核病效果的观察存在如此大的差异，可能与以下因素有关：使用疫苗的差异，包括菌株、菌株毒力和疫苗剂量的差异；地区外源性再感染结核分枝杆菌机会的差异；受接种者遗传性、营养状况的差异，环境分枝杆菌流行情况的差异和研究观察方法、对象等差异的影响。比较一致的是成人接种卡介苗几乎没有保护作用。

（三）卡介苗剂型

1.液体卡介苗　出厂活菌数不能低于400万/毫克，有效期短，在冷暗处（2～8℃）一般为15天，若在30℃环境下放置3天几乎没有存活菌，直接日光下5分钟和间接日光下15分钟有50%活菌死亡。由于液体卡介苗不便保存和运输，已基本不用。

2.冻干卡介苗　目前采用的主要剂型出厂活菌数一般为100万～300万/毫克，有效期为1年，在2～8℃冷藏条件下活菌下降缓慢，如在常温条件下随着时间延长，菌苗活性下降，有效期不超过1个月。温度超过30℃时，活菌数量迅速下降（图2-1）。

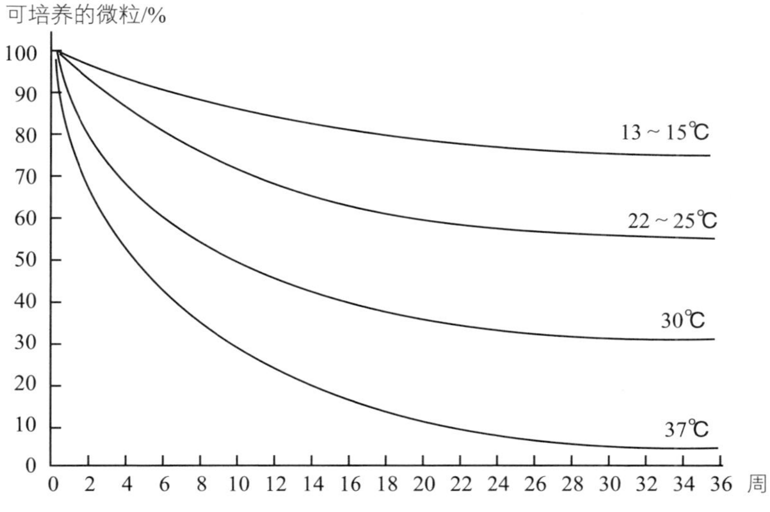

图2-1　温度对活菌数的影响

二、卡介苗接种

（一）卡介苗接种对象和政策

1.接种对象及方法　卡介苗接种对象为新生儿，在出生时接种，未及时接种者，要求在12月龄内完成接种。新生儿因各种原因未能及时接种的，应进行补种，原则是：小于3月龄儿童直接补种；3月龄至3岁儿童先行结核菌素试验，阴性反应者补种；3岁以上的儿童一般不考虑补种，初种成功后不再考虑复种。

世界卫生组织建议，在结核病疫情重的国家，应对新生儿（至少在1岁内）接种卡介苗，在儿童结核病发生率很低的地区，没有必要接种，应用结核菌素试验来决定卡介苗复种没有科学的证据，因此，对已进行卡介苗初种的儿童不再进行复种。

目前我国仍是结核病疫情较严重的国家之一，执行对新生儿普种卡介苗政策。由于卡介苗对成人的预防作用尚无科学证据，一般不主张对成人进行卡介苗接种工作，除非证明卡介苗对某些具有高度被感染危险性的对象有预防作用时才能考虑。

2.儿童不考虑接种卡介苗的情况　体温超过37.5℃，体重在2500g以下，顽固性呕吐和明显消化不良，急性传染病，严重肝、肾、心和呼吸系统疾病，脓皮病，全身湿疹以及患有免疫缺陷等的儿童不考虑接种卡介苗，无禁忌证时可予补种。

人类免疫缺陷病毒（HIV）抗体阳性母亲所生的儿童，若儿童HIV阳性或不详，暂缓接种卡介苗，在确认儿童HIV阴性后予以补种。在感染HIV的儿童中，有少数报道卡介苗接种导致结核分枝杆菌全身播散，但赞比亚对平均15月龄的HIV感染儿童的研究显示，卡介苗导致菌血症的非常少见。世界卫生组织于1987年建议，除非儿童有HIV感染的症状，否则不改变卡介苗接种政策，但随着观察数量的增多，发现HIV阳性儿童发生结核分枝杆菌全身播散的并不少见，因此，世界卫生组织于2007年纠正之前的看法，认为HIV阳性儿童不宜接种卡介苗。

3. 世界卫生组织停止卡介苗接种规划的建议标准

（1）停止接种卡介苗前3年，痰涂片阳性肺结核患者平均登记率在5/10万人口或以下。

（2）停止接种卡介苗前5年，5岁以下儿童结核性脑膜炎平均登记率低于1/1000万人口；结核平均年感染率在0.1%或以下。

（二）我国卡介苗接种技术的发展

1.卡介苗接种免疫程序的变化　新中国成立前，由于仅仅是少数试种和观察阶段，常以婴幼儿为对象。新中国成立初期卫生部（2013年改为卫生计生委）决定在全国免费接种卡介苗，接种对象为各年龄组儿童，实施普种。1957年卡介苗接种工作方案中提出了除新生儿初种外，每隔3年复种1次，1978年规定了复种的具体年龄为3岁、7岁、11岁和14岁。随着研究的深入，人们发现频繁复种不但任务大、问题多，而且缺乏科学依据，因此，1982年我国卡介苗接种方案中将复种对象调整为小学一年级和初中一年级学生。1986年卫生部颁发新的儿童基础免疫程序，规定出生时接种卡介苗，7岁复种1次。农村地区12岁再复种1次（城市地区12岁是否复种，根据当地结核病流行情况决定）。

近20余年来，随着免疫学研究的进展和流行病学的发展，动物实验研究发现，迟发变态反应和细胞免疫并非完全一致和平行，而有关卡介苗的研究观察到，结核菌素反应和抗结核免疫二者之间没有肯定的关联。20世纪90年代初，北京市首先开始在2个区停止根据结核菌素阴性给予卡介苗复种的试点流行病学的观察。1995年世界卫生组织发表声明，提出依据结核菌素阴性反应而给予复种卡介苗缺乏科学依据，不提倡卡介苗复种。1997年卫生部发布《关于停止卡介苗复种的通知》（卫疾控发〔1997〕26号），决定停止卡介苗复种工作，任何人群已经初种的，不再进行复种。目前我国卡介苗接种要求卡介苗初种尽可能在出生后24小时内完成，达不到此要求的地区，应保证在12月龄内尽可能早地获得卡介苗免疫。

2.接种方法的变化　我国卡介苗接种方法的变化大致可分为4个阶段。

（1）1950—1952年基本采用皮内注射法，少数采用口服法。

（2）1953—1957年采用皮内注射法和口服法。

（3）1958—1989年采用皮内注射法和皮上划痕法，由皮上划痕法代替口服法。而且我国简化了国际上传统的皮上划痕法，采用浓度为75mg/ml的菌苗1～2滴，只留一个井或サ形划痕，实践证明效果良好。因此，自1958年起，对新生儿采用此法接种的较多。20世纪80年代以前，皮内注射法和皮上划痕法一直并存，但随着时间的推移，多数专家认为皮内注射法是注入规定计量最准确的方法。

（4）20世纪90年代以来，各地逐步采用皮内注射法，而生物制品研究所也仅生产皮内注射用的卡介苗，因此，进入21世纪后，我国全部采用皮内注射法。

3.卡介苗接种相关技术的变化

（1）不做结核菌素试验，直接接种卡介苗。20世纪50年代，卡介苗接种工作方案规定：未受结核分枝杆菌感染的人才可予以卡介苗接种，除2个月内新生儿外，在接种前均需先做结核菌素试验，反应阴性者才能接种卡介苗。1958年后，全国不少地区进行了不做结核菌素试验，直接皮上划痕法接种卡介苗的观察研究。1960年，青岛召开的全国结核病防治工作学术会议对不做结核菌素试验，直接用卡介苗皮上划痕法接种的安全问题做了综合报告，认为对结核菌素试验呈阳性反应者接种卡介苗全身无反应，10%左右出现局部早发强反应，活动性肺结核患者20%左右出现病灶反应，未加强治疗也可自行好转，因此，认为卡介苗皮上划痕法可以直接接种。1982年卡介苗接种工作方案中提出，不做结核菌素试验而直接接种卡介苗已被认为是安全的接种方法，各地可根据疫情情况，采用结核菌素试验后接种或不做结核菌素试验直接接种。进入20世纪90年代后，我国已普遍推行皮内注射法，且因直接接种可能引起肺结核患者的病灶反应，因此，直接接种卡介苗的做法已被放弃，目前要求新生儿出生3个月以上应先进行结核菌素试验，阴性者才能接种卡介苗。

（2）卡介苗与其他疫苗同时接种。20世纪50年代，我国规定，卡介苗接种后1个月可接种其他疫苗，其他疫苗接种2周后可接种卡介苗。1957年国内进行了卡介苗与牛痘同时接种的观察，认为2种疫苗可以同时接种，互不影响；此后，又对卡介苗与百白破疫苗、麻疹疫苗、脊髓灰质炎疫苗分别同时接种进行了研究，证明互不影响。1982年卡介苗接种工作方案中规定：卡介苗与百日咳、麻疹和小儿麻痹疫苗同时不同臂接种是可行的，但其他生物制品疫苗接种后半个月可进行卡介苗接种，卡介苗初种后1个月可进行其他疫苗接种。1986年卫生部颁发新生儿基础免疫程序，又确认与上3种疫苗可以同时接种。20世纪80年代开始对卡介苗与乙型肝炎疫苗同时接种进行研究，结果证明卡介苗可以与乙型肝炎疫苗同时接种。目前认为卡介苗与上述疫苗可在不同部位同时接种，每次最多只能接种2种疫苗，如未同时接种，间隔时间不应少于28天。

（3）注射器的要求。因皮内注射法不抽回血，一般认为不引起毛细血管出血，注射时仅换针头，不换注射器。1982年卡介苗接种工作方案中规定：卡介苗和结核菌素针头必须分开使用，不能做其他注射用。针管、针头严格消毒，每接种一人应换一个针头，没有要求换针管。20世纪80年代中期，我国学者研究认为，皮内注射也有可能传播乙型肝炎病毒或艾滋病毒，因此，在卡介苗皮内注射接种时，应一人一针一管。此后逐渐推行采用一次性注射器，杜绝医源性传播。

（三）卡介苗接种质量监测

卡介苗接种质量监测是保证有效接种的重要手段，低质量的卡介苗接种工作不但不能达到应有的接种效果，反而会造成大量人力、物力资源的浪费，通过对卡介苗接种进行连续、系统的质量监测，以便及时发现问题，提高接种质量。监测内容主要有以下几方面。

1.卡介苗接种后12周结核菌素阳转率　一个地区抽取一定数量接种卡介苗的新生儿，于12周进行结核菌素试验，采用卡介苗制成的结核菌素纯蛋白衍生物

（BCG PPD）5IU皮内注射法，72小时观察反应，以硬结直径不小于5mm为阳性。一般阳转率要求达到90%以上，最少不低于85%。

2.结核菌素反应平均直径和反应大小分布图　一般平均硬结直径应在8mm以上，反应大小频度分布呈单峰常态分布，结核菌素阳转说明建立了过敏反应，间接反映卡介苗接种成功，但也有极少数儿童多次接种卡介苗也不能使结核菌素试验呈阳性反应。有人认为结核菌素反应平均直径和分布图对卡介苗接种质量的评价更为重要。

3.卡瘢出现率和卡瘢平均直径　接种卡介苗后一般会在接种部位留下瘢痕，平均直径在5mm左右，找到卡瘢可以说明该儿童已接种卡介苗，没有找到卡瘢也不能完全否定卡介苗接种或认为接种不成功。大量数据分析显示，接种卡介苗后12周，结核菌素试验阳性反应的儿童中有5%～10%找不到卡瘢或难以辨认，因此，不能将卡瘢出现率视为接种率，卡瘢也不能完全替代卡介苗接种后的结核菌素试验，尽管二者有密切相关性。

在进行卡介苗接种质量评价时，要综合考虑结核菌素阳转率、硬结平均直径、卡瘢出现率和卡瘢平均直径。如结核菌素阳转率低于85%，硬结平均直径小于8mm，卡瘢出现率低于80%，卡瘢平均直径小于4mm时，应及时找原因。

4.影响卡介苗接种质量的因素

（1）菌苗。包括菌种、制备技术、活菌数（200万～800万/毫升）等方面是否符合要求。

（2）菌苗运输和保存要求。保持在暗处，热度、结冰、阳光照射均可明显减少活菌数，使菌苗活性下降，放置不当可能被污染。

（3）有效期。菌苗活菌数与保存时间成反比，一定要在有效期内使用。

（4）接种技术。若接种技术不规范，如菌苗未摇均匀，注射不规范、剂量不合要求，均可能影响接种质量或引起不良反应。

（四）卡介苗接种不良反应及处理

1.正常反应　接种后24小时内部分儿童可在接种处出现轻微红肿（为局部充血，非硬结，属非特异性反应），很快能消退。1个月左右局部可出现红肿浸润、硬结形成或脓疱，保持局部清洁，不需包扎，2个月左右结痂脱落，形成小瘢。个别儿童腋下出现直径小于1cm的肿大淋巴结，可热敷并观察。

2.异常反应　异常反应指的是排除菌苗、接种技术因素后的非正常反应。

（1）局部强反应。接种局部脓肿或溃疡，直径大于1cm，愈合时间超过6个月。一般可见肿块增大，皮肤呈暗红色，中心软化或形成脓疱，破溃，如深部注射，可在深部形成脓肿而皮肤表面不易显现。

处理原则：表面形成脓肿或溃疡时，可用注射器抽吸脓液，外敷20%对氨基水杨酸钠软膏、异烟肼或利福平粉。无菌包扎，2～3天换一次药。如反应较重，可同时服用异烟肼或利福平抗结核治疗。如为深部（肌层）脓肿，常需手术清除，同时抗结核治疗、换药。抗结核治疗者待局部愈合可停药。

（2）淋巴结反应。同侧腋下淋巴结肿大超过1cm，一个或几个，大小不等，可发生液化和破溃。较少发生于锁骨上下及颈部。

处理原则：早期淋巴结不是很大时可以热敷，每日3次。如液化应抽出脓液，当有破溃趋向时可切开引流。破溃时用对氨基水杨酸钠软膏、异烟肼或利福平粉外敷，引流。淋巴结较大时同时应用异烟肼或利福平口服治疗，疗程根据病变情况而定，必要时外科手术清除。

（3）瘢痕疙瘩。接种局部结缔组织增生，纤维过度增长，病变高出皮肤，呈蘑菇状较多，表面光滑，有弹性，多发生于接种卡介苗后1～15年或更长，生长缓慢，青春期可增快，无明显不适。

处理原则：无特殊方法，不宜手术，手术有可能引起更严重的瘢痕增生。常用的方法有理疗（红外线灯、白炽灯）、激素封闭、中药等，但效果不明确。

（4）骨髓炎。卡介苗接种后发生骨髓炎不常见，欧洲国家报道相对较多，全球报道的发生率在0.01～50/100万。骨髓炎多发生在接种后6～24个月，一般呈慢性过程，症状较轻，可有低热，单发或多发，病变部位肿胀、轻痛。可形成局部脓肿，也可伴有区域淋巴结肿大。常见于股骨、胫骨、骨骺和骰骨颈，但全身各骨均可发生。

处理原则：及时发现并进行抗结核治疗，效果较好，一般采用异烟肼、利福平联合（因牛结核分枝杆菌对对氨基水杨酸钠天然耐药，链霉素和乙胺丁醇存在耳毒性和视神经损害），预后良好，不影响生长、发育。国外学者也有主张外科治疗。

（5）全身性卡介苗播散病变。为卡介苗接种后少见的严重并发症，多见于免疫缺陷者。1948—1973年全球报告接种卡介苗13.85亿儿童，发生卡介苗播散30例。各地区报告的发生率为0.01～2/100万。随着HIV阳性儿童的增多，发生卡介苗播散者也有所增加。卡介苗播散多发生在接种后半个月至1年内，表现为发热、虚弱、食欲下降、体重减轻，淋巴结、肝、脾肿大，胸部X线可显示粟粒状影，其他脏器也可发生结核病变。常伴继发感染，确诊需进行菌种鉴定。

处理原则：抗结核治疗、免疫治疗，但病死率较高。

（6）寻常狼疮。为卡介苗所致的皮肤病变，病理显示为结核增殖性改变。常表现在接种局部愈合后皮肤增厚，呈暗红色斑块，表面粗糙，病损周围可有暗红色的结节逐渐融合，使斑块增大蔓延，或在卡瘢部位出现丘疹，融合、破溃、渗出，向周围蔓延。

处理原则：经异烟肼、利福平抗结核治疗可治愈，治愈后有可能留下收缩性瘢痕，也有不治疗逐渐自愈者。

3.预防接种差错事故的不良反应　常见的接种差错有皮下、肌内注射时超量接种、多次接种，菌苗未摇匀及未掌握禁忌证等。

（1）严格执行接种的技术规范，掌握接种禁忌证，注意不宜接种的新生儿应在条件符合后再补种。

（2）了解儿童家族史和儿童总体情况。

（3）及时发现和处理接种过量、过深情况，可用异烟肼封闭。24小时内可用5%异烟肼1～2ml，加0.5%普鲁卡因适量局部环状封闭，三天1次，3～4次。必要时口服异烟肼。

尽管90多年来卡介苗的接种为全球儿童结核病的防治做出了重要贡献，但对控制结核病的流行病学作用十分有限，免疫保护不够强，远不能满足结核病控制工作的要求。20多年来国内外不少地区和单位正在开展结核病新疫苗的研究，希望能在不远的将来有比卡介苗保护效果更强、更好的新疫苗的产生和实际应用。

（五）与卡介苗相关的新疫苗的研究

目前不少新疫苗研究的重点是强化卡介苗而非完全取代卡介苗。

（1）通过补充或改良重组卡介苗（rBCG）达到比现在使用的卡介苗有更强、更持久的保护力。如rBCG85B、rBCG85A和rBCGAB对结核分枝杆菌感染动物均显示比卡介苗有更强的保护力。

（2）用亚单位疫苗作为卡介苗的辅助疫苗，提高对结核的免疫力。如ESAT6和TB10.4融合Ag85B抗原，加入佐剂IC_{31}构成亚单位疫苗。可与卡介苗同时接种，也可用于对卡介苗早期强化或后期强化。

（3）通过病毒或细菌为载体的疫苗提升卡介苗的作用。如一种重组改良的安哥拉牛痘病毒MVA85A疫苗显示能提高卡介苗的保护作用。

第二节　结核病预防性化疗

一、预防性化疗的机制

目前控制结核病的三大干预措施中，除了卡介苗和患者治疗外，预防性化疗是重要的措施之一，特别是在疫情较轻的国家和地区，对降低发病率、减少结核病的传播发挥重要作用。英国通过对1913—1990年结核病案例的流行病学分析，并对1953年以来采用卡介苗、患者治疗和预防性化疗三大干预措施对结核病发病的作用进行量化研究，结果显示：1953—1990年，由于应用卡介苗，避免发生呼吸系统结核病的患者数为57085例，患者治疗减少发病数为206996例，而预防性化疗可减少患者数为288318例，尤其在20世纪70年代之后更为明显。该研究提示，在结核病控制工作中，预防性化疗的作用可能比原来设想的要大。但对发展中国家，由于疫情严重、资金、人力缺乏，普遍开展预防性化疗尚存在困难，国际防痨和肺病联合会认为，至少应对涂阳肺结核患者有密切接触的5岁以下儿童进行预防性化疗。

多项研究证实，对未感染者进行预防性治疗难以达到预防感染的目的，仅在处于被严重感染和发病可能的特殊情况下才予实施，且只在治疗期间有保护作用。对已感染者进行预防性化疗可以减少感染者体内的结核分枝杆菌数量，以减少新近感染者发生临床结核病，特别是发生严重结核病（血行播散结核病和结核性脑膜炎）的危险性和减少结核分枝杆菌潜伏感染者以后“复燃”而发生继发性结核病的机会。所以，结核病防预性化疗主要是对已感染结核分枝杆菌尚未发病者的抗结核药物治疗。

当结核分枝杆菌进入人体后，巨噬细胞将其黏附并吞噬，通过溶菌酶、蛋白水解酶等发挥杀菌作用，活性差的结核分枝杆菌被杀死，活性强的结核分枝杆菌通过其保护机制能够生长繁殖并刺激宿主产生细胞反应而造成感染，同时结核分枝杆菌可沿淋巴系统至胸内淋巴结，继续繁殖的结核分枝杆菌从淋巴系统进入血液循环，少数免疫能力差、感染严重者可发生临床结核病，甚至发生严重的血行播散结核病。大多数被感染者在结核分枝杆菌的刺激下产生特异性免疫力，结核分枝杆菌繁殖被控制，多数结核分枝杆菌被杀死，未被杀死的少数结核分枝杆菌在体内一些器官中残存下来，因缺氧、低pH环境等使残留的结核分枝杆菌难以繁殖。相对静止状态的结核分枝杆菌通过改变自身特征和代谢途径以逃避机体的免疫作用而不能被杀灭，但结核分枝杆菌也不能引起临床结核病，细菌和宿主处于共存状态，称为潜伏感染。一旦人体因某种原因免疫力下降，潜伏的结核分枝杆菌重新繁殖，成为继发性肺结核的重要根源。抗结核药物对积极繁殖的结核分枝杆菌具有很好的杀菌作用，对缓慢代谢的结核分枝杆菌的杀菌作用次之，而完全静止的结核分枝杆菌对目前的抗结核药物显示表型耐药，药物不可能将潜伏的结核分枝杆菌全部杀死。因此，预防性化疗对新感染者和长期潜伏感染者有发病高危因素时具有重要意义，可以减少他们发病的概率。因为尚不能将体内潜伏的细菌全部清除，所以，难以达到使感染者完全不发病的预防效果。

二、结核分枝杆菌感染的诊断

（一）结核菌素皮肤试验

结核菌素皮肤试验是结核分枝杆菌感染的传统诊断方法，目前仍广泛应用。结核菌素是结核分枝杆菌蛋白质制成的特异性反应原，在已被感染的机体受到结核菌素刺激时，免疫记忆细胞迅速活化为效应细胞，释放一系列淋巴因子，这一阶段称为反应阶段。在淋巴因子的综合作用下，结核菌素注射局部的淋巴细胞和单核细胞浸润积聚形成硬结，该阶段为效应阶段。反应阶段需6小时以上，效应阶段则更长。整个反应时间为48～72小时，因此，结核菌素反应为迟发型变态反应。

1.结核菌素试验要求　应采用标准的结核菌素（结核菌素纯蛋白衍生物，PPD），因旧结核菌素（OT）成分复杂，不易标准化，易发生非特异性反应。PPD比OT纯得多，非特异性反应少，1951年世界卫生组织推荐Lot No49608结核菌素纯蛋白衍生物（PPD）为国际标准，称PPD-S。目前全球均采用PPD。在确定结核分枝杆菌感染PPD反应标准时，确定最佳剂量十分重要，多项研究提示，在灵敏度和特异性之间达到最好平衡的剂量是5结核菌素单位（5TU）。因为我国PPD剂量单位是以国际单位表示，故采用的是5国际单位（5IU）。结核菌素试验有多种方法，如皮上乳剂法、纸片法、皮上划痕法、皮内注射法、多孔刺皮法等，只有皮内注射法能准确控制剂量，在前臂掌侧中心皮内注射0.1mlPPD（5IU），48～72小时测量硬结最大横径和竖径大小，并记录有无水疱、溃疡坏死和淋巴管炎。

2.影响PPD反应特异性的因素　在广泛接种卡介苗地区，卡介苗是最重要的影响因素，卡介苗是活的减毒牛结核分枝杆菌，PPD对卡介苗和结核分枝杆菌的自然感染存在不同程度的交叉反应，卡介苗所致PPD反应的大小，大多在10mm左右。根据北京市统计，15mm及以上者不到1.4%，而随着接种后时间的推移，PPD反应强度变弱。

非结核分枝杆菌感染是另一影响因素，不同地区非结核分枝杆菌感染率不同，非结核分枝杆菌感染和结核分枝杆菌感染对PPD反应也存在一定程度的交叉反应。一般情况下，结核分枝杆菌感染的PPD反应较强，而非结核分枝杆菌感染的PPD反应相对较弱，硬结直径大多在10mm以下。

卡介苗接种和非结核分枝杆菌感染是影响PPD诊断结核分枝杆菌感染特异性的主要因素，虽然反应强度和表现有差异（表2-2），但就某个人来说，有时根据PPD反应来判定是结核分枝杆菌感染还是卡介苗或非结核分枝杆菌感染会存在一定的准确性问题。

表2-2　自然感染与卡介苗接种后结核菌素反应比较

感染类型	颜色	质地	边缘	反应大小	色素沉着
自然感染	深红	硬厚	大多清楚	15mm 以上者多见	一周后仍可见
卡介苗接种	浅红	薄软	不太清楚	15mm 以上者少见，多为 10mm 以下	一周后一般无

3.影响PPD反应灵敏度的因素　除反应前期和技术因素外，病毒、支原体感染性疾患，尤其是HIV感染者或艾滋病患者随着CD4细胞的减少，使PPD反应减

弱和成为阴性。麻疹、腮腺炎、水痘、流感、传染性单核细胞增多症、病毒性肝炎和支原体感染等均可使PPD反应减弱。严重疾病（包括严重结核病）、晚期肿瘤、营养不良、老年人及部分结节病患者，长期使用免疫抑制剂或患有免疫缺陷疾病的患者等，也可使PPD反应减弱或阴性。

4.预防性化疗的结核菌素反应标准　由于结核菌素试验应用的目的不同和一些因素影响结核菌素反应的强度，因此，不同目的对结核菌素反应的强度标准也有所区别。在用于流行病学的结核分枝杆菌感染率调查时，受当地非结核分枝杆菌感染或卡介苗接种的交叉影响，这种影响在不同地区有很大差别，常需要通过结核菌素反应大小的组合分布模型来确定结核分枝杆菌感染的标准。以选择预防性治疗对象为目标的标准，主要依据通过结核菌素反应大小与发病关系的研究，来确定阳性分界点。大量研究显示，结核菌素反应大小与结核病发生的危险性之间存在正相关，在反应较强者中，发生结核病的危险性较大，强反应者更可能是结核分枝杆菌的感染，并可能是近期感染。但标准需要达到灵敏度与特异性之间的最佳平衡，有较高的特异性，而不至于漏掉太多的发病高危人群。不少研究显示反应在5～14mm的结核病发病率较低，而15mm及以上发病率明显增加。结核菌素反应的灵敏度也受营养不良、严重疾病、老年人、HIV感染、肿瘤、免疫抑制剂等因素影响。因此，美国将预防性治疗对象的结核菌素反应标准分为3个不同层次，一般人群以15mm及以上为标准，来自结核病疫情较重国家的移民、患有与结核病有关的疾病（如糖尿病、硅沉着病、恶性肿瘤等）、吸毒者、医疗机构人员，及年龄4岁以下儿童的标准为10mm及以上，HIV感染者、与传染性结核病患者密切接触者、胸部X线异常并与既往结核病相符者及接受免疫抑制药物治疗超过1个月者的标准为5mm及以上。对一般结核病发病高危对象，我国目前按15mm及以上或有水疱作为预防治疗的标准。但与涂阳肺结核有密切接触的5岁以下儿童、HIV感染者和接受免疫制剂药物治疗超过1个月者，结核菌素反应为5mm及以上时可作为预防性化疗的对象。

如果在2年内结核菌素反应硬结增加了10mm及以上，则可认为是新近感染，尽管可能会受复强的影响而误判，但仍可考虑作为预防性化疗的对象，特别是存在结核病高发因素时。

（二）γ-干扰素释放试验

当人体感染结核分枝杆菌后，刺激免疫细胞可产生各种免疫因子，其中最重要的是γ-干扰素（IFN-γ）。γ-干扰素释放试验采用的是早期分泌靶抗原6（ESAT-6）和培养滤液蛋白10（CFP10）特异性抗原，通过结核分枝杆菌比较基因学发现，在卡介苗和大部分非结核分枝杆菌中，此2种抗原都不存在。因此，可以区分结核分枝杆菌自然感染与卡介苗和大部分非结核分枝杆菌感染，其特异性明显高于PPD试验，同时一些研究显示能提高HIV阳性者诊断结核分枝杆菌感染的灵敏度。

目前采用的检测方法有2种，一是QuantiFERON-TB Gold（QFT-G）和QuantiFERON-TB Gold In-Tube试验（QFT-GIT），通过特异性抗原与全血细胞共同孵育检测T细胞释放到上清液中的γ-干扰素水平，称为全血ELISA法；另一种为结核分枝杆菌T细胞斑点试验（T-SPOT.TB），在特异性抗原刺激后，检测释放γ-干扰素的T细胞。但该方法尚存在一定的假阴性和假阳性，价格高，技术相对复杂。各地区可根据当地条件选择应用。有研究提出，先进行结核菌素试验，阳性者再进行γ-干扰素释放试验，可以降低成本。

三、预防性化疗的重点对象

（一）结核分枝杆菌和人类免疫缺陷病毒（TB/HIV）双重感染者

HIV感染者容易感染结核分枝杆菌并促使发病，已感染结核分枝杆菌者一旦感染HIV后，发病概率明显提高，并能使已愈的结核病复发。有报道，TB/HIV双重感染者每年发生结核病的危险性是 5%～10%，是HIV阴性的结核分枝杆菌感染者发病概率的30倍。对TB/HIV双重感染者的预防性化疗不仅可减少结核病的发生和结核分枝杆菌的传播，也可减少和延缓艾滋病的发病。目前推荐HIV感染者或可疑感染者PPD反应为5mm及以上，对疫情严重地区也可不考虑PPD反应，在排除活动性结核病后应预防性化疗。

（二）有密切接触史或新感染儿童

与新发现菌阳肺结核有密切接触、PPD反应为5mm及以上的儿童，或虽无接触史，但近2年PPD反应值增加10mm及以上的新感染儿童，可给予预防性化疗。与传染源有密切接触的5岁以下儿童，可不考虑PPD反应，给予预防性化疗。

近期感染结核分枝杆菌者其结核病的发病率最高，5岁以下儿童还容易发生结核性脑膜炎和血行播散性结核病。近3个月内与涂阳肺结核有密切接触，而PPD反应小于5mm的儿童也应是预防性化疗的重点对象，并在末次接触后12周再进行PPD试验，如果PPD反应为5mm及以上，应继续治疗直至满疗程，如果反应仍然阴性，离开接触环境可以停药。母亲在分娩或其后短期内发现肺结核时，婴儿有感染和发生结核病的高危险性，应予预防性化疗3个月后进行PPD试验，如果阴性可停止化疗接种卡介苗，如果PPD阳性反应则继续化疗至满疗程。

（三）结核病流行时

学校、工厂等集体单位发生学生或青年工人结核病流行时，在指示病例的密切接触者中PPD反应为15mm及以上者。

对他们进行预防性化疗是控制该单位结核病流行进一步扩展的重要措施之一，应努力提高他们预防性化疗的接受率。

（四）新进入高结核分枝杆菌感染环境者

高结核分枝杆菌感染环境中的工作者包括医务人员、卫生保健人员，尤其是结核病防治机构工作人员，应进行PPD试验及随访，在发现PPD反应为15mm及以上或有水疱反应者应予预防性化疗。

（五）长期使用免疫抑制剂者

由于脏器移植、某些免疫性疾病治疗的需要，使用免疫抑制剂超过1个月，

PPD反应为5mm及以上时，应给予预防性化疗。免疫抑制剂使PPD反应灵敏度降低，同时增加结核病发病的危险性，而且还容易使结核分枝杆菌在体内播散。

（六）患有增加结核病发病危险疾病的患者

糖尿病、尘肺、慢性营养不良、未经正规治疗的陈旧性结核病、胃肠手术后以及吸毒者等均可不同程度地增加结核病发生的危险性，上述患者PPD反应为15mm及以上或有水疱时可考虑预防性化疗。

各地区可根据当地疫情、结核病控制工作基础和条件，有重点地逐步开展预防性化疗工作。

必须说明的是，不是所有结核分枝杆菌感染者或PPD反应为15mm及以上时均需要进行预防性化疗，在无危险因素存在时，成人即使PPD反应为15mm及以上，也不需要进行预防性化疗。

四、预防性化疗方案的选择和实施

（一）单用异烟肼方案

异烟肼预防性治疗效果已被肯定，多份对照研究报道显示，单用异烟肼预防治疗，减少结核病发病概率的范围为25%～93%，多数在60%～70%。

国际防痨和肺病联合会对完成疗程者的统计结果显示，12个月疗程保护率为93%，6个月为68%，3个月为32%。但分析所有的研究对象（包括未完成疗程者），6个月和12个月无明显差别，因为疗程越长，坚持服药率越低。因此，提出异烟肼预防性治疗的疗程为6～12个月，但如果考虑服药依从性、不良反应及费用等因素，疗程以6～9个月为宜。

停止预防性治疗后的有效保护期一般为4～5年，但与当地结核病疫情有关，在感染概率高和存在大量新感染病例的地区，保护作用持续时间较短，反之则较长。Ferebee1969年报道结核菌素阳性者中的7755人服异烟肼1年，7996人作为对照，观察第1年结核发病率分别为2.5‰和10.8‰，第2～5年分别为5.4‰和

10.2‰，第 6～10年分别为3.2‰和5.3‰，可以看到预防性治疗保护作用随时间推移而减弱。

TB/HIV双重感染者虽然预防性化疗的效果与HIV阴性结核分枝杆菌感染者差别不大，但保护期较短。过去有人提出需更长的疗程，现在认为疗程可与HIV阴性的结核分枝杆菌感染者相同。

目前异烟肼预防治疗剂量为成人300mg/d，顿服，儿童5～10mg/（kg·d）。有人提出，用异烟肼15mg/（kg·d），一周2次的方法也有相似的效果，但单用异烟肼的间歇疗法资料有限。

异烟肼是比较安全药物，不良反应发生率较低，常见无症状的血清转氨酶一过性轻度升高，发生率为10%～20%。异烟肼的肝损害随年龄增长而增加，35岁以下很少发生。

异烟肼预防性治疗存在的主要问题，一是异烟肼治疗结核病已数十年之久，耐异烟肼菌感染机会增多；二是所需疗程较长，患者坚持服药率低，管理存在困难；三是如果存在少数未被发现的活动性结核病灶，单用异烟肼易发生耐药。

单用异烟肼进行预防性治疗主要适用于异烟肼原发耐药率低的地区、依从性良好者和不适合使用利福平（利福喷丁）者。

（二）单用利福平方案

随着利福平在结核病短程化疗中的广泛应用，对利福平用于预防性治疗进行了观察研究，显示3～4个月单用利福平与6个月单用异烟肼取得相同的效果，不良反应少。如果活动性结核病排除不够严格，则有产生利福平耐药的风险。目前推荐单用利福平预防治疗的疗程为4个月，剂量成人为450～600mg/d，儿童为10mg/（kg·d）。主要适用于不宜用异烟肼和长期用药依从性差者。

（三）异烟肼和利福平联合方案

综合动物实验和临床研究结果，3～4个月利福平、3～4个月利福平加异烟肼、6个月异烟肼效果相似。中国香港对652名结核菌素阳性的硅沉着病患者进行临床分组观察，随机分为3个月利福平（600mg/d）、3个月利福平加异烟肼（600mg/d和300mg/d）、6个月异烟肼（300mg/d）和对照组，5年内的结核病发病率分别为10%、16%、14%和27%，显示3个月利福平加异烟肼与6个月异烟肼有相似的结果，同时有利于防止个别情况的耐药性发生，可缩短疗程，提高服药者的依从性。本方案适用于各年龄组的结核分枝杆菌感染者的发病高危对象，特别用于存在或可能存在耐异烟肼或利福平肺结核患者密切接触者的预防性治疗。

（四）异烟肼和利福喷丁的联合间歇方案

由于利福喷丁具有长效作用，更适合用于预防性治疗中的短程间歇方案。北京市于1996年开始应用3个月异烟肼加利福喷丁一周2次方案进行预防性治疗的观察，通过对大学生结核分枝杆菌感染者的对照研究，显示该方案的保护率在75%左右，不良反应发生率低。该方案在国内已有不少地方使用。成人利福喷丁450mg一周2次，异烟肼600mg一周2次或300mg/d。近来美国有报道采用异烟肼和利福喷丁一周1次的方案，每次各服900mg，取得较好效果。

（五）利福平和吡嗪酰胺联合方案

2个月利福平加吡嗪酰胺方案在动物实验和临床观察均显示有较好效果，但不良反应相对较多。有报道该方案可导致严重的甚至致命的肝炎，为此，美国胸科学会和疾病预防控制中心认为利福平加吡嗪酰胺方案不适合用于结核分枝杆菌感染的预防性治疗，建议使用其他替代方案。目前该方案使用不多，我国不推荐使用。

与耐多药结核病（MDR-TB）患者有密切接触，可能同时感染耐异烟肼和利福平结核分枝杆菌者中，对发生结核病危险性特别高的对象，可考虑用乙胺丁醇加吡嗪酰胺或氧氟沙星加吡嗪酰胺进行预防性治疗，但对其有效性和存在的问题尚无评价，对儿童也不一定适用。目前尚无有科学依据的建议方案。

（六）预防性化疗的实施

1.对每个预防对象在实施前必须严格排除活动性结核病　通过问诊了解结核

病史和抗结核药物用药史，了解有无结核病相关症状，如怀疑可能存在浅表淋巴结结核、消化系统结核、泌尿生殖系统结核或骨与关节结核等，应做必要的相应检查，并通过胸部X线检查排除肺结核。

2.掌握不适宜使用预防性化疗的对象

（1）病毒性肝炎等肝病患者和高酶血症者。

（2）精神疾病、癫痫患者。

（3）血液系统疾病患者。

（4）对所用抗结核药物过敏者

（5）不能配合，不能坚持规律服药者。

（6）已进行过抗结核治疗，包括预防性化疗者。

（7）预防性化疗需在自愿的基础上实施，未签预防性化疗同意书，不进行化疗。

3.管理措施

（1）服药应有监管措施，以保证规律服药，完成要求疗程。

（2）观察和处理不良反应。服药前应查肝肾功能和血常规，检查结果正常者实施预防性化疗，服药期间要了解服药者的各种症状，出现可能不良反应症状应及时进行相应检查，确认药物不良反应时，应停药对症处理，并观察至不良反应完全消失。

（3）健康教育。在开始治疗前，治疗中均应对服药者或儿童的家长进行结核病防治知识宣传，使他们了解为什么要预防服药、如何服药、可能的不良反应和处理方法以及其他注意事项，以便配合规律完成治疗和及时发现药物不良反应等。

（4）服药情况的登记。记录是否按时取药、规律服药及有无不良反应等，必要时进行家庭访视了解情况，发现问题及时纠正。

第三节　传染源的及时发现和彻底控制

一、传染源

肺结核的传染性取决于患者痰中结核分枝杆菌的数量和患者日常的咳嗽症状。痰涂片阳性的肺结核患者排菌量大，是主要的传染源，痰涂片阴性培养阳性和痰菌阴性的肺结核患者传染性较小，肺外结核病一般很少有传染性。结核病传染源一旦被发现并有效治疗，会很快失去传染性。同时，患者的咳嗽症状与传播具有明显关联（表2-3，2-4）。

表2–3　患者排菌情况与家庭接触者的感染率

作者	年份	接触者年龄/岁	涂（+）/%	涂(-)培(+)/%	涂(-)培(-)/%
shan	1954	0-14	65.2	26.8	17.6
loudon	1958	0-14	46.9	30.1	17.6
Zwanenberg	1962	0-14	65.6	25.7	21.0
Grzybowsk	1975	0-14	34.8	10.7	7.3

表2–4　患者咳嗽频度与儿童接触者（同睡一室）感染率

咳嗽频率/（次/夜）	感染率/%
＜12	27.5
12～47	31.8
≥48	43.9

二、控制传染源的主要方法

（一）及时发现肺结核患者

1.患者发现与化疗工作相结合　患者发现必须与化疗工作相结合才能起到预防作用，如果只发现患者而没有进行合理治疗，有可能造成耐药性并使耐药菌传播，则其危害性更大。高发现率与高治愈率相结合是控制传染源不可分割的整体。

2.患者发现工作目标　连续、早期发现隐藏在人群中的肺结核患者，特别是涂阳患者，并给予彻底治疗，才能有效缩短传染期。因此，要做好对可疑症状者的检查，加强日常的病例发现。

3. 疫情报告及追踪　做好疫情报告及追踪到位，使每个可疑肺结核病例能够得到及时正确的诊断，特别要注意提高病原学诊断的比例。

4.肺结核患者特别是涂阳患者密切接触者的检查　在结核病低发地区，涂阳患者密切接触者中约30%受结核分枝杆菌感染，1%～4%患活动性肺结核；高发地区50%受感染，平均6%～10%患有肺结核。有研究显示，涂片阳性肺结核的接触者中受感染比例为35%，而偶然接触者中受感染比例为10%，涂片阴性肺结核的密切接触者中受感染比例为10%，而偶然接触者中受感染比例为2.2%，说明密切接触者的检查能获得较高的检出率。

5.结核病高危人群的检查　结核病发病的高危人群包括未经正规治疗的陈旧性结核病患者、糖尿病患者、HIV感染者、长期使用免疫抑制剂患者及老年人等发病较高人群。对他们进行有针对性的检查，以及对结核病高发单位或地区的人群进行检查也是主动发现患者的重要措施之一。

（二）正确实施化疗

1.采用规范的化疗方案　遵循早期、联合、全程、规律、适量的原则，制定合理的治疗方案，可达到快速杀灭细菌、促使病灶痊愈、减少复发的目的。

2.加强治疗管理　管理的目的是保证患者能规律用药，完成规定疗程。宜采用全程督导的管理形式，能使患者达到90%以上的治愈率，减少耐药的发生。

3.正确地化疗　正确的化疗能使患者的传染性迅速减少和消失。

化疗开始后患者对接触者的传染性是很低的，而且涂阳与涂阴患者对其接触者的传染性无明显差别（表2-5）。

表2-5　化疗患者结核菌素阴性接触者阳转情况（3～6个月）

治疗病例	接触者数 / 人	增加 8mm 及以上的人数（占比）/ 人（%）	增加 10mm 及以上的人数（占比）/ 人（%）
涂（+）	58	8（13.8）	8（13.8）
涂（-）	39	6（15.0）	4（10.0）

4.化疗使患者传染性下降的机制

（1）化疗一旦开始，患者排菌量迅速下降，治疗2周后可减少约95%。

（2）细菌活性迅速降低，化疗后患者表现涂片阳性而培养阴性病例增多。

（3）患者咳嗽症状好转，据调查治疗2周后患者咳嗽减少65%，减少了细菌的传播。

（4）化疗中患者咳嗽时喷出的飞沫随着水分蒸发，其中的药物浓度增加，可高达100倍，可杀死其中残存的细菌而使飞沫核失去传染性。

结核病的预防除以上主要措施外，感染控制措施包括通风、紫外线、个人防护以及机构的布局、防护设备等，这些措施对减少结核分枝杆菌的传播也十分重要（详见第八章）。

预防结核病的措施还包括增强抗病能力，减少结核病的发生，根据既往研究，结核分枝杆菌感染者中约有10%可能发生结核病，而90%感染者并没有发病。分析其原因，除遗传因素外，主要存在2个方面的高危因素：一是个人的不良习惯和行为使机体免疫力下降，如吸烟、吸毒、生活不规律、嗜酒、饮食失调造成营养不良等；二是患有与结核病相关的疾病，如艾滋病、糖尿病、尘肺病，以及长期使用免疫抑制剂。积极开展结核病控制的健康教育工作，提高公众对结核病防治知识的认知水平，纠正个人不良习惯和行为，注意生活规律，合理营养，适当锻炼；预防与结核病发生的相关疾病，增强对结核病的抵抗力，能在一定程度上防止结核病的发生。

（屠德华）

参考文献

[1] 严碧涯,端木宏谨.结核病学.北京:北京出版社,2003.

[2] 屠德华,刘玉清,张立兴,等.大学生预防性治疗的结核菌素反应强度标准的研究,中国防痨杂志,2006,28:265-268.

[3] 屠德华,万利亚,王黎霞.现代结核病控制理论与实践.2版.北京:军事医学科学出版社,2013:295-311.

[4] Rider HL.Epidemiologic Basis of tuberculosis Control.Paris:IUATLD,1999:17-25.

[5] WHO.BCG in immunization programme.WkIy Epidemiol Rec,2001,76:9.

[6] Robert MJ,Payan N,Philip CH.Latent tuberculosis infection.N Engl J Med,2002,347:1860-1863.

[7] Rider HL . Interventions for tuberculosis Control and Elimination. Paris:IUATLD,2002:97-145.

[8] Stop TB,WHO.An expanded DOTS framework for effective tuberculosis Control.Int J Tuberc Dis,2002,6:378-388.

[9] Ait-khaled N,Alarcon E,Armengol R,et al.Management of tuberculosis.A Guide to the Essentials of Good Practice.6th ed.Paris:The Union,2010: 5-16.

[10] Lalyani A,Pareek M. Interferom gamma release assays:principles and practice.Enferm Infecc Clin,2010,28:245-252.

第三章 全球结核病疫情及策略演变

第一节　全球结核病疫情现状和特点

结核病是伴随人类历史时间最长的疾病之一，也是由单一病菌造成人类死亡最多的慢性呼吸道传染病。在历史上，结核病曾意味着死亡，在20世纪40年代链霉素等抗结核药物发明前，结核病是不治之症。据资料介绍，自1882年科赫（Koch）发现结核分枝杆菌以来，迄今因结核病死亡人数已达2亿多人。目前，结核病疫情在包括中国在内的许多国家仍十分严重，是全球范围重要的公共卫生问题。世界卫生组织《2015年全球结核病报告》提供了全球、区域和国家层面有关结核病流行和结核病治疗与控制进展方面的最新情况和数据分析结果，全面论述了当前全球结核病疫情特点。

一、药物敏感性结核病疫情

（一）发病情况

2014年，全球估算共有960万新发结核病患者，其中男性540万、女性320

万、儿童100万，平均发病率为133/10万。全球结核病发病率呈缓慢下降趋势，2000—2014年发病率的年递降率为1.5%，2013—2014年平均每年下降2.1%。2014年结核病新发病例主要集中在亚洲和非洲区域，其中亚洲的东南亚区域和西太平洋区域的发病数分别为400万和160万，发病率分别为211/10万和85/10万，两个区域的发病数占全球总发病数的58%。非洲区域发病率最高，为281/10万，是全球结核病平均发病率水平（133/10万）的2倍多，发病数为270万，占全球总发病数的28%。东地中海区域、欧洲区域和美洲区域发病数占全球总发病数比例较低，分别为8%、3%和3%。高收入发达国家如西欧多数国家、加拿大、美国、澳大利亚和新西兰，发病率均低于10/10万，美洲区域绝大部分国家发病率低于50/10万。结核病高负担国家发病率为150～300/10万，其中巴西、中国和俄罗斯发病率显著降低，而莫桑比克和南非发病率较高，高于500/10万。

全球22个结核病高负担国家估算的发病总数为800万，占全球总发病数的83%，22个高负担国家平均发病率为176/10万，其中报告发病数居前6位的国家分别是印度（220万）、印度尼西亚（100万）、中国（93万）、尼日利亚（57万）、巴基斯坦（50万）、南非（45万）。其中前3位国家报告的发病数总和占全球总发病数的43%。世界卫生组织估算我国2014年的新发肺结核病例为93万，占全球总发病数的10%，占西太平洋区域发病总数的58%，占22个高负担国家的12%，次于印度和印度尼西亚，居全球第3位。这是我国首次在22个全球结核病高负担国家中新发病例数的顺位下降，估算的发病率为68/10万，占全球22个高负担国家的第21位。

2015年6月，世界卫生组织结核病战略和技术咨询委员会提出更新现有结核病高负担国家名录的议案，之后发布了结核病高负担国家、MDR-TB高负担国家和TB/HIV双重感染高负担国家 3 份名录，每份名录包含30个国家，形成“20+10”结构，其确定原则是依照结核病患者绝对数从高到低排序位于前20位的国家，另外10个高负担国家依照结核病人均发病率和（或）最低患者数阈值来定义（这10个国家未包括在前述20个高负担国家中）。全球共有49个国家被列为不同类别的高负担国家，其中13个国家包括安哥拉、中国、刚果民主共和国、印度、印度尼西亚、肯尼亚、莫桑比克、缅甸、尼日利亚、巴布亚新几内亚、南非、泰国和津巴布韦为结核病、MDT-TB、TB/HIV双重感染三重高负担国家。

（二）患病情况

2014年，世界卫生组织估算全球共有结核病患者1300万，平均患病率为174/10万，与1990年相比，患病率下降了42%。估算患病率最高的国家是非洲区域的南非（696/10万）和亚洲区的柬埔寨（668/10万）。中国结核病患病率为89/10万，患病人数为120万。

（三）死亡情况

2014年世界卫生组织估算全球共有150万人因结核病死亡（110万HIV阴性结核病患者和39万HIV阳性结核病患者），死亡率为16/10万，结核病超过艾滋病成为全球传染病首位死因。绝大部分西欧国家、加拿大、美国、澳大利亚和新西兰死亡率在1/10万以下，而非洲区域绝大部分国家和5个结核病高负担国家（阿富汗、孟加拉国、柬埔寨、印度尼西亚和缅甸）的死亡率均高于40/10万。2014年估算中国结核病死亡率为2.8/10万，死亡人数为3.8万。

（四）患者登记报告和治疗转归情况

1.登记报告　2014年全球登记并报告结核病患者631万，其中新发患者605万例，复治患者26万例。605万新发结核病患者中561万例首次确诊为结核病，44万例为复发患者（曾接受过抗结核治疗，且最近疗程结束时被宣布为“治愈”或“完成治疗”，但现在又被诊断为结核病复发）。605万新发结核病患者中298万为细菌学确诊病例，218万为临床确诊病例，89万为肺外结核病例。22个结核病高负担国家登记报告的新发结核病患者总数占全球新发患者总数的81.7%；其中印度和中国登记报告的新发结核病患者数占全球的39.8%（印度26.7%，中国13.1%）。东南亚区域和西太平洋区域占全球的72.7%，非洲区域国家占

21.3%，其中南非新发结核病患者总数占非洲区域的1/4；东地中海区域、欧洲区域和美洲区域新发结核病患者总数占全球的16.1%（东地中海区域7.4%，欧洲区域5.1%，美洲区域3.6%）。在22个结核病高负担国家中，细菌学确诊病例所占比例最高的为刚果民主共和国（84%），相对较低的为中国（33%）、缅甸（39%）和菲律宾（41%）。

2014年全球登记报告的结核病患者中成人占多数，15岁以下儿童登记率差异较大，从西太平洋区域3.4%到东地中海区域9.5%不等，平均为6.5%。在东地中海区域和西太平洋区域，结核病有较为显著的年龄流行趋势，结核病登记率随着年龄的增加有增长的趋势，并且在65岁及以上年龄组达到最大。东南亚区域有类似趋势，而在非洲区域登记率的峰值出现在低年龄组人群。中国15岁以下儿童的结核病患者所占比例较低为0.5%。所有登记的年龄组中，登记患者男女比例为1.7∶1，该比例从东地中海区域的1.0∶1到西太平洋区域的2.1∶1不等。在22个高负担国家中，登记患者男女性别比变化从阿富汗的0.7∶1到越南的3.0∶1不等。

需要注意的是，全球2014年估算的结核病新发患者数为960万，但仅不到2/3的患者（约600万）被登记报告，其余37%（约360万）新发患者未发现或未报告。

2.治疗转归　2013年全球新发结核病患者的治疗成功率为86%，在世界卫生组织划分的6个区域中，治疗成功率最高的是西太平洋区域，达到92%；其次是东地中海区域（91%）和东南亚区域（88%），非洲区域治疗成功率为79%，美洲区域和欧洲区域的治疗成功率最低，均为75%，有待进一步提高。22个结核病高负担国家中16个国家新发结核病患者治疗成功率达到或者超过85%，治疗成功率最高的为中国，达到95%。治疗成功率未达到85%的国家为泰国（81%）、津巴布韦（80%）、南非（78%）、乌干达（75%）、巴西（72%）和俄罗斯（68%）。

二、耐药结核病疫情

（一）患者登记报告情况

全球估算MDR-TB所占比例在新发患者中约3.3%，在复治患者中约20%，该水平近几年来未见显著变化。据此，2014年世界卫生组织估算全球新发MDR-TB患者48万，若对2014年所有登记报告的患者均行耐药检测，预计可从中发现30万MDR-TB患者，其中超过一半（54%）的患者分布在印度、中国和俄罗斯。然而2014年全球登记报告的MDR-TB患者仅为12.3万，75%集中于欧洲区域、印度、南非和中国，约占上述估算MDR-TB患者数（12.3万/30万）的41%，仅占2014年估算MDR-TB发病数（12.3万/48万）的26%。在世界卫生组织六大区域中，MDR-TB发现水平最低的是西太平洋区域，已发现的MDR-TB患者数占估算MDR-TB患者数的19%，其中中国该指标仅为11%，居于27个MDR-TB高负担国家之末。

随着药敏检测方法的进步，2013—2014年对结核病患者进行药物敏感试验的覆盖率有了显著提高。与2013年相比，2014年采取耐药快速分子诊断方法后，对细菌学确诊的新发患者MDR-TB的筛查率从8.5%提高到12%，对复治患者MDR-TB的筛查率从17%提高到58%。在世界卫生组织六大区域中，欧洲区域对新发患者MDR-TB的筛查率最高为97%，而东南亚区域和东地中海区域的筛查率小于5%，非洲区域对细菌学确诊的新发患者MDR-TB的筛查率有显著提高，从2013年的0.9%提高至2014年的6.4%。同时，世界卫生组织多数区域均加大了对复治患者MDR-TB的筛查，东南亚区域和非洲区域分别从2013年的5.8%和9.6%提高至2014年的67%和33%。东南亚和西太平洋区域，对2/3的复治患者进行了MDR-TB筛查。此外，27个MDR-TB高负担国家均显著加大了药敏检测的覆盖，12个MDR-TB高负担的欧洲国家中，9个对95%以上新发患者均开展了药敏检测，其中3个国家对全部复治患者开展药敏检测。欧洲以外的其他MDR-TB高负担国家中，缅甸和中国对新发患者进行MDR-TB的筛查率最高，分别是24%和19%。对复治患者MDR-TB的筛查水平普遍较高，越南达到96%，印度尼西亚达到88%，刚果民主共和国达到75%。

2015年全球105个国家报告发现广泛耐药结核病（XDR-TB），平均而言，MDR-TB患者中9.7%为XDR-TB患者。MDR-TB患者中，XDR-TB比例较高的国家包括白俄罗斯（29%）、格鲁吉亚（15%）、拉脱维亚（19%）和立陶宛（25%）。

（二）治疗转归情况

2014年全球共有11万MDR-TB患者纳入治疗，较2013年增长13%，尤以印度、巴基斯坦、俄罗斯和乌兹别克斯坦增长显著。全球已报告的MDR/RR-TB患者中，纳入治疗的比例为90%。然而，3个MDR-TB高负担国家纳入治疗的患者占确诊的MDR-TB患者的比例不足60%，分别是中国49%、缅甸44%、尼日利亚53%。2012年全球队列转归结果显示，122个国家和地区中，40个国家实现了全球结核病防治规划2015年MDR-TB患者治疗成功率不低于75%的目标，然而MDR-TB高负担国家中仅爱沙尼亚、埃塞俄比亚和缅甸实现了该目标。全球MDR-TB患者总体治疗成功率仅为50%，治疗成功率低的原因主要是高死亡率和高失访率（全球MDR-TB患者16%死亡、16%丢失，10%治疗失败，8%无治疗转归结果）。

2014年49个国家和地区报告共4044名XDR-TB患者纳入治疗，患者主要来自印度、乌克兰、南非、白俄罗斯和哈萨克斯坦。2012年来自41个国家的2685名XDR-TB患者治疗队列结果显示，26%的XDR-TB患者治疗成功，30%死亡，19%治疗失败，25%丢失或结果不详。

（三）TB/HIV双重感染疫情

1.患者登记报告情况　2014年全球估算960万新发结核病患者中，HIV阳性者约120万，占总发病患者的12%，其中非洲区域占双重感染患者总数的74%。全球估算的150万结核病死亡患者中，HIV阴性者110万，HIV阳性者39万，全球因HIV引发的结核病导致患者死亡数占结核病死亡总数的25%。HIV阳性的结核病患者死亡率为HIV阴性者的3倍之多，该差异在欧洲区域和东地中海区域更为显著，分别是21% *vs* 6.6%和17% *vs* 1.8%。2014年全球120万人死于HIV感染，其中近40万人为TB/HIV双重感染，占HIV导致死亡总数的1/3。

2014年登记报告的结核病患者中，51%（320万）进行了HIV检测，较2013年（49%）略有提高。全球89个国家中，75%以上的结核病患者具有HIV检测结果，该指标在非洲区域最高，达79%。在41个TB/HIV双重感染高负担国家中，60%登记报告的结核病患者具有HIV检测结果，然而这些国家结核病患者HIV检测覆盖率层次不一，印度尼西亚仅5%，而卢旺达高达99%。其中18个国家对结核病患者进行HIV检测的覆盖率超过90%，如博茨瓦纳、肯尼亚、莫桑比克、卢旺达和斯威士兰从2011年就保持如此高的覆盖率，然而7个TB/HIV双重感染高负担国家，包括中国、刚果共和国、刚果民主共和国、印度尼西亚、马里、缅甸和苏丹结核病患者HIV检测率不足50%。2014年对登记报告的TB/HIV双重感染者行抗逆转录病毒治疗的覆盖率达77%，距离达到100%的治疗覆盖率还需更多努力。2014年HIV感染者进行异烟肼预防性治疗患者人数较2013年增长60%，达到93.3万人，这些患者主要集中在南非。

2.治疗转归情况　2013年，全球HIV阴性的结核病患者治疗成功率为88%，而HIV阳性的结核病患者仅为73%。HIV对抗结核治疗转归影响在欧洲区域和东地中海区域更为显著，这两个区域HIV阴性的结核病患者的治疗成功率分别为80%和91%，而HIV阳性者治疗成功率仅为47%和60%。西太平洋区域HIV阳性的结核病患者治疗成功率令人欣喜，从2012年的57%提高到2013年的73%。全球在2000—2014年，对于HIV阴性结核病患者采用抗结核治疗挽救了3500万人的生命，对于TB/HIV双重感染患者，采用抗结核和抗逆转录病毒联合治疗挽救了800万人的生命。

第二节　全球策略演变

自20世纪40年代以来，随着抗结核药物的发展和化疗法的应用，结核病死亡率迅速降低，使得结核病由原来被称为“十痨九死”的疾病成为可治之症，人们不再“谈痨色变”。80年代初，人们甚至认为20世纪末可以消灭结核病。过度的乐观致使许多工业化国家削弱了结核病防治体系和防治经费，以致在80年代中期至90年代初，这些国家的结核病疫情又呈上升趋势。90年代起，艾滋病的流行对结核病疫情推波助澜，加之耐药结核病日趋严重，促使结核病在全球重新受到关注。全球结核病控制策略也在这一时期被确立，在全球推行，并在实践中被不断更新。为了使大家对结核病控制策略演变过程有清晰的认识，以便应对结核病的新挑战，有必要对结核病控制策略的演变进行分析和论述。

一、结核病化疗法问世

（一）链霉素和医学史上首个随机对照临床试验

链霉素（Streptomycin，S）由美国科学家塞克曼·威克斯曼等人发现，之后在动物模型上进一步证实该药的抗结核作用，并首先在美国实现了批量生产。1945年，首个链霉素人体试验开展，患者入组标准为年龄不超过45岁，细菌学证实为肺结核，且观察60天病情稳定或有进展。所有患者每日肌内注射链霉素1.8g，6次/天，每次0.3g，疗程120天。试验最初的设计是将满足条件的患者随机分为两组，一组采用链霉素治疗，另一组作为对照，仅卧床休息。遗憾的是，由于研究者担心链霉素治疗组患者例数不足，不能达到差异有统计学意义，随机分组设计被取消。研究者认为，既然入选患者在入组前的60天内病情稳定或有进展，那么在用药后观察到的病情改善就只能用链霉素解释。虽然存在设计上的问题，这个研究中观察到的现象仍然非常有意义。使用链霉素后，结核病患者的临床症状显著好转，咳嗽、咳痰和发热症状减轻，体重增加，影像学表现亦得以改善，同时也观察到链霉素使用者出现明确的前庭毒性，并且很快出现对链霉素的耐药。

同期，大西洋彼岸的英国医学研究委员会（Medical Research Council，MRC）正在筹划一项后来成为临床科研史上里程碑的研究。当时有一小批链霉素捐赠到英国，MRC的科学家们认为他们不仅要将链霉素用于患者治疗，还要评估它的确切效果。为此，他们设计并成功开展了第一个随机、双盲、安慰剂对照临床试验。正是这个临床试验将1946年定格为结核病史乃至医学史上的一个重要节点。1948年MRC的Hill AB 等在《英国医学杂志》（*British Medical Journal*）上发表"链霉素治疗肺结核的随机对照试验"一文，是历史上第一个被认可的随机对照临床试验。研究结果显示，链霉素治疗组中51%的患者治疗6个月后胸部X线表现较基线显著改善，7%的患者死亡；而卧床休息对照组，仅8%的患者在治疗后6个月影像学表现明显好转，27%的患者死亡。这项研究共107例患者，但两组比较差异有明显统计学意义（$P<0.01$）。更加可贵的是，MRC的科学家们并未就此止步，他们继续对入组患者进行了长达5年的远期疗效观察。研究者发现，随着随访时间延长，链霉素组的获益逐渐减小，5年时两组的生存率分别为42%和33%，差别仅为9%。这些观察提示链霉素单药治疗仅推迟了死亡时间，最终避免死亡的效果不大。但是在存活的患者中，使用链霉素治疗获得患者临床症状及胸部影像学表现改善比例比对照组患者高。42例接受链霉素治疗的患者中，88%在治疗6个月后出现链霉素耐药，而耐药的出现造成链霉素抗结核作用和益处消失。对当时的患者来说，这是令人遗憾的，但这些重要的发现也激发了科学家继续研发其他抗结核药物的动力和信心。

（二）抗结核联合化疗方案的演变

1948年，对氨基水杨酸（P-aminosalicylic acid，PAS，P）研制成功。临床试验对比了对氨基水杨酸与链霉素联合使用方案和链霉素单药方案，并证明前者可以显著减少链霉素耐药的发生。1952年，异烟肼（Isoniazid，H）研制成功，随后的临床试验显示异烟肼单药治疗短期疗效与对氨基水杨酸和链霉素组合类似，但异烟肼耐药会迅速出现。而链霉素与异烟肼联合使用几乎可以完全避免异烟肼耐药的出现。

1955—1956年，MRC开展的全球首个全国结核病耐药性流行病学调查显示，当时英国患者对链霉素、对氨基水杨酸和异烟肼耐药的比例分别为2.5%、2.6%和1.3%，而同时对2种或3种药物耐药的病例罕见。这个调查结果促使人们考虑使用三药联合的方案，以进一步预防耐药的发生。1962年发表的临床试验结果显示，在治疗前6周加入链霉素进行强化治疗，与仅使用对氨基水杨酸和异烟肼的方案相比，1年后发生不良反应的患者比例从16%降至3%。该研究还比较了不同疗程结束后患者复发的情况，结果显示，抗结核治疗6个月患者复发率为62%；治疗1年，19%患者复发；治疗2～3年，4%患者复发。据此，MRC推出首个抗结核标准化治疗方案，即SPH/PH，疗程为24个月。然而在当时情况下，对氨基水杨酸价格昂贵，多数发展中国家难以实现该标准化治疗方案的使用，于是学者们提出使用较为便宜的氨硫脲（Thioacetazone，T）替代对氨基水杨酸，一系列临床试验围绕氨硫脲加入异烟肼和链霉素方案后的疗效展开评估，结果表明HTS方案在临床试验中显示出非常好的疗效，但实际应用中效果并不理想，主要原因是在临床试验中患者受到严格的督导治疗。到20世纪60年代，对氨基水杨酸被乙胺丁醇（Ethambutol，E）取代，形成新的标准化治疗方案，即SHE/HE，疗程为18个月。

结核病标准化治疗方案明显改变了过去卫生营养疗法时代以休息、营养和隔离为主的低治愈率、高病死率和高复发率的状况。人类开始掌握治疗结核病的有力武器。

二、全程督导下不住院化疗

在大多数国家和地区的日常结核病控制工作中，并未看到研究中所取得的优良结果，而是出现许多治疗失败、耐药、复发病例和大量慢性传染源。经研究发现，其主要原因是患者不能坚持规律用药和完成既定的疗程。因此，人们认识到患者规律用药是充分发挥化疗法在结核病控制工作中的作用的关键所在，如何解决这一问题也成为20世纪60年代各国重点研究的课题。1955年，世界卫生组织与MRC合作，开始在印度南部进行了2项研究：一项是在马德拉斯开展不住院化疗和住院治疗的对照研究；另一项是在班加罗尔调查在发展的环境下化疗分配的社会因素。尽管世界卫生组织内部存在争议，但研究结果证实化疗干预是安全的，且不住院治疗比住院治疗更具成本—效益。1958年，Wallace Fox等对初治失败患者采用链霉素注射和口服吡嗪酰胺（Pyrazinamide，PZA，Z）或环丝氨酸（Cycloserine，Cs）治疗，考虑到这些药物可能发生的毒副反应和使用过量发生的急性中毒，要求患者每日到治疗中心在医护人员直接观察下接受治疗。结果表明，该做法不仅确保了患者的正确用药，还能够早期发现患者用药的不良反应，这一结果令人鼓舞。1962年，Wallace Fox认为应认真考虑将上述研究中的监督用药方法（supervised chemotherapy）应用于日常结核病治疗管理中的可能性。随后，经过实践提出了全程督导下不住院化疗（fully supervised domiciliary chemotherapy），即患者全疗程在就近的医疗中心接受医护人员直接督导下治疗（directly observed treatment，DOT）；若患者未按协商的时间来接受治疗，医护人员要及时采取措施给予补治。

同时，间歇疗法的成功也为开展DOT提供了便利。1961年Gangadharam的研究、1964年印度马德拉斯结核病化疗中心进行的一系列有对照的间歇化疗法研究，以及1966年Dickinson和Mitchison的实验研究结果均表明，间歇用药与每日用药治疗效果无显著差异，这些研究成果的应用和完展促进了DOT的实施。

通过上述大量研究和领域内专家反复磋商，控制结核病的新举措逐渐酝酿成熟。经过这些研究和磋商，新的结核病控制措施出现了。在此之前的结核病控制工作主要依靠大规模预防运动和一些昂贵的、针对社会基础疾病的项目，如提供住房、建立疗养院网络等，到20世纪50年代末期，使用强有力的抗结核药物进行不住院治疗成为有效的控制手段。

三、直接督导下短程化疗问世

20世纪50年代前后，在发达国家采用HP方案，强化期加入链霉素，而在发展中国家采用HT方案，强化期加入链霉素。这两个方案的疗程均为18个月。到60年代后，对氨基水杨酸被乙胺丁醇（Ethambutol，E）取代后，形成新的标准化治疗方案，即SHE/HE，疗程为18个月，该方案在之后几年变化不大。由于疗程漫长，如何保持患者依从性成为普遍关注的问题。1963年随着利福平（Rifampicin，R）的问世，其在体外实验和动物研究中表现出强大的杀菌和抑菌活性，为缩短抗结核治疗疗程提供了可能。1970年MRC决定开展短程抗结核治疗临床试验，同时比较4个疗程、每个疗程为期6个月的短程化疗方案的效果，分别是6HSR、6HSZ、6HST和6HS，即所有患者方案中均包括异烟肼和链霉素，不同的是前三组各增加了一种药物，分别是利福平、吡嗪酰胺（Pyrazinamid，PZA，Z）和氨硫脲。因为入组患者全部来自东非国家，因此，这也称为东非短程方案第一临床试验。治疗开始后随访30个月，患者复发率在上述4组中分别是3%、8%、22%和29%，而对照组采用18个月的标准化疗方案2HST/16HT的复发率为3%。由于6HST和6HS两组复发率高、治疗效果差而提前终止了患者入组。6HSR方案与对照组获得的疗效相当，而6HSZ方案效果略显逊色。这个里程碑式的试验证明了将结核病治疗缩短到6个月是可能的，无疑代表着人类对结核病治疗的理解又向前迈进了一大步。当时利福平非常昂贵，所以该方案难以常规使用。该研究当年在《柳叶刀》（*The Lancet*）发表的时候，研究者们也前瞻性地意识到，需要设计新的方案，让更多患者用得起并从中受益。这个理想激励了此后的一系列临床试验，包括将吡嗪酰胺加入强化期方案中，加快了痰菌阴转速度；证明缩短利福平使用时间到1、2或4个月会显著影响疗效，最终确定了目前使用的短程化疗方案2HREZ/4HR，一直沿用至今。

由于短程疗法中含有INH和RFP，若中断治疗或不规律用药，则容易产生对INH和（或）RFP耐药，特别是耐多药，其后果极为严重。因此，使用短程疗法，尤其是短程间歇疗法，强调要采用直接督导下短程化疗（directly observed treatment short course，DOTS）。

四、个体治疗转向群体治疗

随着结核病化疗研究的不断进展，在一些国家和地区开始尝试使用统一的标准化治疗方案，对结核病患者进行不住院群体化治疗。20世纪70年代前后，国际防痨和肺病联合会（IUATLD）先后在坦桑尼亚、马拉维、莫桑比克、贝宁、塞内加尔、尼加拉瓜、古巴、新加坡、中国的香港和北京，以及欧洲一些国家和地区组织实施DOTS管理下的群体化疗，均获得成功，充分证明了其可行性。实施群体化疗法，特别是实施直接督导下的化疗，从实质上改变了治疗组织管理措施。这是肺结核化疗应用上的一次飞跃性进展。

五、DOTS策略出台及实施

推行化疗法后，许多工业化国家的结核病疫情显著下降。除结核病死亡率和患病率明显下降以外，结核分枝杆菌感染率也迅速下降，其年递降率高达20%以上。国际社会对结核病的兴趣从20世纪70年代末开始到整个80年代严重减退。例如，位于日内瓦总部的世界卫生组织结核病防治司缩减到仅有2名专业人员，此外，在区域办公室仅有为数不多的结核病官员。到20世纪80年代，结核病防治司与其他部门一起整合成为结核病和呼吸系统感染部，但是经费和人员没有增加。

国际抗击结核病联盟也在20世纪70年代扩大了专业范围，纳入了其他肺部疾病，并于1986年将机构名称更改为“国际防痨与肺病联合会”，以反映这种关注度的变迁。80年代中期至90年代初，随着结核病疫情在工业化国家的不断攀升，结核病重新受到国际社会的广泛关注。1990年的全球疾病负担研究发现，结核病是患病率和死亡率均排在前10位的疾病之一。同时，许多临床和经济学研究表明，有效的抗结核治疗是最具成本—效益的干预措施。基于对上述所有研究结果的分析，在世界卫生组织的倡导下，全球采取了一系列行动。

1991年5月，在第44届世界卫生大会上，所有与会国家一致通过设立2个指标，即到2000年实现涂片阳性结核病患者发现率达到70%、治愈率达到85%。但其后由于缺乏具体措施，各个国家没有很好地响应和行动起来。1993年4月，在伦敦召开的第46届世界卫生大会上，世界卫生组织史无前例地宣布“全球结核病紧急状态”：结核病是全球传染病的头号杀手，任何国家都不容忽视当前结核病流行对其人民、经济和发展构成的威胁。未来10年，将新发结核病患者9000万例，大多数患者在20～49岁这一富有生产力的年龄组；如果全球结核病问题得不到迅速改善，未来10年将有3000万人死于该病。1994年，世界卫生组织出版了《有效控制结核病框架》（*Framework for effective tuberculosis control*），提出了结核病控制的新策略包括标准化诊断规程（特别强调以痰涂片检查作为诊断方法）和标准化治疗方案。这一策略产生于国际防痨与肺病联合会的一项关于全程督导下化疗的实施性研究，核心内容是要在适当的患者管理条件下开展标准化短程化疗。1995年，这一策略被命名为DOTS（directly observed treatment short course），最初是“直接督导下短程化疗”英文首字母的缩略词。之后，作为一整套综合全面的控制措施，以直接督导下短程化疗为基础的现代结核病控制策略（directly observed therapy strategy，DOTS策略）开始启动。DOTS策略包括5个重要组成部分。

1.政府对国家结核病防治规划的政治承诺　各级政府将结核病列为重点控制

的疾病之一，发布结核病防治规划，建立健全结核病防治网络，落实结核病防治规划所需人力和财力。

2.以痰涂片显微镜检查作为传染性肺结核患者发现的主要手段　控制和消灭传染源是控制结核病最有效的办法。现代观点认为，痰涂片阳性结核病患者最具传染性，因此，将痰涂片镜检作为发现主要传染源的手段。必须保证痰涂片镜检的质量。

3.为结核病患者提供直接督导下标准短程化疗　治愈传染性肺结核患者是最好的预防措施。对确诊的传染性肺结核患者，应实施医务人员直接督导下治疗，使用标准的短程化疗方案。

4.不间断地供应有质量保证的抗结核药物　对抗结核药品应进行有效的管理，包括采购、供应和使用的全过程，保证抗结核药品的高质量和不间断供应。

5.建立和维持结核病控制规划的监测系统　建立结核病登记报告系统，确保患者发现、治疗管理和治疗转归等相关数据的及时、准确报告和分析。

DOTS策略最初从中国及其他国家与地区取得行之有效的结果后，世界卫生组织开始在全球范围推广，很快这一策略成为国际结核病控制的金标准。据世界卫生组织报告，1990年仅10个国家实施了直接督导下短程化疗。随着1994年《有效控制结核病框架》的出台和1995年DOTS策略在全球推行，实施DOTS的国家迅速增加到73个。1998年，全球遏制结核病伙伴关系建立，再次呼吁“遏制结核病行动刻不容缓”，主要目的是推动结核病防治工作得到更为广泛的关注和多方筹集资金。2000年3月，在阿姆斯特丹召开全球结核病高负担国家部长级会议，通过了阿姆斯特丹宣言，各国政府对结核病防治做出了郑重承诺，将加大经费投入，推行DOTS策略。2000年9月，在联合国千年峰会上，189个国家的元首和政府领导人就《联合国千年宣言》达成一致。宣言所包含的8项千年发展目标以及相关的18项具体目标和48项指数承载了所有国家促进发展的庄严承诺，现已成为国际社会衡量发展进度的重要标准。目标中提出，至2015年，结核病发病率停止上升，并开始下降。2000年11月，在遏制结核病伙伴关系下成立了DOTS扩展工作组，以加速DOTS策略在全球22个结核病高负担国家的推行。至2000年年底，全球已有148个国家和地区推行了DOTS策略，2001年增加到155个国家。然而，在实施DOTS策略的国家中，并非所有地区和人群均被DOTS策略所覆盖，并非所有患者均能享有正确的医疗服务。

在实施DOTS策略的过程中，涂片阳性肺结核患者发现率由1995年的11%增加到2000年的27%。按此增长速度，在2013年方能达到发现率70%的目标。2000年实施DOTS策略地区的平均治愈率已达82%，接近85%的目标。DOTS策略进展缓慢的主要原因包括：①政治意愿和政府承诺不足；②财政支持不足及财政资源有效利用差；③人才资源缺乏；④项目管理水平差；⑤抗结核药物的供应不足和质量问题；⑥信息系统不足。同时亟须关注两大流行病学挑战：TB/HIV双重感染与MDR-TB。

2001年，世界卫生组织与22个全球结核病高负担国家一道出台了《全球DOTS策略扩展计划》（*Global DOTS Expansion Plan*，GDEP），以敦促这些国家扩展DOTS策略。至此，DOTS策略作为全球结核病防治的有效策略进一步在全球推行。

国内外的经验证实，DOTS策略的实施对改善和控制结核病疫情起到了关键作用。推行DOTS策略后，肺结核患者规律用药率由原来的40%提高到95%以上，显著减少了治疗过程中停药或不规律用药，肺结核患者治疗成功率由原来的50%左右提高到90%以上，失败率则降低到5%，丢失的患者较少。复发率由原来的超过10%降至2%左右，一般在5%以下。DOTS策略之所以能显著改善疫情，主要是抓住传染源治疗管理这个关键环节，集中人力、物力和财力确保结核病患者坚持合理、规律地完成全疗程的化疗。DOTS策略是保证规律用药的最好措施。

六、从DOTS策略到遏制结核病策略

DOTS策略是有效的结核病干预措施，符合成本效益，广受接纳和推行。然而，许多国家在结核病防治工作中仍面临阻碍其进一步扩展的制约因素，主要包括：HIV感染，由于缺乏规范治疗而产生MDR-TB，卫生系统在政策、人力资源、筹资、管理、提供服务和信息管理等方面能力薄弱，卫生服务提供者（特别是私营医疗机构）的全方位参与不足，以及新诊断方法、药物和疫苗的研究经费不足等。上述制约因素推动了DOTS策略的更新。

2006年，遏制结核病伙伴关系出版了《2006—2015年遏制结核病全球计划》，提出了结核病控制的目标：至2015年，结核病患病率和死亡率在1990年的基础上均下降一半；至2050年，消除结核病，使之不再成为公共卫生问题（即活动性结核病年发病率低于1/100万）。2009年，在北京召开了27个耐多药和广泛耐药结核病高负担国家部长级会议之后，MDR-TB防治的扩展显然成为重中之重，在同年5月召开的世界卫生大会上，通过了关于MDR-TB行动的决议。2010年，《2006—2015年遏制结核病全球计划》更新为《2011—2015年遏制结核病全球计划》。更新的计划设定了更宏大的目标，即到2015年成功治疗75%以上的MDR-TB患者。

为实现上述目标， 就需要制定一个可持续发展的策略， 以保持目前所取得的成绩，克服存在的问题和困难，迎接面临的挑战。在这样的背景下，2006年，现代结核病策略升级为遏制结核病策略（STOP-TB strategy）。遏制结核病策略旨在为2006—2015年的结核病控制发展计划目标的实现服务，因此，它的目标瞄准于2015年，同时也是消除结核病漫漫征程上的里程碑，目标是到2015 年显著降低全球结核病负担（与千年发展目标一致），并在消除结核病的科学研究和技术发展上取得较大进步。遏制结核病策略有4个主要目标：①提高医疗服务的可及性，提高结核病的诊断和治疗水平，为结核病患者提供高质量的服务；②减少

由结核病给人类带来的痛苦和社会经济负担；③保护易感人群远离结核病，减少TB/HIV双重感染和MDR-TB；④开发新手段和新方法，并及时有效地应用。

遏制结核病策略包括六大组成部分，该策略于2006年3月开始在全球推行。

1.加强DOTS扩展，提高DOTS质量

（1）加强政府承诺，保证持续增长的资金投入。

（2）采用细菌学方法发现患者。

（3）督导下的标准化治疗，并保证治疗的依从性。

（4）有效的药物供应系统。

（5）监控系统和效果评价。

2.应对TB/HIV、MDR-TB和其他挑战

（1）TB/HIV联合行动。

（2）预防和控制耐药结核病，实施DOTS-Plus。

（3）关注高危人群和处于特殊环境的人群。

3.致力于医疗卫生体系改革

（1）积极参与国家和全球卫生工作。

（2）实施结核病控制体系的改革措施。

（3）吸纳其他领域的革新方法。

（4）促进肺部健康的有效途径（PAL），将结核病关怀与呼吸系统保健相结合。

4.吸纳所有的卫生服务提供者参与结核病控制

（1）公立—私立合作模式，公立—公立合作模式。

（2）结核病关怀的国际标准。

5.发挥社区和患者作用

（1）社区结核病防治。

（2）宣传、交流和社会动员。

6.促进科学研究

（1）开展为结核病防治规划服务的应用性研究。

（2）协作研发新的诊断方法、药物和疫苗。

七、2015年后结核病预防、治疗和控制策略

2011年，世界卫生组织宣布了全球结核病控制取得的惊人进展：在人类历史上，全球结核病的发病率第一次呈现下降趋势。这一成就是在经历了21世纪初早期一个长时期的发病率持平或非常小幅度的下降后出现的。2012年5月，成员国呼吁世界卫生组织制定一个新的2015年之后的全球结核病策略，草案制定完成后开展了广泛的意见征询，并提交给2014年第67届世界卫生大会所有成员国进行讨论，全面审查迄今为止全球结核病情况，并提出新的多部门战略方法以及2015年后的新国际目标，并形成决议。世界卫生组织指出2015年是抗击结核病具有重大转折意义的一年，全球实现了联合国结核病千年发展目标，结核病的流行情况得以遏制和扭转。全球结核病发病率自2000年以来下降了18%，平均每年下降1.5%，降低结核病发病率的千年发展目标在全球、世界卫生组织全部6个区域，以及22个结核病高负担国家中的16个国家得以实现。2015年全球结核病患病率与1990年相比下降了42%，世界卫生组织的3个区域以及9个结核病高负担国家也实现了结核病患病率下降一半的千年发展目标。全球结核病死亡率自1990年以来下降了47%，由1990年的30/10万降低到2014年的16/10万。世界卫生组织的4个区域以及11个结核病高负担国家如期实现了结核病死亡率下降一半的千年发展目标。1995—2011年，共有5100万例结核病患者在DOTS策略和遏制结核病策略的框架下被成功治愈，凭借有效的诊断和治疗手段，全球在2000—2014年共拯救了4300万人的生命。然而全球结核病负担依然沉重，2014年估算新发结核病患者960万人，结核病患者死亡人数达到150万。因此，世界卫生组织提出了终止结核病策略（end TB strategy），并制定了更为宏大的目标，即到2035年消除结核病，最

终实现没有结核的世界的愿景。但是按目前进程，要实现消除结核病的最终目标，发病率必须以平均每年10%的速度下降，这样的下降幅度在历史上是前所未有的。我们需要新技术和更有效的服务提供方式，以应对不断出现的挑战，帮助实现发病率的更快下降。

2015年年底，世界卫生组织宣布开始启动2015年后结核病预防、治疗和控制全球战略和目标，全球结核病控制迈入2030年可持续发展目标（SDG）时代。2016年起，结核病防治策略将由“遏制结核病策略”转向“终止结核病策略”。

2015年后结核病战略的愿景是实现“一个没有结核的世界”，即“结核病不再导致死亡、疾病和痛苦”，总目标是到2035年全球终止结核病流行，其具体指标是在2015年的基础上，到2035年结核病死亡率降低95%、发病率下降90%，即发病数从2015年预计的110/10万减至2035年的低于10/10万。当前的策略围绕着3个基本的支柱形成：第一个支柱为巩固现有的遏制结核病策略的技术环节，实现高质量的结核病预防和关怀的覆盖和可及；第二个支柱为呼吁更加大胆创新的政策和支持保障体系，强调整个卫生系统及其他系统在避免结核病造成灾难性支出的作用；最后一个支柱强调了需要开展研究和创新，以加快疫情的下降直至消除。为评估策略的进展，还拟定了到2020年和2025年的里程碑目标：结核病死亡数相对于2015年的基线减少35%和75%，结核病发病率较2015年分别下降20%和50%。另外，为确保全民健康覆盖和社会保护方面的进展，也提出了一项目标，即到2020年不再有结核病患者或家庭因结核病治疗而面临灾难性支出。到2030年，也就是对联合国提出的可持续发展目标总结评估时，结核病死亡率较2015年减少90%，发病率下降80%。

2035年实现结核病死亡率减少95%和结核病发病率下降90%的宏伟目标，及实现该总目标过程中完成既定的里程碑，需要政府将消除结核病策略付诸实际行动，遵循四大重要原则，并开展上述三大策略支柱的十大举措。四大原则包括：①政府负责管理和问责，同时进行监测和评价；②与民间社团组织和社区建立强大联盟；③保护和促进人权、伦理和公平；④全球协力，在国家层面调整应用战略。世界卫生组织提出三大策略支柱的十大举措包括以下内容。

支柱一：以患者为中心的综合治疗和预防。

①早期诊断结核病，包括对所有患者开展药物敏感检测；对密切接触者和高危人群进行系统筛查。

②对包括耐药结核病在内的所有结核病患者进行治疗，同时提供患者支持。

③加强结核病与艾滋病规划的合作；加强对结核病并发症的管理。

④对高危人群进行预防性治疗，以及接种抗结核疫苗。

支柱二：强有力的政策和支持系统。

①筹集充分资源用于结核病治疗和预防的政府承诺。

②动员社区、民间社会组织以及公立和私立卫生保健提供者的参与。

③实现全民健康覆盖，加强和完善病例报告、人口动态登记、药品质量及其合理使用、感染控制等方面的管理框架。

④开展社会保护、减少贫穷及针对结核病其他影响因素的行动。

支柱三：加大研究和创新。

①开发、研制和迅速利用新工具、干预措施和策略。

②开展研究以优化实施和影响，并促进创新。

为实现终止结核病策略的总目标，需要促进里程碑的实现，即到2025年结核病死亡率较2015年降低75%，发病率较2015年下降50%。那么，第一，全球结核病发病率的年降低速度必须加快，从2015年每年平均降低2%加快到2025年每年平均降低10%。第二，结核病死亡率必须从2015年预计15%降至2025年6.5%。通过现有工具以及全民健康覆盖和社会保护机制可以实现这一目标。但这些举措不足以支持实现2035年目标所需的进展速度。为了使进展持续至2025年以后并实现2030年可持续发展目标及2035年消除结核病目标，2025年时必须具备更多诊治手段或工具，这需要加强、加快研究和开发工作。具体来说，需要有在暴露前和暴露后均能发挥保护作用的新疫苗问世；需要有针对潜伏结核病感染者更安全、有效的治疗方法；需要有更好的结核病诊断方法以及安全、有效、短程的抗结核治疗方案。

按目前进程，全球难以实现2030年结核病发病率较2015年下降90%和死亡率下降80%的可持续发展目标，各国需要做出改变，调整并采取一切必要行动迈向可持续发展目标，最终实现消除结核病的总目标。如何快速并高效地采用结核病预防和控制手段及工具推动消除结核病进程，主要依靠以下3个因素：国家层面有效政策的推行；世界卫生组织最新指南的全面实施；有效药物和诊断工具的可及性。然而，对于世界卫生组织提出的政策、指南和建议各国的响应度不一，为此，2015年遏制结核病伙伴关系（stop TB partnership）和无国界医师组织（MSF）针对各国在这3个方面的工作进程在全球开展了调查摸底。

该调查目的是评估世界卫生组织推荐的结核病控制最新政策、指南和诊断工具在各国的施行情况，内容包括结核病诊断、药物敏感结核病治疗、耐药结核病治疗、结核病服务模式和抗结核药品管控机制五大关键领域。此次调查是在2014年MSF对结核病诊治服务工具和世界卫生组织全球政策在8个国家推行情况报告基础上，进一步增加了调查内容和调查对象后获得的最新数据。依据国家结核病流行情况、结核病负担及TB/HIV双重感染流行情况和完成调查的能力，中国、亚美尼亚、阿富汗、白俄罗斯、巴西、柬埔寨、刚果民主共和国、格鲁吉亚、印度、印度尼西亚、肯尼亚、吉尔吉斯斯坦、莫桑比克、尼日利亚、巴基斯坦、巴布亚新几内亚、俄罗斯、南非、斯威士兰、塔吉克斯坦、越南、乌兹别克斯坦、乌克兰和津巴布韦共计24个国家纳入调查。调查结果显示各国对世界卫生组织在上述结核病控制五大关键领域推荐的策略和措施响应度不一，国家层面推进步调参差不齐。

（一）结核病诊断

9个国家已修订了其国家结核病防治规划，将快速分子生物学检测（如Xpert

MTB/RIF）作为结核病诊断初检方法以替代传统痰涂片镜检。

13个国家推荐将快速分子生物学检测作为HIV相关结核病和MDR-TB患者初检方法。

仅5个国家推荐将Xpert MTB/RIF用于儿童结核病诊断。

仅4个国家推荐将Xpert MTB/RIF用于肺外结核病诊断。

（二）药物敏感结核病治疗

6个国家对药物敏感的结核病患者依然推荐使用隔日疗法，随每日用固定剂量复合剂的可及性日益广泛并遵照国际结核病关怀标准推荐，应使用每日疗法替代隔日疗法。

10个国家遵照世界卫生组织指南，从2014年不再对复治患者推荐使用Ⅱ类治疗方案。

多数国家遵照世界卫生组织指南，从2002年开始使用固定剂量复合剂，仅3个国家尚无此制剂。

（三）耐药结核病治疗

仅3个国家的《国家基本药物目录》与《WHO基本药物示范目录》一致，包含全部5组抗结核药物在内。

5个国家的《国家基本药物目录》中不含任何一组治疗MDR-TB药物。

11个国家在其国家结核病防治规划中将贝达喹啉用于MDR-TB治疗。

仅4个国家在其国家结核病防治规划中将地依麦迪用于MDR-TB治疗。

15个国家通过捐赠或其他方式获得新药和扩大适应证药物用于MDR-TB治疗。

（四）结核病服务模式

17个国家采取非中心化管理模式在基层医疗卫生机构开展药物敏感结核病患者的治疗。

12个国家护理人员或卫生工作者能够承担药物敏感结核病患者的治疗。

19个国家艾滋病防治机构能够开展药物敏感结核病的治疗。

15个国家未将常规住院治疗纳入耐药结核病患者治疗管理策略。

（五）药品管控环境

15个国家享有耐药结核病药物及抗结核新药注册审批加速机制。

该调查并非要对各国结核病控制政策进行全面性或权威性评估，而旨在通过调查了解各国国家层面对世界卫生组织推荐策略和行动指南的部署和推行情况。按照全球结核病控制规划工作进度，目前全球结核病诊治行动整体推进情况不容乐观，各国对结核病控制五大领域出台的新政响应度有别、推行步调不一，个别国家在某些领域出现严重滞后。当下我们面临关键性转折时刻，摆在面前仅有两条路。

第一，墨守成规，继续老路前行。过去10年，我们采用传统方法和策略仅仅获得了结核病的缓慢下降，照此速度，要实现结核病发病率下降90%、死亡率下降95%、消除结核病的终极目标，至少要到2128年才能实现，难道我们还执拗地在这样的道路上前行吗？

第二，改革创新，与时俱进。倘若各国统一认识，认识到全球结核病共同体需要唱响和谐一致的旋律，积极推进该国结核病控制策略的更新和升级，使之与现行国际标准保持一致，以新技术、新方法、新策略实现本国结核病关键领域的华丽转身，那么全球将成为一个以重磅武器重新武装的整体，共同迎战肆虐几个世纪的结核分枝杆菌，打一场全面彻底的歼灭战，将有希望在2030年实现“一个没有结核的世界”的终极目标。

（高静韬　刘宇红）

参考文献

[1] 王黎霞.WHO结核病规划有效结核病控制的框架文件.王雪静.译.结核病健康教育,1995(1):3-8.

[2] 么鸿雁.遏制结核病策略(WHO 2005.9).刘剑君.译.结核病健康教育,2006(1):35-43.

[3] 刘剑君.结核病控制策略.结核病健康教育,2006,1:11-16.

[4] 何广学,王黎霞.结核病控制策略的演变.预防医学论坛,2008,14(6):481-484.

[5] 赵丰增.结核病人的治疗与管理——DOTS策略.中国预防医学杂志,2012,2(2): 86-89.
[6] Emilio D,刘宇红.全球结核病控制:过去、现在和未来.结核病与肺部健康,2013,2(3):143-153.
[7] 高静韬,刘宇红.从链霉素到贝达喹啉:抗结核药物临床试验发展70年历程回顾.结核病与肺部健康杂志,2016,5(1):14-19.
[8] World Health Organization.WHO Tuberculosis Programme:Framework for Effective Tuberculosis Control.WHO/TB/94.179.Geneva:World Health Organization,1994.
[9] World Health Organization.Sixty-second world health assembly.Prevention and Control of multidrug-resistant tuberulosis and extensively drug—resistant tuberculosis.Resolutions and decisions resolution WHA 62.1 5.Geneva:World Health Organization,2009 .
[10] World Health Organization.Global tuberculosis report 2011.Geneva:World Heahh Organization,2011.
[11] World Health Organization.Global tuberculosis report 2015.WHO/HTM/TB/2015.22. Geneva:World Health Organization,2015.
[12] World Health Organization.Global strategy and targets for tuberculosis prevention,care and control after 2015.Geneva:World Health Organization,2015.
[13] Stop TB Partnership.Out of Step 2015- TB Policies in 24 Countries-A survey of diagnostic and treatment practices.
[14] Hart PD.Chemotherapy of tuberculosis;research during the past 100 years.Br Med J,1946,2(4483):805.
[15] Medical Research Council.Streptomycin treatment of pulmonary tuberculosis.Br Med J,1948,2(4582):769-782.
[16] Crofton J,Mitchison DA.Streptomycin resistance in pulmonary tuberculosis.Br Med J,1948,2(4588):1009-1015.
[17] Medical Research Council.Treatment of pulmonary tuberculosis with streptomycin and para-aminosalicylic acid.Br Med J,1950,2(4688):1073-1085.
[18] Medical Research Council.Prevention of streptomycin resistance by combined chemotherapy.Br Med J,1952,1(4769):1157-1162.
[19] Medical Research Council.Treatment of pulmonary tuberculosis with isoniazid.Br Med J,1952,2(4787):735-746.
[20] Fox W.The Medical Research Council trials of isoniazid.Recent results of combined chemotherapy. Bull Int Union Tuberc,1953,23:292-307.
[21] Medical Research Council.Isoniazid in the treatment of pulmonary tuberculosis. Second Report.Br Med J,1953,1(4809):521-536.
[22] Medical Research Council.Emergence of bacterial resistance in pulmonary tuberculosis under treatment with isoniazid,streptomycin plus PAS,and streptomycin plus isoniazid. Lancet,1953,265(6779):217-223.
[23] Medical Research Council.Isoniazid in combination with streptomycin or with PAS in the treatment of pulmonary tuberculosis.Br Med J,1953,2(4844):1005-1014.
[24] Medical Research Council,Tuberculosis Chemotherapy Trials Committee, Laboratory Sub-

Committee.Laboratory techniques for the determination of sensitivity of tubercle bacilli to isoniazid,streptomycin,and PAS.Lancet,1953,265(6779): 213-217.

[25] Fox W,Sutherland I,Daniels M.A five-year assessment of patients in a controlled trial of streptomycin in pulmonary tuberculosis.Q J Med,1954,23(91):347-366.

[26] Medical Research Council.Various combinations of isoniazid with streptomycin or with PAS in the treatment of pulmonary tuberculosis.Br Med J,1955,1(4911): 435–445.

[27] Fox W,Sutherland I.A five-year assessment of patients in a controlled trial of streptomycin,para-aminosalicylic acid,and streptomycin plus para-aminosalicylic acid,in pulmonary tuberculosis.Q J Med,1956,25(98):221-243.

[28] Fox W,Wiener A,Mitchison DA,et al.The prevalence of drug-resistant tubercle bacilli in untreated patients with pulmonary tuberculosis;A national survey,1955– 1956.Tubercle,1957,38(2):71-84.

[29] Fox W.The problem of self-administration of drugs;with particular reference to pulmonary tuberculosis.Tubercle,1958,39(5):269-274.

[30] Fox W,Sutherland I.A five-year assessment of patients in a controlled trial of streptomycin with different doses of para-aminosalicylic acid in pulmonary tuberculosis.Q J Med,1959,28(109):77-95.

[31] East African Hospitals/British Medical Research Council.Comparative trial of isoniazid in combination with thiacetazone or a substituted diphenylthiourea （SU1906） or PAS in the treatment of acute pulmonary tuberculosis in East Africans.Tubercle,1960,41(6):399-423.

[32] Medical Research Council.Long-term chemotherapy in the treatment of chronic pulmonary tuberculosis with cavitation.Tubercle,1962,43(3):201-267.

[33] East African/British Medical Research Councils.Isoniazid with thiacetazone in the treatment of pulmonary tuberculosis in East Africa—second investigation.Tubercle,1963,44(3):301-333.

[34] East African/British Medical Research Council.Isoniazid with thiacetazone (thioacetazone)in the treatment of pulmonary tuberculosis in East Africa—third investigation.Tubercle,1966,47(1):1-32.

[35] Tuberculosis Chemotherapy Centre,Madras.Isoniazid plus thiacetazone compared with two regimens of isoniazid plus PAS in the domiciliary treatment of pulmonary tuberculosis in South Indian patients. Bull World Health Organ,1966,34(4):483–515.

[36] East African/British Medical Research Council.Isoniazid with thiacetazone （thioacetazone） in the treatment of pulmonary tuberculosis in East Africa—fourth investigation:The effect of increasing the dosage of isoniazid.Tubercle,1966,47(4):315-339.

[37] Fox W.Problems of treatment of drug resistance in the developing countries.Tubercle,1969,50 Suppl:55-65.

[38] East African/British Medical Research Council.Isoniazid with thiacetazone （thioacetazone） in the treatment of pulmonary tuberculosis in East Africa—fifth investigation.Tubercle,1970,51(2):123-151.

[39] East African/British Medical Research Council.Isoniazid with thiacetazone （thioacetazone） in the treatment of pulmonary tuberculosis in East Africa—second report of fifth investigation. Tubercle,1970,51(4):353-358.

[40] East African/British Medical Research Council.Controlled clinical trial of short-course (6-month) regimens of chemotherapy for treatment of pulmonary tuberculosis.Lancet,1972,1(7760):1079-1085.

[41] East African/British Medical Research Council.Isoniazid with thiacetazone （thioacetazone） in the treatment of pulmonary tuberculosis in East Africa—third report of fifth investigation. Tubercle,1973,54(3):169-179.

[42] East African/British Medical Research Council.Controlled clinical trial of four short-course (6-month) regimens of chemotherapy for treatment of pulmonary tuberculosis. Second report. Lancet,1973,1(7816):1331-1338.

[43] East African/British Medical Research Council.Controlled clinical trial of four short-course (6–month) regimens of chemotherapy for treatment of pulmonary tuberculosis.Third report. Lancet,1974,2(7875):237–240.

[44] East African/British Medical Research Council. Controlled clinical trial of four short-course (6-month) regimens of chemotherapy for the treatment of pulmonary tuberculosis. Lancet,1974,2(7889):1100-1106.

[45] East African/British Medical Research Council.Controlled clinical trial of four 6-month regimens of chemotherapy for pulmonary tuberculosis.Second report. Am Rev Respir Dis,1976,114(3):471-475.

[46] East African /British Medical Research Council.Results at 5 years of a controlled comparison of a 6-month and a standard 18-month regimen of chemotherapy for pulmonary tuberculosis.Am Rev Respir Dis,1977,116(1):3-8.

[47] East African/British Medical Research Council.Controlled clinical trial of four short-course regimens of chemotherapy for two durations in the treatment of pulmonary tuberculosis.First report.Am Rev Respir Dis,1978,118(1):39-48.

[48] East African/British Medical Research Council.Controlled clinical trial of four short-course regimens of chemotherapy for two durations in the treatment of pulmonary tuberculosis.Second Report.Third Study.Tubercle,1980,61(2):59-69.

[49] Results of directly observed short-course chemotherapy in 112842 Chinese patients with smear positive tuberculosis.China Tuberculosis Control Collaboration.Lancet,1996,347(8998):358-362.

[50] Raviglione Mc,Pio A.Evolution of WH0 policies for tuberculosis control,1948-2001. Lancet,2002,359(9308):775-780.

[51] Ogden J,Walt G,Lush L.The politics of ‘branding’ in policy transfer:the case of DOTS for tuberculosis control.Soc Sci Med,2003,57(1):179-188.

[52] Schatz A,Bugie E,Waksman SA.Streptomycin,a substance exhibiting antibiotic activity against gram-positive and gram-negative bacteria.1944.Clin Orthop Relat Res, 2005(437):3-6.

[53] A Baggett.Tuberculosis Then and Now:Perspectives on the History of an Infectious Disease. JAMA,2011,305(4):1491-1492.

[54] Glaziou P,Falzon D,Floyd K,et al.Global epidemiology of tuberculosis.Semin Respir Crit Care Med,2013,34(1):3-16. .

[55] Dye C,Glaziou P,Floyd K,et al.Prospects for tuberculosis elimination.Annu Rev Public Heahh,2013,34:271-286.

第四章
我国结核病疫情

第一节　结核病监测系统介绍

一、传染病网络直报系统

1996年，为进一步加强结核病疫情管理，卫生部下发《关于进一步加强全国结核病防治工作的通知》，将肺结核列为《中华人民共和国传染病防治法》乙类传染病管理。根据法规要求，任何人发现肺结核患者或疑似肺结核患者时，城镇于12小时内、农村于24小时内向属地卫生行政部门指定的卫生防疫机构报出传染病报告卡，并做好疫情登记工作。2004年新修订《传染病防治法》将肺结核列为25种乙类传染病之一，城镇于12小时内、农村于24小时内进行报告。

2004年，为了提高传染病疫情报告的及时性，全国启用了传染病网络直报系统，通过该系统可以对传染病疫情实行实时监控。该系统横向到边，覆盖全国31个省（市、自治区）；纵向到底，连接包括乡镇卫生院在内的各级医疗卫生机构。传染病网络直报系统报告的是各级各类医疗卫生机构诊断发现的肺结核或疑似肺结核患者信息，报告的肺结核病例根据诊断结果分为：疑似病例、临床诊断病例和实验室确诊病例，其中临床和实验室确诊病例根据痰菌实验室检查结果又分为：涂阳、仅培阳、菌阴和未痰检4种类型。利用该系统可以实时了解肺结核的报告发病和死亡信息。

二、结核病专报系统

2004年，在网络直报系统的基础上，开发设计了结核病管理信息系统（简称结核病专报系统）。2005年1月全国所有的结核病防治机构正式启用了该系统。该系统收集结核病防治机构诊断登记的所有结核病患者信息和规划活动信息，包括初诊患者登记本、结核病患者登记本、结核病细菌学实验室检查登记本、患者取药记录以及规划工作报表。这一系统的开发运行，实现了结核病监测数据的网络电子化管理，并能够实时了解各地结核病患者的发现、治疗管理和规划活动进展情况。但系统运行一段时间后，发现其中很多的信息，如患者初诊信息、个案取药记录等并未被国家、省级和地（市）级机构所利用，成为冗余数据，占用了大量的系统资源，造成系统运行速度缓慢；同时该系统要求录入数据必须实时在线，一旦网络出现问题，则无法录入数据，加大了基层结核病防治机构的工作负担。

2007—2009年，针对系统运行中存在的问题和新的防治工作业务需求，对该系统进行了优化升级改造，新优化的专报系统包括服务器端和客户端，其中服务端仅收集国家规划所需要的核心信息，并且新增了流动人口肺结核患者、TB/HIV双重感染患者和MDR-TB患者信息的收集，其余的信息均存放在客户端中。客户端除可以实现服务器端的所有功能外，还收集其他信息，包括患者的初诊记录、取药记录等信息；同时客户端可以离线录入患者、防治工作以及规划活动数据信息。新优化的系统强化了数据核对和质量控制功能，并丰富了报表产出功能，可以满足结核病防治规划和项目管理工作的基本要求。

新优化的结核病专报系统的服务器端共包括10多个功能模块，从功能上可以分为以下4类：数据收集、质量评价、分析产出和系统管理。数据收集包括4个功能模块，分别为传报卡管理、患者病案管理、项目管理和手工报表（包括季度、半年、年度报表）。各级结核病防治机构，主要是县级结核病防治机构的专业人员，需要将相关信息录入系统中，在这些模块中也可以对录入的数据进行修改、增加或删除等操作。质量评价模块包括对录入数据的评价和事件提醒2个重要功能。通过这一部分可以了解录入数据的质量，如及时性、完整性和准确性，并且可以查询浏览录入中存在问题的记录并进行修改。事件提醒模块能够提醒下次检查的时间，或者系统中填写不完整的数据信息。例如，某个患者已经完成整个疗程，但未填写最后一次痰检结果，那么利用这一模块就可以找到类似的不完整的记录。分析产出模块中系统有2种产出报表方法，分别是实时统计和定时统计。在实时统计中可以自定义统计时间；在定时统计中，只可以选择固定的时间，如月份、季度、半年度和年度。系统管理模块实际上是对系统的维护，包括个性化管理、基础数据维护等功能。

随着国家规划MDR-TB控制工作的逐步开展，需要及时了解全国MDR-TB疫情及特征，各级结核病防治机构和定点医院诊断、登记和治疗管理的MDR-TB患者情况，为制定MDR-TB控制策略和措施提供依据。2010年开始，在现有的结核病信息管理系统平台上开始开发建立MDR-TB患者信息管理子系统。该系统包括MDR-TB患者信息的数据采集、质量控制和统计报表等功能，通过该子系统的运行，可以快速实现县级结核病防治机构与地（市）级结核病防治机构之间MDR-TB患者信息的传递，能够确保及时对MDR-TB患者进行追踪、登记和治疗管理，从而加强了整个耐多药防治工作的监控。2011年，MDR-TB信息管理子系统在全国开始运行。

三、传染病网络直报系统和结核病专报系统间的关系

（一）网络直报系统和结核病专报系统的比较

网络直报系统报告的是各级各类医疗卫生机构诊断发现的肺结核或疑似肺结核患者的传报卡信息，报告的肺结核患者中未痰检所占的比例高，约占20%～40%。

结核病专报系统主要收集各级结核病防治机构，包括结核病定点医院确诊登记的结核病患者的个案信息，如患者的诊断、治疗管理和转归结果等，以及规划管理信息，包括项目覆盖、药品管理、督导、培训、健康教育以及经费等（表4-1）。

表4–1　网络直报系统和结核病专报系统之间的比较

类别	网络直报系统	结核病专报系统
报告病种	39 种法定传染病，其中肺结核属于乙类报告传染病	肺结核及肺外结核
报告单位	各类医疗卫生机构，包括医疗机构、疾病预防控制机构、采供血机构、卫生检疫机构	结核病防治机构和结核病定点医院
报告内容	诊断发现的肺结核或疑似肺结核患者的传报卡信息	确诊结核病患者的详细个案信息，包括诊断、治疗管理和转归结果等，以及规划管理信息
报告疾病分类	报告的肺结核分为疑似病例、临床诊断病例和确诊病例。其中临床诊断和实验室确诊病例根据痰菌实验室检查结果又分为涂阳、仅培阳、菌阴和未痰检 4 种类型	报告的结核病根据病变部位分为肺结核和肺外结核。其中肺结核根据痰涂片结果分为涂阳、涂阴和未查痰 3 类，每一类又根据既往的治疗情况分为初治和复治

（二）网络直报系统和结核病专报系统报告肺结核患者的比较

1. 网络直报系统和结核病专报系统报告的肺结核患者构成（图4-1）

（1）网络直报系统报告的肺结核患者构成。

1）首次到结核病防治机构就诊并确诊，同时进行网络直报的肺结核患者。

2）医疗机构首次报告的肺结核或疑似肺结核患者到达结核病防治机构后进一步核实确诊的肺结核患者。

3）医疗机构首次报告的肺结核或疑似肺结核患者到达结核病防治机构后排除的肺结核患者。

4）医疗机构首次报告未到位的肺结核或疑似肺结核患者。

（2）结核病专报系统报告的肺结核患者构成。

1）首次到结核病防治机构确诊并进行网络直报的肺结核患者。

2）医疗机构首次报告的肺结核或疑似肺结核患者到达结核病防治机构后进一步核实确诊的肺结核患者。

3）首次到结核病防治机构确诊不需要进行网络直报的结核病患者，如初治失败患者、其他肺外结核等。

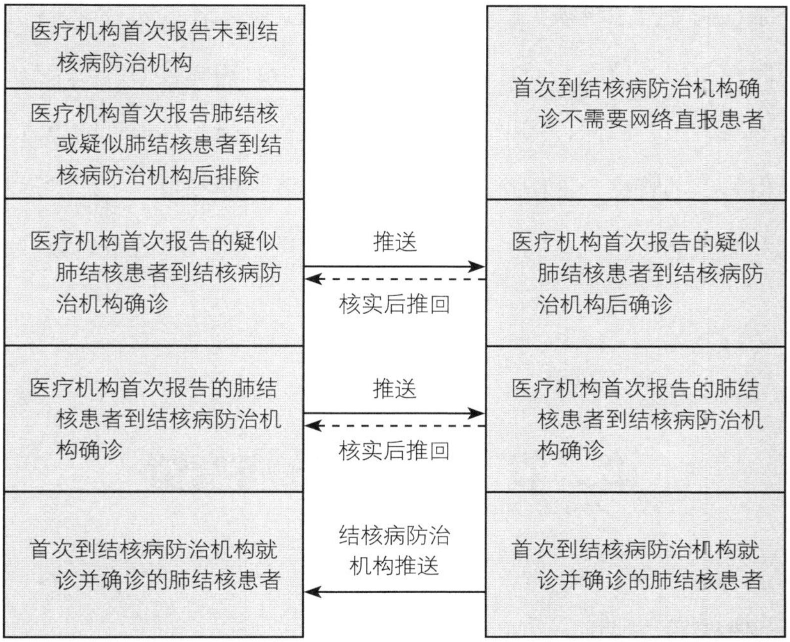

网络直报系统报告的肺结核患者构成　　结核病专报系统报告肺结核患者构成

图4-1　网络直报系统和结核病专报系统报告的肺结核患者构成的比较

2. 网络直报系统和结核病专报系统报告肺结核患者的关系 就网络直报系统而言，所有的医疗卫生机构需要通过网络直报系统报告包括肺结核在内的法定传染病信息。属地疾病预防控制中心需要对每一张报告卡信息进行核对，以确保卡片报告信息的完整和准确。

就结核病专报系统而言，该系统中有一个功能模块叫“报卡管理”，主要是用以和网络直报系统进行实时的数据信息交换。结核病防治机构可浏览所有的来自网络直报系统的本辖区传报卡，并查询是否已经在本单位登记。如果没有登记，结核病防治机构将追踪这些患者，并在结核病专报中填写后续的追踪信息，而网络直报中的传染病报告卡片信息也会自动同步更新。未追踪或追踪未到位的肺结核患者或疑似肺结核患者，其信息不进入结核病专报系统。首次在结核病防治机构就诊并在结核病专报系统中登记的肺结核患者，结核病专报系统会自动产生一张新的传报卡并推送到网络直报系统中。

由于结核病专报系统缺少医疗机构首次网络直报未转诊和转诊未到位的肺结核或疑似肺结核患者信息，而且首次到结核病防治机构确诊的部分结核病患者不需要进行网络直报，因此，网络直报系统和结核病专报系统报告的患者数据不完全一致。但是，随着综合性医疗机构对结核病患者诊断和报告工作的逐步规范，医疗机构和结核病防治机构间的合作不断加强，两大监测系统报告数据会越来越接近。

第二节 我国结核病疫情

一、结核病发病

结核病发病率是指一定期间内一定人群中结核病新发病例所占的比例，包括肺结核和肺外结核。

结核病发病率的获取有3种方法：队列研究、传染病监测系统报告、利用一定方法进行估算。由于要获得结核病的真实发病率，需要建立队列人群进行前瞻性观察研究，因耗费大量的人力、物力和财力，在实际工作中应用较少。传染病监测系统报告的结核病发病率取决于监测系统的覆盖面和敏感性，目前在大部分疫情较低的发达国家采用，我国也利用传染病监测系统的报告发病率来间接评价结核病发病率水平。世界卫生组织从1997年开始估算每个国家结核病的发病率。

（一）概况

中国是全球22个结核病高负担国家之一。2015年世界卫生组织估算全球结核病发病人数960万，22个高负担国家800万；估算中国结核病发病率为68/10万，结核病发病人数93万（占全球9.7%，高负担国家11.6%），发病人数居全球第3位。

2010—2015年，全国结核病疫情呈逐年下降趋势，年递降率为3.1%，与2010年比，下降14.6%。但肺结核报告发病数一直居甲乙类传染病的第2位，仍然是危害人民群众身体健康的重大传染病。

2015年全国传染病网络直报系统共报告肺结核患者864015例，肺结核报告发病率63.4/10万；其中涂阳患者244343例，涂阳报告发病率为17.9/10万（表4-2）。

表4–2　2004—2015年肺结核报告发病顺位

年份	肺结核发病数 / 例	肺结核发病率 /（1/10 万）	甲乙类传染病顺位
2004	970279	74.64	1
2005	1259308	96.88	1
2006	1127571	86.23	1
2007	1163959	88.55	2
2008	1169540	88.52	2
2009	1076938	81.09	2

续表

年份	肺结核发病数/例	肺结核发病率/（1/10万）	甲乙类传染病顺位
2010	991350	74.27	2
2011	953275	71.09	2
2012	951508	70.62	2
2013	904434	66.79	2
2014	889381	65.63	2
2015	864015	63.42	2

（二）分布特征

1.时间分布　2004年传染病网络直报系统共报告肺结核患者97.0万，报告发病率为74.6/10万；其中涂阳患者34.9万，报告发病率为26.9/10万。2015年共报告肺结核患者86.4万，报告发病率为63.4/10万；其中涂阳患者24.4万，报告发病率为17.9/10万（表4-3）。与2004年比，肺结核报告发病率下降了15.0%，年递降率为1.5%；涂阳发病率下降了33.3%，年递降率为3.6%。

表4-3　2004—2015年全国肺结核和涂阳肺结核报告发病情况

年份	人口数/万人	报告发病数/例		报告发病率/（1/10万）	
		肺结核	涂阳	肺结核	涂阳
2004	129988	970279	349501	74.64	26.89
2005	130756	1259308	544689	96.31	41.66
2006	131448	1127571	442950	85.78	33.70
2007	132139	1163959	430994	88.09	32.62
2008	132129	1169540	438714	88.52	33.20
2009	132802	1076938	480376	81.09	36.17
2010	133474	991350	456677	74.27	34.21
2011	134094	953275	401667	71.09	29.95
2012	134736	951508	348773	70.62	25.89

续表

年份	人口数 / 万人	报告发病数 / 例		报告发病率 / （1/10 万）	
		肺结核	涂阳	肺结核	涂阳
2013	135404	904434	306910	66.80	22.67
2014	135514	889381	270101	65.63	19.93
2015	136247	864015	244343	63.42	17.93

2.地区分布　2015年肺结核患者报告发病数居前5位的省份为：广东（79485例）、河南（59199例）、湖南（55919例）、四川（54645例）、贵州（46817例）；报告发病率居前5位的省份为：新疆（184.53/10万）、西藏（140.19/10万）、贵州（133.46/10万）、青海（123.26/10万）、海南（97.92/10万），全部为西部省份。

3.人群分布

（1）性别、年龄。肺结核报告发病率男性高于女性。0～10岁组报告发病率较低，其他年龄组较高；随着年龄的增长，报告发病率呈上升的趋势。2015年报告发病中，15岁以下儿童占0.79%，15～60岁人群占66.65%，60岁以上老年人占32.56%（图4-2）。

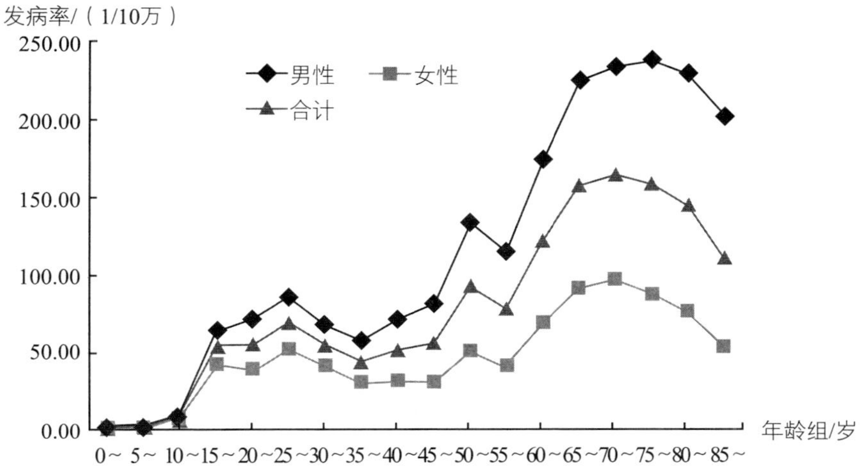

图4-2　2015年全国男性、女性不同年龄组肺结核报告发病率

（2）职业分布。2004—2015年，肺结核患者职业分布以农牧民为主（构成超过60%），如图4-3所示。

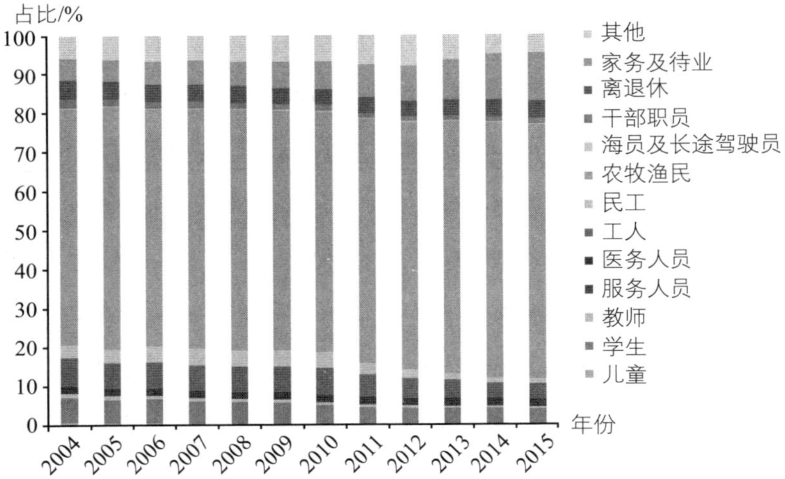

图4-3　2004—2015年全国报告肺结核患者职业构成比

2015年全国报告的肺结核患者中，农牧渔民（64.43%）最多，其次为家务及待业（12.33%）、离退人员（4.59%）和学生（3.97%），见图4-4。

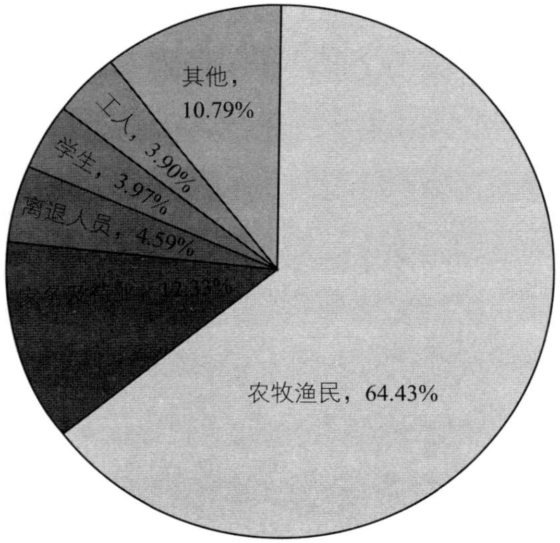

图4-4　2015年全国报告肺结核患者身份构成比

（三）世界卫生组织估算结核病发病率

2004年，我国结核病专家与世界卫生组织专家一起对几种计算结核病发病率的方法进行了充分讨论比较，认为通过年感染率估算发病率最适合中国的实际。因此，采用1990年全国流行病学调查的儿童结核分枝杆菌感染率估算的平均年感染危险率来间接推算结核病发病率，并考虑艾滋病疫情对我国结核病发病率的影响，估算2000年的涂阳肺结核发病率为47.4/10万，结核病的发病率为109/10万（表4-4）。

表4-4　世界卫生组织估算我国结核病发病数及发病率

年份	发病人数 / 万人	发病率（1/10万）
1990	170	153
1995	160	129
2000	140	109
2005	120	92
2008	110	83
2009	110	80
2010	100	78
2011	100	75
2012	100	73
2013	98	70
2014	93	68

1990—2010年，世界卫生组织估算中国的结核病发病率以3.4%的水平下降，高于全球平均2%的下降水平（图4-5）。

二、结核病患病

肺结核患病率是指某个调查时点一定人群中所有的现患肺结核患者所占的比例，包括新发现和既往诊断在治的肺结核患者。为了解我国结核病患病情况，1979年、1984（1985）年、1990年、2000年和2010年全国共开展了5次结核病流

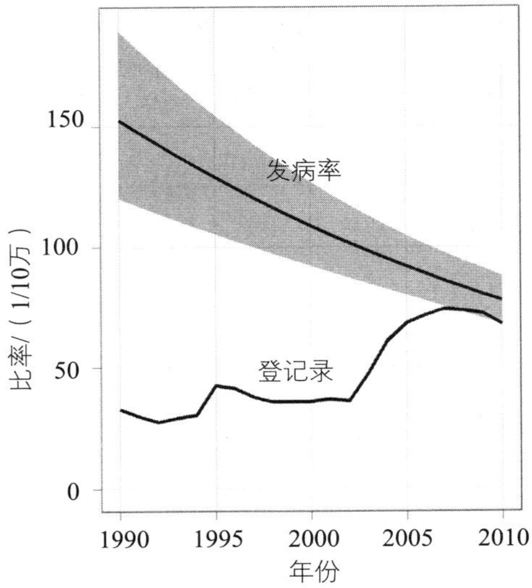

图4–5　世界卫生组织估算1990—2010年中国结核病年发病率与登记率

行病学抽样调查。

（一）概况

2010年全国结核病流行病学抽样调查结果显示：全国15岁以上人口活动性肺结核患病率为459/10万，涂阳肺结核患病率为66/10万，菌阳肺结核患病率为119/10万。据此估算全国15岁及以上人口现患的活动性肺结核、涂阳和菌阳患者数分别为499万、72万和129万（表4-5）。

表4–5　2010年全国流行病学抽样调查肺结核患病率及估算患者数

患者分类	患者数 / 人	患病率 /（1/10 万）	估算患者数 / 万人
活动性肺结核	1310	459	499
涂阳肺结核	188	66	72
菌阳肺结核	347	119	129

（二）分布特征

1.时间变化趋势　与2000年相比，活动性肺结核患病率下降了1.5%，年递降率为0.2%；涂阳患病率下降了60.9%，年递降率为9.0%；菌阳患病率下降了44.9%，年递降率为5.8%（表4-6）。

表4–6　2000年与2010年全国流行病学调查结核病患病率下降幅度及年递降率

患者分类	患病率 /（1/10 万）		2000—2010 年下降幅度 /%	2000—2010 年年递降率 /%
	2000 年	2010 年		
活动性肺结核	466	459	1.5	0.2
涂阳肺结核	169	66	60.9	9.0
菌阳肺结核	216	119	44.9	5.8

活动性肺结核患病率下降幅度比较小，主要原因：一是人口增长和人口结构发生变化，人口总数从12.4亿增加到13.3亿，老年人口由10.4%增加到13.3%；二是流行病学调查筛查方法的敏感性增加，2010年对所有受检对象开展X线检查，部分省份利用CR/DR进行患者诊断。

但是涂阳和菌阳患病率均出现了明显的下降。国际上公认以细菌学确诊的肺结核患病率结果比较准确，而且更具可比性。既往我国20年的防控策略主要针对的是传染性肺结核患者，因此，传染性肺结核患病率下降较显著。

2.地区分布

（1）城乡分布。乡村明显高于城镇。乡村的活动性、涂阳和菌阳患病率均高于城镇。乡村活动性肺结核患病率为569/10万，城镇为307/10万；乡村涂阳患病率为78/10万，城镇为49/10万；乡村菌阳患病率为153/10万，城镇为73/10万（图4-6）。

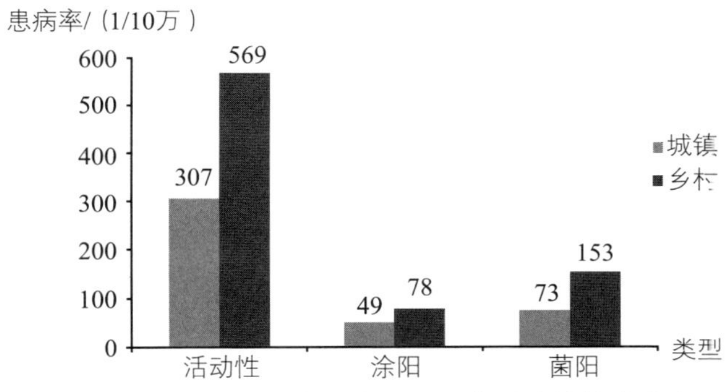

图4–6　全国城镇和乡村不同类型肺结核患病率

（2）东部、中部、西部分布。西部地区活动性、涂阳和菌阳肺结核患病率均高于中部地区，东部地区最低。西部地区活动性、涂阳和菌阳肺结核的患病率分别为695/10万、105/10万和198/10万，高于中部和东部地区，也高于全国水平（图4-7）。

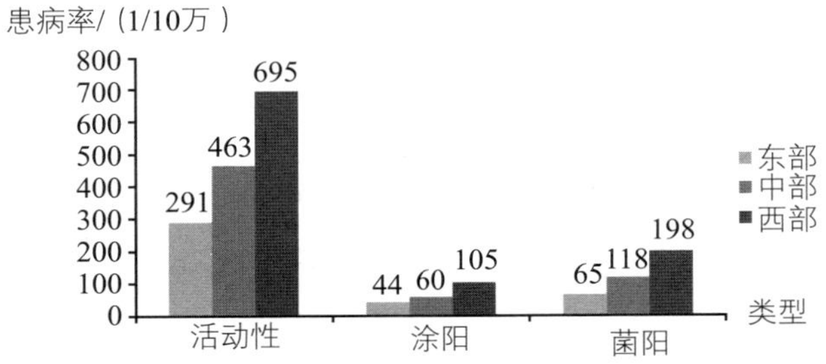

图4–7　全国东部、中部、西部不同类型肺结核患病率

（3）人群分布。活动性肺结核患病率男性高于女性，患病率随着年龄增加逐步增高（图4-8）。

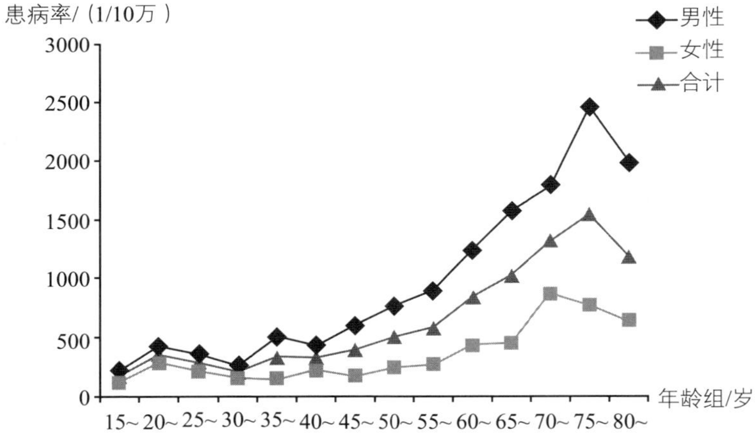

图4–8　全国不同性别、年龄组活动性肺结核患病率

三、结核病死亡

结核病死亡率是表示在一定期间内，某人群中因结核病死亡人数在该人群中所占的比例，是测量人群结核病死亡危险最常用的指标。我国目前评价结核病死亡主要利用全国疾病监测点系统监测报告的结核病死亡数据。

既往的全国疾病监测系统（简称DSP系统）包括全国31个省（市、自治区）的161个监测点，监测人口达7700多万，占全国人口的6%。2013年，由国家卫生计生委牵头，将原卫生部死因登记系统、全国疾病监测系统等死因报告系统进行整合，建立了全国死因监测系统。整合后，监测点数扩大到605个，其中城市监测点207个、农村监测点398个，监测人口超过3亿，覆盖全国人口的24%。DSP系统是通过概率抽样方法在全国范围内抽取监测点，所获取的数据具有全国代表性；全国死因监测系统经论证在具有全国代表性的基础上，也具有良好的省级代表性，为获得分省的死因监测结果奠定了基础。

（一）概况

2015年，世界卫生组织年报估算全球结核病死亡人数150万，死亡率为16/10万。世界卫生组织估算中国结核病死亡率为2.8/10万，结核病死亡人数为3.8万。

2014年全国疾病监测点监测的肺结核死亡人数为5885人，肺结核死亡率为2.32/10万。

（二）分布特征

1. 时间分布　2008—2014年，肺结核死亡率呈逐年下降趋势。2008年肺结核死亡率为3.41/10万，2014年肺结核死亡率为2.32/10万。与2004年相比，肺结核死亡率下降了31.9%。不同年份肺结核报告死亡数和死亡率见图4-9。

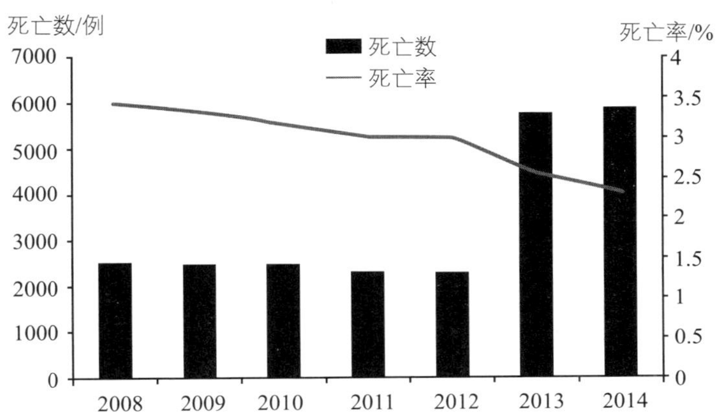

图4-9　2008—2014年肺结核报告死亡情况

2. 地区分布

（1）东部、中部、西部。2011—2014年肺结核死亡率的地域分布从东部至西部呈现逐渐升高的趋势，2014年东部、西部区域肺结核报告死亡率均低于2013年，中部略升高。

2014年东部报告肺结核死亡数为1582例，报告死亡率为1.59/10万。中部报告肺结核死亡数为1896例，报告死亡率为2.11/10万。西部报告肺结核死亡数为2407例，报告死亡率为3.75/10万（图4-10）。

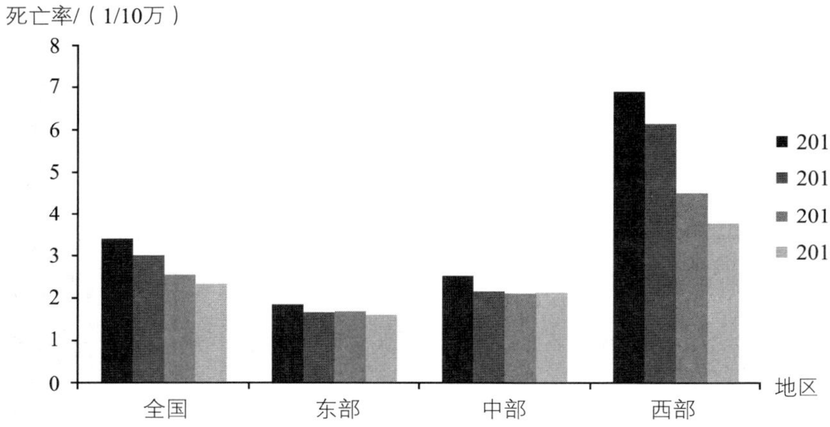

图4-10　2011—2014年肺结核死亡率东部、中部、西部区域比较

（2）城市和农村。2011—2014年农村肺结核报告死亡率均明显高于城市，2014年城市肺结核报告死亡率均低于2013年。

2014年城市报告肺结核死亡数为1604例，报告死亡率为1.98/10万；农村报告肺结核死亡数为4281例，报告死亡率为2.48/10万（图4-11）。

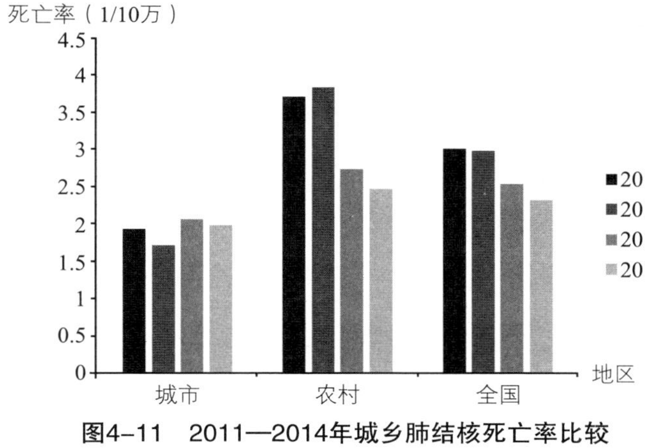

图4-11　2011—2014年城乡肺结核死亡率比较

3.人群分布

（1）年龄分布。2011—2014年肺结核报告死亡率均呈现随着年龄增加而升高的趋势，老年人群肺结核报告死亡率明显高于青壮年人群，25岁及以下年龄组肺结核报告死亡率基本平稳，30岁以后有所上升，而55岁以后即快速增加（图4-12）。

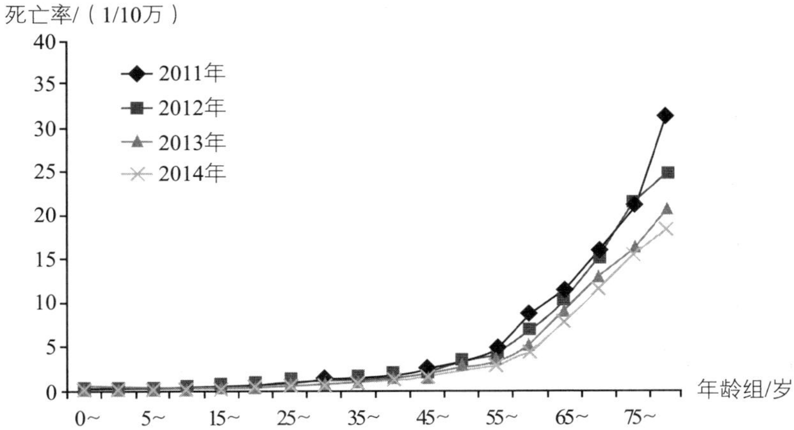

图4-12　2011—2014年肺结核死亡率随年龄变化情况

（2）性别分布。2011—2014年男性肺结核报告死亡率明显高于女性。2014年全国报告肺结核总死亡数男性为4470例，女性为1415例，分别占75.96%和24.04%，男女性别比为3.16∶1；男性、女性肺结核报告死亡率分别为3.46/10万、

1.14/10万（图4-13）。

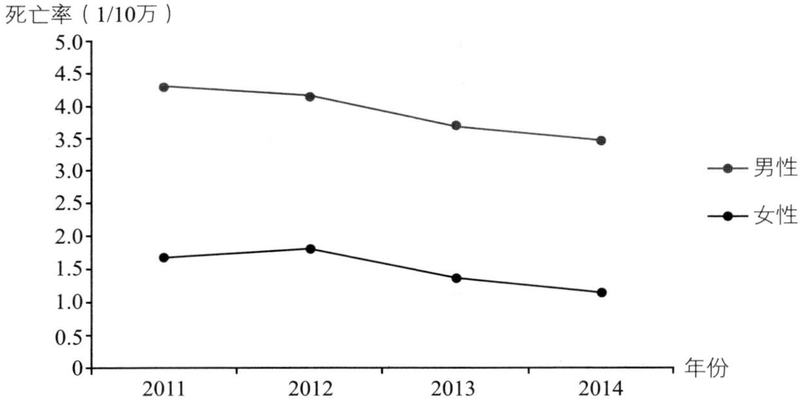

图4-13　2011—2014年男性和女性肺结核死亡率之比

四、MDR-TB疫情

MDR-TB患者数是指至少对异烟肼和利福平同时耐药的患者数量。2007—2008年全国结核病耐药性基线调查结果显示，全国结核病总耐多药率为8.32%，初治结核病患者耐多药率为5.71%，复治结核病患者耐多药率为25.64%。

根据全国登记的肺结核患者数及上述初复治患者的耐多药率，世界卫生组织估算2014年中国登记的肺结核患者中，耐多药肺结核患者约为5.2万人。

估算的耐多药肺结核患者数=初治肺结核患者的耐多药率×登记的初治肺结核患者数＋复治肺结核患者的耐多药率×登记的复治肺结核患者数=5.71%×794158＋25.64%×31997=52550，即约5.2万人。

其中,登记的初治肺结核患者不包括新肺外结核病患者，数据来源于世界卫生组织《2015全球结核病报告》。

第三节　结核病登记和管理情况

活动性肺结核登记率是某一地区在某一期间登记的活动性肺结核患者数在所有人口中所占的比例，主要评价对发现的肺结核患者的登记和管理情况，是评价国家结核病防治规划执行情况的重要指标。

一、结核病患者登记情况

（一）概况

2015年共登记结核病患者804164例，其中活动性肺结核患者798875例（占99.34%），其他肺外结核病患者5289例（占0.66%）。与2014年相比，活动性肺结核患者减少了21705例，下降了2.65%。

2010—2015年全国活动性和涂阳肺结核登记率呈逐年下降的趋势。2015年全国活动性肺结核登记率为58.63/10万，与2010年比（69.79/10万），下降了16.0%；2014年全国涂阳登记率为17.53/10万，与2010年比（36.27/10万），下降了51.7%（表4-7）。

表4-7　2010—2015年全国活动性肺结核和涂阳肺结核登记情况

年份	人口数/万人	登记数/例		登记率/（1/10万）	
		活动性肺结核	涂阳肺结核	活动性肺结核	涂阳肺结核
2010	133474	931464	484116	69.79	36.27
2011	134094	905344	423830	67.52	31.61
2012	134736	894199	358149	66.37	26.58
2013	135404	849703	312071	62.75	23.05
2014	135517	820652	267773	60.56	19.76
2015	136247	798875	238803	58.63	17.53

（二）新涂阳患者特征

1.性别、年龄　2015年全国登记的275915例新涂阳患者中，男性151587例，女性58994例，分别占71.98%和28.02%。男女性别比为2.57：1，其中15～64岁年龄组登记患者数占77.67%。男性新涂阳患者登记率随着年龄的增长而上升，总体呈上升趋势；而女性则在15岁以后基本平稳，到65～74岁年龄组登记率达到最高，然后下降（图4-14）。

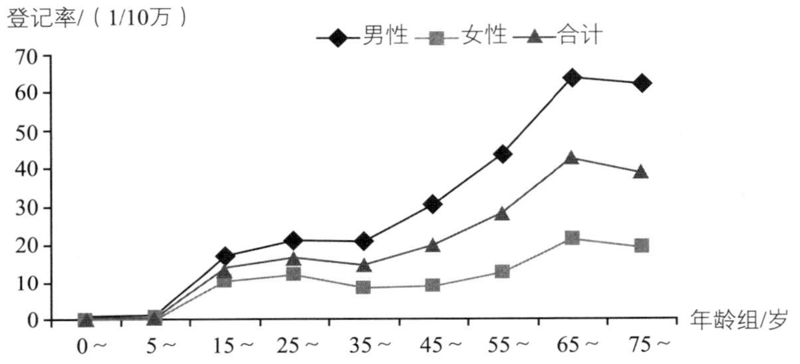

图4-14　2015年全国新涂阳肺结核患者分性别、年龄登记率分布情况

2.职业分布　2015年全国登记的新涂阳肺结核患者中，以农牧渔民（69.51%）为主，其次为家务及待业（12.27%）、离退人员（4.69%）、工人（3.93%）、学生（2.41%）等（图4-15）。

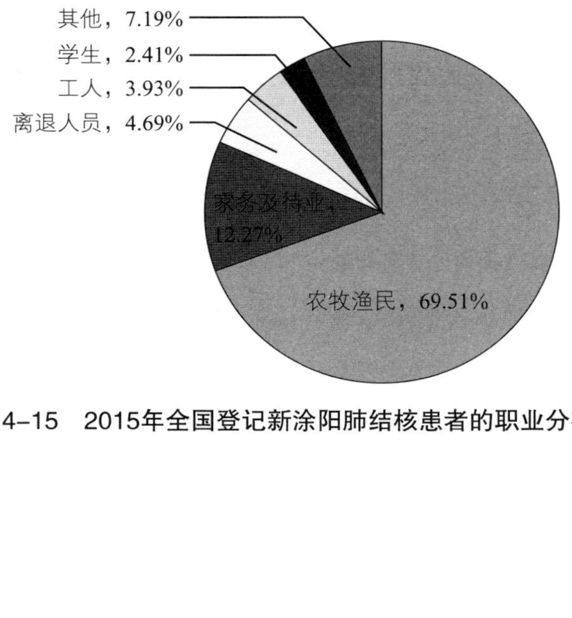

图4-15　2015年全国登记新涂阳肺结核患者的职业分布

（三）涂阳患者的初治、复治构成

2015年全国登记的238803例涂阳肺结核患者中，初治涂阳210318例，复治涂阳28222例，分别占88.18%和11.82%。与2014年相比，涂阳患者中初治患者所占比例升高了0.13%。

二、治疗管理

2014年全国登记有转归结果的245429例初治涂阳患者中，治愈217749例，治愈率为92.5%。2014年全国各省（市、自治区）结核病防治机构登记的初治涂阳患者治疗队列转归情况见图4-16。

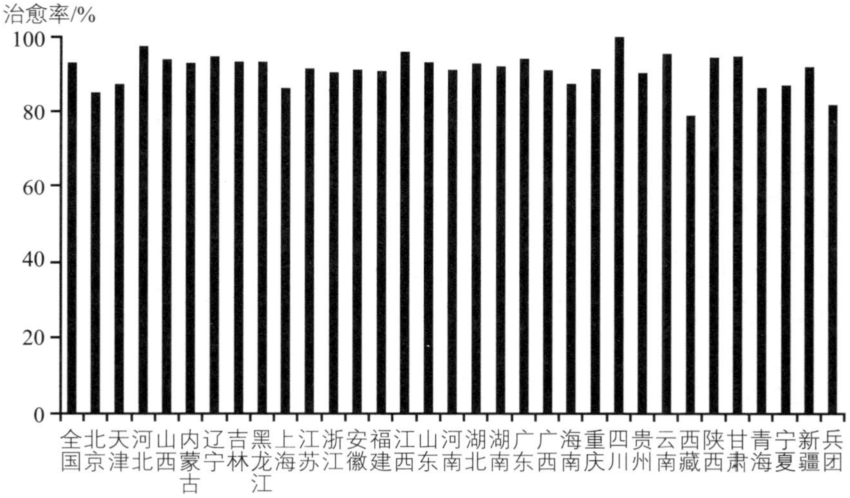

图4-16　2014年各省结核病防治机构登记的初治涂阳患者治愈情况

2014年全国登记的32216例复治涂阳患者中，治愈26498例，治愈率为82.3%。2013年全国各省（市、自治区）登记的复治涂阳患者的治疗队列转归情况见图4-17。

2014年全国登记的512240例涂阴及未查痰患者中，完成疗程486719例，治疗完成率为95.0%。

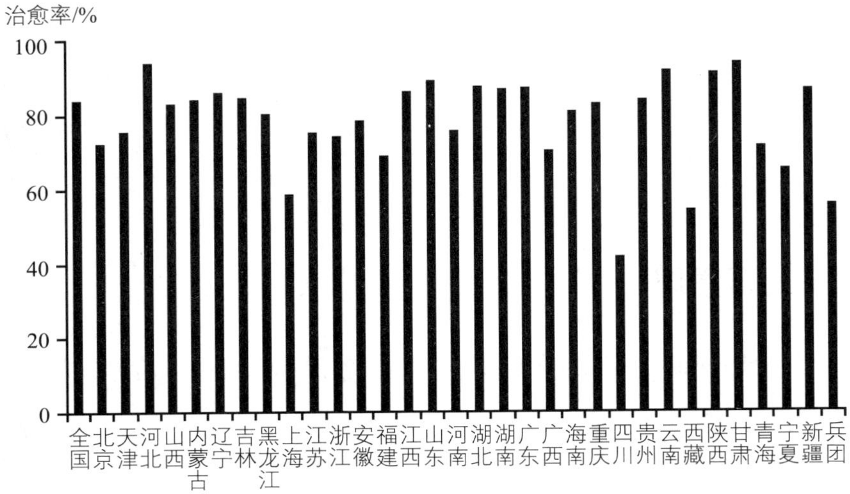

图4-17　2014年各省结防机构登记的初治涂阳患者治愈情况

（陈　伟　夏愔愔　张　慧　王黎霞）

参考文献

[1] 刘同伦．实用结核病学．辽宁:辽宁科学技术出版社,1987.

[2] 王陇德.结核病防治.北京: 中国协和医科大学出版社, 2005.

[3] 中国疾病预防控制中心,慢性非传染性疾病预防控制中心.全国疾病监测系统：死因监测数据集2005.北京:军事医学科学出版社,2009.

[4] 周脉耕.利用医院死因信息估计人群死因构成模型建立与评价.北京:中国疾病预防控制中心,2009.

[5] 王宇.全国第五次结核病流行病学抽样调查资料汇编.北京：军事医学科学出版社,2011.

[6] 肖东楼.全国结核病防治规划（2001—2010年）终期评估报告.北京：军事医学科学出版社,2011.

[7] 屠德华,万利亚,王黎霞.现代结核病控制理论与实践.北京：军事医学科学出版社,2012.

[8] 陈伟,成诗明,王黎霞.1997—2008年全国传染病监测系统报告的肺结核发病情况分析.疾病监测,2009,34（11）：878-881.

[9] 胡嘉,王黎霞, 陈伟,等. 中国2004—2008年结核病死亡率特征分析及趋势. 中国防痨杂志, 2011, 33（4）: 232-237.

[10] 全国第五次结核病流行病学抽样调查技术指导组.全国第五次结核病流行病学抽样调查办公室.2010年肺结核患病率现况调查.中华结核和呼吸杂志,2012,35（9）:665-668.

[11] 全国第五次结核病流行病学抽样调查技术指导组.全国第五次结核病流行病学抽样调查办公室.2010年全国第五次结核病流行病学抽样调查报告. 中国防痨杂志,2012,34（8）:485-507.

[12] 施雯慧,陈伟. 2005—2011年网络直报系统和结核病专报系统报告肺结核患者比较分析.疾病监测,2012,27（10）:824-827.

第五章
我国结核病控制策略

第一节　我国结核病控制策略总体框架

在我国，结核病始终是重点控制的疾病之一，被列为重大传染病。我国积极推行现代结核病控制策略和之后的遏制结核病控制策略，并结合我国实际情况，制定了《中国结核病防治规划实施工作指南》，指导全国的结核病防治工作。

1991年以前，我国仅有北京、上海和天津等地实行现代结核病控制策略。自1992年起，我国政府利用世界银行贷款和配套经费在河北、湖北、辽宁、黑龙江、新疆、宁夏、甘肃、山东、广东、海南、四川、重庆等13个省、自治区开始实施现代结核病控制策略。1994年，在财政部的支持下，15个省的部分县实施了"卫生部加强和促进结核病控制项目"，进一步扩大实施现代结核病控制策略的地区。

进入21世纪以来，我国全面推行以控制传染源为核心的现代结核病控制策略，取得明显成就。到2005年，我国如期实现了我国政府向国际社会承诺的结核病控制阶段性目标：以县为单位，现代结核病控制策略覆盖率100%，新涂阳肺结核患者发现率70%、治愈率85%。2001—2010年中央财政累计投入31.3亿元用于结核病防治，积极开展国际合作，引进贷款和赠款24.0亿元，加上各级地方政府投入的28.3亿元，10年间我国共投入83.6亿元。2001—2010年，全国共发现并治疗了活动性肺结核患者828万例，其中涂阳肺结核患者450万例。初治涂阳肺结核患者的治愈率达到90%以上，复治涂阳肺结核患者的治愈率平均为84%；结核病患病率和死亡率明显下降，受到了世界卫生组织高度赞誉。

国务院办公厅于2011年11月印发了《全国结核病防治规划（2011—2015）》，列出了一系列防治措施和保障措施，以确保“十二五”期间结核病防治策略的可持续实施和我国结核病防治目标的实现。“十二五”期间，经过各级的不懈努力，发现并治疗了近430万活动性肺结核患者，2011—2015年肺结核的报告发病率呈逐年下降趋势。2015年与2011年相比，肺结核报告发病率下降了9.36%，年递降率为 2.43%，基本实现了“十二五”规划的既定目标。

当前，我国结核病防治策略主要强调以下几个方面。

一、结核病防治服务体系

结核病防治服务体系是开展结核病防治工作的基础。我国地域辽阔，各地经济发展状况不同，特别是不同的时期结核病防治服务体系的形式也有所不同。当前我国的结核病防治服务体系正在由单独的疾病预防控制系统向整合的疾病预防控制、医院和基层卫生综合服务体系转型。《结核病防治管理办法》中明确提出：“卫生行政部门应当加强结核病防治网络建设，逐步构建结核病定点医疗机构、基层医疗卫生机构、疾病预防控制机构分工明确、协调配合的防治服务体系。”各级各类医疗机构负责肺结核患者疫情报告，并将其转诊至当地卫生部门指定的定点医疗机构，定点医疗机构负责对肺结核患者进行诊断、治疗和登记。原则上每个县（区）应确定至少1家定点医疗机构负责诊断治疗一般结核病患者；省级、地（市）级卫生部门根据本地区域卫生规划和结核病防治工作需要，确定定点医疗机构诊断治疗MDR-TB及疑难、重症结核病患者，并应优先考虑当地具有临床诊疗资质的结核病防治所、结核病专科医院、传染病院以及具备收治传染病患者能力的综合医院。基层医疗卫生机构负责转诊、协助追踪肺结核患者，并根据定点医疗机构制定的治疗方案，对本地肺结核患者的治疗进行督导管理。疾病预防控制机构在卫生部门领导下负责组织开展结核病防治规划管理、疫情监测与处置、实验室质量控制、防控技术指导、宣传教育、绩效评估等工作。相关机构的具体职责如下。

（一）卫生计生部门

（1）拟订本辖区内结核病防治规划并组织实施。

（2）组织协调辖区内结核病防治服务体系的建设和管理，指定结核病定点医疗机构。

（3）统筹规划辖区内结核病防治资源，对结核病防治服务体系给予必要的政策和经费支持。

（4）组织开展结核病防治工作的监督、检查和绩效评估。

（二）疾病预防控制机构

（1）协助卫生行政部门开展规划管理及评估工作。

（2）收集、分析信息，监测肺结核疫情；及时准确报告、通报疫情及相关信息；开展流行病学调查、疫情处置等工作。

（3）组织落实肺结核患者治疗期间的规范管理。

（4）组织开展肺结核或疑似肺结核患者及密切接触者的追踪工作。

（5）组织开展结核病高发和重点行业人群的防治工作。

（6）开展结核病实验室检测，对辖区内的结核病实验室进行质量控制。

（7）组织开展结核病防治培训，提供防治技术指导。

（8）组织开展结核病防治健康教育工作。

（9）开展结核病防治应用性研究。

（三）结核病定点医疗机构

（1）负责肺结核患者的诊断、治疗，落实治疗期间的随访检查。

（2）负责肺结核患者报告、登记和相关信息的录入工作。

（3）对传染性肺结核患者的密切接触者进行检查。

（4）对患者及其家属进行健康教育。

（四）非结核病定点医疗机构

（1）指定内设职能科室和人员负责结核病疫情的报告。

（2）负责结核病患者和疑似患者的转诊工作。

（3）开展结核病防治培训工作。

（4）开展结核病防治健康教育工作。

（五）基层医疗卫生机构

（1）负责对肺结核患者治疗期间的督导管理。

（2）负责转诊、追踪肺结核或疑似肺结核患者及其密切接触者。

（3）对辖区居民开展结核病防治知识宣传。

二、采取的技术策略

（一）提高发现和治疗肺结核患者的工作质量

1. 加强实验室能力建设　加强各级结核病实验室建设，提高对实验室的质量控制、技术指导和实验室的研究能力。加强结核病实验室生物安全管理和感染控制，改善各级结核病实验室工作条件，开展痰结核分枝杆菌分离培养和药物敏感试验，逐步引入分子生物学检测技术。

2. 积极发现肺结核患者　采取因症就诊、因症推荐、转诊和追踪等有效方法，积极发现肺结核患者。对肺结核可疑症状者实行免费痰涂片及胸部X线检查，开展涂阳肺结核患者密切接触者的追踪和检查。

3. 做好肺结核患者的治疗与管理　对肺结核患者以不住院化疗为主，采用国家制定的统一标准化治疗方案；为肺结核患者提供免费的有质量保证的抗结核药物；以医务人员为主，对肺结核患者开展直接督导下治疗（directly observed treatment，DOT），提高患者治疗的依从性，确保患者做到全程规律服药；对实施DOT的人员提供治疗管理补助。

（二）应对MDR-TB、TB/HIV双重感染，以及流动人口等特殊人群结核病的挑战

坚持预防为主，开展MDR-TB防治工作；开展结核病和艾滋病防治联合行动；将流动人口纳入当地结核病防治规划，重点关注高危和脆弱人群以及监狱、矿场等特殊场所的结核病防治工作。

（三）加强社会动员和健康促进工作

充分利用资源和各种渠道，采取多种形式，使公众充分认识结核病的严峻形势和公共卫生危害，积极开发领导，做好社会动员工作。各有关部门、社会团体和新闻媒体一同参与宣传结核病防治知识的工作，营造有利于结核病防治的社会氛围。

与多部门合作，开展结核病防治健康促进工作。充分利用结核病防治健康教育材料资源库，有计划、有针对性地开展多种形式的健康促进活动，并进行效果评价。

（四）强化监控与评价

充分利用结核病管理信息系统，做好结核病常规资料的收集与整理，并做到及时报告；积极开展督导工作，规范督导方法，提高督导质量；采用现代流行病学方法开展专题调查，获得科学资料。通过整理分析资料，对结核病防治规划进行监控与评价，以深入了解结核病防治规划实施情况及疫情状况。

三、保障措施

（一）加强政府领导

各级政府要制定当地结核病防治规划。在防治工作中，坚持政府领导，部门合作，社会参与，共同做好结核病防治工作的原则。

（二）保障工作经费

将结核病防治经费列入当地国民经济和社会发展总体规划，纳入政府目标管理考核内容，保证结核病防治经费。完善“政府投入为主、分级负责、多渠道筹资”的经费投入机制，统筹国际、国内经费，衔接好公共卫生专项与基本医疗卫生保障制度等资源。

（三）多渠道筹资减轻患者负担

各地在执行国家现行结核病免费诊疗政策的基础上，可根据当地实际适当扩大诊疗费用减免项目。卫生、财政、人力资源和社会保障等部门要做好公共卫生专项与基本医疗保障制度的衔接，落实公共卫生结核病防治项目，对不属于公共卫生支付范围的结核病患者的医疗费用，可按照基本医疗保障制度的相关规定予以支付。结合国家基本药物目录调整，逐步增加二线抗结核药品的种类。民政、卫生部门及红十字会等要对贫困结核病患者给予医疗、生活救助，帮助减轻患者负担。

（四）加强结核病防治队伍建设

各级人民政府要加强结核病防治队伍的建设，合理配置防治人员。定点医疗机构和疾病预防控制机构均要设置专门科室和人员负责结核病防治工作。要将定点医疗机构结核病实验室纳入全国结核病实验室网络进行管理，不断提升实验室工作质量。加强各级结核病防治人员的培训，全面提升专业技术能力。加强学术带头人和创新型人才培养，积极引进高精尖人才，全面提高我国结核病防治能力。建立激励机制，完善包括结核病专职防治人员在内的卫生防疫津贴制度，提高基层人员的补助标准，调动防治人员的积极性，稳定防治队伍。

（五）保障有质量保证药品的供应

扩大国产抗结核固定剂量复合制剂的生产供应，加快二线抗结核药品的国产化进程。强化抗结核药品生产、流通和使用等环节的监督管理，切实保证药品质量。对进口抗结核药品按照规定享受税收优惠。

（六）积极开展研究工作

开展为结核病防治规划服务的研究工作，包括实施性和基础性研究。确定实施性研究优先领域，积极推广实施性研究成果；研发新型诊断方法、药物和疫苗。

展望“十二五”期间的结核病防治工作，希望通过各方的努力，能够形成适合社会发展需要的、与医疗改革相顺应的结核病防治工作新局面。依托适合结核病防治工作需要的，集医疗、疾病预防控制和社区卫生为一体的结核病防治体系，全面落实以控制传染源为主的技术策略，做到早筛查、早发现、早报告、早诊断、早治疗，规范治疗、系统管理，提高肺结核的治愈率，预防和控制MDR-TB，遏制结核分枝杆菌的传播；形成兼顾供需双方需要、可持续发展的经费筹措及管理机制，营造一个有利于全民结核病防治素养提高和健全的法律保障的社会氛围；确保高质量、品种齐全的抗结核病药品的国产化并推向国际市场；举全国之力开展新技术的研发，形成产学研用联盟以及对新技术的筛选、验证及推广的机制。

第二节　耐药结核病控制

结核病是一个古老的疾病，至今已有4000年的历史。20世纪40年代，在链霉素被发现可以用于治疗结核病之后，一大批抗结核药物被陆续发现，如对氨基水杨酸（1946）、异烟肼（1952）、吡嗪酰胺（1954）、环丝氨酸（1955）、乙胺丁醇（1962）、利福平（1963），结核病的化疗时代由此开始，这代表着人们同结核病的斗争进入了一个新时期。

从使用抗结核药物治疗结核病开始，就出现有关结核分枝杆菌耐药的报道。然而，长期以来，人们沉浸于与结核病斗争取得的成就中，并一度乐观地认为彻底消灭结核病的日子已经不远了，对结核分枝杆菌的耐药现象并没有给予足够的重视。直到20世纪90年代，随着结核病在全球范围的“死灰复燃”，人们对于结核病的耐药现象才开始警觉起来。时至今日，耐药结核病，尤其是耐多药结核病已成为结核病控制工作的三大挑战之一，严重威胁人们在结核病控制领域取得的成就。如何有效控制耐药结核病，成为全球结核病控制工作面临的紧迫问题。

一、耐药结核病流行现状

1992年6月，美国疾病预防控制中心（CDC）发表的有关耐药结核病的文章中，正式提出“耐多药结核病（MDR-TB）”的概念， 2006年3月24日，美国疾病预防控制中心又提出了“广泛耐药结核病（XDR-TB）”。2013年，世界卫生组织出版的《结核病定义和报告框架（2013年修订版）》对耐药分类定义如下：

单耐药（monoresistance）：结核分枝杆菌对一种一线抗结核药物耐药。

多耐药（polyresistance）：结核分枝杆菌对不包括同时耐异烟肼、利福平在内的一种以上的一线抗结核药物耐药。

耐多药（multidrug resistance，MDR）：结核分枝杆菌至少同时对异烟肼、利福平耐药。

广泛耐药（extensive drug-resistance，XDR）：在同时对异烟肼和利福平耐药的基础上，还对任何一种氟喹诺酮类药物及对3种二线抗结核药物注射剂（卷曲霉素、卡那霉素和阿米卡星）中的至少一种耐药。

利福平耐药（Rifampicin resistance，RR）：采用表型或基因型方法检测到对利福平耐药，伴随或不伴随对其他抗结核药物的耐药，包括以任何形式对利福平耐药，不论是单耐药、多耐药、耐多药或广泛耐药。

耐药结核病问题已成为全球结核病卫生服务和结核病控制的一个主要威胁。世界卫生组织、国际防痨和肺病联合会（IUATLD）自1994年开始耐药监测项目，截至2011年，获得了135个国家的数据，其中，63个国家采用常规监测，72个国家采用专项抽样调查。2014年全球结核病新发患者中耐多药比例为3.3%（95%*CI* 2.2%～4.4%），复治患者中耐多药比例为20%（95%*CI* 14%～27%）。据此估算，2014年新发MDR-TB 48万例，大约19万例死于MDR-TB。2014年，在已登记报告的肺结核患者中，约有30万例MDR-TB。超过一半的患者在印度、中国和俄罗斯。

105个国家报告了广泛耐药结核病（XDR-TB）。MDR-TB患者中广泛耐药比例约9.7%（95%*CI* 7.4%～12%）。

我国是全球27个MDR-TB疫情较高的国家之一。2007—2008年我国结核病耐药基线调查结果显示，新涂阳患者耐多药率为5.7%，复治涂阳患者耐多药率为25.6%。据此估算，我国每年登记报告的90万例肺结核患者当中，有5.4万例MDR-TB患者，占全球的20%。从1996开始，我国陆续有20多个省进行了耐药监测调查，已有的结果显示，在我国部分省份耐药疫情较重，如河南、辽宁、内蒙古、黑龙江等。

二、耐药结核病的发生与预防

（一）基本概念

耐药菌（drug resistance）：所谓细菌的耐药性，是细菌对药物的敏感性降低甚至无效。

天然耐药（nature resistance）：是指某种细菌对不同药物选择性的不敏感，是长期进化的种的属性。非结核分枝杆菌对一些抗结核药物的不敏感和结核分枝杆菌对一些其他抗菌药物的不敏感即为天然耐药性，如结核分枝杆菌是唯一对吡嗪酰胺敏感的细菌，但牛型结核分枝杆菌和非结核分枝杆菌对吡嗪酰胺天然具有耐药性。

获得性耐药（acquired resistance）：是菌种内某些个体发生的对原本敏感的药物出现的敏感性下降现象，是菌株的属性。结核分枝杆菌在生长繁殖过程中，药物作用位点发生突变，导致对原本敏感的药物产生耐药性，成为耐药菌株。抗结核药物不会诱导结核分枝杆菌耐药的基因突变产生，但是抗结核药物的存在杀灭了对其敏感的绝大多数细菌，已经产生突变的极少数耐药菌株得以留存，并繁殖发展成为病灶中的优势菌群，从而导致敏感结核病演变为耐药结核病。

原发耐药（primary resistance）：是从未接触过某种抗结核药物患者的分离株显示对该药物敏感性下降或出现耐受性，提示其感染的菌株对某种药物耐药。

（二）耐药产生的原因

耐药结核病的产生有细菌学、临床以及规划方面的原因，但其本质是人为造成的结果。从微生物学的观点看，耐药性是基因突变引起药物对突变菌的效力降低造成的，从临床及规划方面看，不足的或不恰当的治疗导致结核病患者体内的耐药突变菌成为优势菌。

1.细菌学原因　结核分枝杆菌在生长过程中可以自发、独立地发生的抗结核药物耐药的自然突变。

野生型结核分枝杆菌中，少量的突变对抗结核药物耐药。特定的野生型中，3.5×10^{-6}对异烟肼耐药；1.2×10^{-8}对利福平耐药；3.1×10^{-5}对乙胺丁醇耐药；3.8×10^{-6}对链霉素耐药。

结核分枝杆菌在复制过程中，每个碱基突变频率和其他细菌相当。但是，由于结核分枝杆菌缺乏碱基错配修复机制，使得在复制过程中出现的错配突变得到更多的固定，因此，一旦结核分枝杆菌在其复制过程中决定药物作用位点的基因发生突变，就较易固定而获得稳定遗传，成为耐药菌株，属于天然耐药。

野生型中对一种以上的耐药很少见（因为对不同药物的耐药基因型上没有联系）。野生型中对一种以上的耐药是个别药物耐药比例相乘的结果，如异烟肼和利福平同时耐药机会：$3.5 \times 10^{-6} \times 1.2 \times 10^{-8}$。因此，这种突变在自然条件下发生的概率非常低，尤其是对多种药物同时耐药几乎是不可能的。常见药物基因突变情况见表5-1。

表5–1　抗结核药物基因突变情况

抗结核药物	突变基因	基因突变率
异烟肼	katG	40% ~ 60%
异烟肼 - 乙胺丁醇	inhA	15% ~ 43%
异烟肼	ahpC	10%
异烟肼	kasA	不清楚
利福平	rpoB	＞ 96%
吡嗪酰胺	pncA	72% ~ 97%
乙胺丁醇	embB	47% ~ 65%
链霉素	rpsL	70%
链霉素	rrs	70%
氟喹诺酮类	gyrA	75% ~ 94%

2.治疗原因　治疗不充分导致的耐药突变的自然选择将会使结核分枝杆菌变成耐药菌株，随着敏感结核分枝杆菌被不充分的治疗杀死后，耐药突变菌株变成优势菌株，由此产生的耐药为获得性耐药。获得性耐药是由于不正确的药物剂量、药品质量不佳、治疗依从性不佳、暴露于单药治疗（或相当于单药治疗）、持续给予失败的方案、对失败方案不恰当的调整等原因而产生的对某种药物的耐药性。

2008年世界卫生组织发布的《耐药肺结核规划管理指南（2008紧急修订版）》中也总结了表5-2所列的原因。

表5-2　抗结核治疗不正确的原因

卫生服务提供者	药物	患者
不正确的方案	不正确的供应或质量	不正确的服药
指南不正确	药物质量差	依从性差（或 DOT 实施差）
未遵循指南	缺少某些药物（库存不足或供应中断）	信息缺乏
没有指南	药物储存条件差	贫困
培训不足	错误的剂量或药物组合	交通不便
缺乏治疗监测		不良反应
结核病控制规划组织不佳或资金不足		社会问题
		消化系统吸收障碍
		吸毒

（三）预防耐药结核病的对策

由于耐药结核病的出现主要是人为原因造成的，因此，特别需要加强以下工作。

1.结核病控制规划　通过规划措施，可以从源头上减少耐药结核病的出现，如同通过拧紧水龙头可以杜绝水流出一样。减少耐药结核病出现的主要措施包括以下几个方面。

（1）不断提高常规DOTS质量。包括不断强化政府承诺、提高患者发现水平、合理的治疗、加强治疗管理、高质量的药品供应以及完善的登记报告系统。这些常规工作越完善，耐药结核病的产生也就越少。

（2）将耐药结核病控制工作纳入规划。在结核病控制规划下，制定耐药结核病控制的策略、方法，从政策、经费、人力等方面为耐药结核病的控制创造条件。

2.临床采取措施　最主要的措施是提高耐药肺结核患者的诊断水平、规范治疗以及合理处置药物反应。应该提高卫生人员的基本技术能力，提供必要的检验设备和环境，对发现的耐药结核病患者进行及时、正确的治疗与管理，减少传染源。

3.感染控制　加强医院感染控制和对耐药结核病患者的隔离治疗，减少耐药结核病患者的直接传播。

三、MDR–TB患者的发现

MDR-TB患者的发现是耐药结核病控制工作的关键，更多地发现患者也是减少传播的有力措施。MDR-TB患者的发现策略包括可疑者筛查、实验室确诊以及登记报告等步骤。

（一）可疑者的筛查

各国或各地根据自身资源与能力确定可疑者的筛查范围。在资源和能力允许的情况下，应该尽最大可能发现患者；如果资源或能力不允许，则可以选择最有可能是MDR-TB的患者进行筛查。

对所有涂阳患者进行MDR-TB筛查已成为许多国家的常规结核病控制策略。这种策略可以最大限度地发现MDR-TB患者，有利于快速消灭传染源，但这种策略需要占用的社会资源很多。

高度可疑的MDR-TB患者是指患者具备MDR-TB的高危因素，很可能是MDR-TB患者。对这些患者进行筛选可以节约资源，特别适用在资源有限的国家或地区。我国MDR-TB的高危人群为以下5类患者。

（1）复治失败或慢性排菌患者。

（2）与MDR-TB患者有密切接触史的涂阳患者。

（3）初治失败患者。

（4）复发和返回等复治涂阳患者。

（5）治疗2～3个月后痰涂片仍阳性的初治涂阳患者。

（二）实验室检测

细菌学检查是目前诊断MDR-TB的唯一手段。主要的实验室检查方法包括涂片镜检、培养、菌种鉴定与药物敏感试验。

1.涂片镜检　涂片镜检不能区分抗酸杆菌（AFB）是活菌还是死菌、敏感还是耐药，也不能鉴定分枝杆菌的不同菌种。因此，对耐药结核病患者进行涂片镜检的主要目的仅局限于评估患者的传染性，将标本分类以采取不同的培养和药敏方法、确认在培养基上（或中）生长的微生物是分枝杆菌而不是污染的杂菌。

2.痰培养　对涂阳肺结核患者进行痰培养检查。培养的质量非常重要，标本运送延迟、去污染过度或不足、培养基质量不佳、培养温度不合适均会对培养物生长造成不利影响。

3.分枝杆菌的菌株鉴定　在结核病高负担国家，绝大多数分枝杆菌分离株是结核分枝杆菌，少部分为非结核分枝杆菌（NTM）。除非菌株被确定为结核分枝杆菌，否则，即使分枝杆菌分离株显示对一线药物耐药，也并不一定是耐药结核病，而可能是NTM感染。NTM的治疗完全不同于耐药结核病。

4.药物敏感试验（DST）　药物敏感试验有不同的技术。传统表型法是在抗结核药物中进行结核分枝杆菌培养，观察后者生长是否受到抑制。表型法不考虑机制或分子学基础确定耐药。表型法药物敏感试验可以在固体培养基上直接或间接进行。在直接试验中，浓缩的痰标本直接接种到含药和不含药的介质里。间接试验中，以痰培养中的菌接种。间接试验已被广泛认可，是诊断的金标准，通常有3种方法：比例法、绝对浓度法和耐药比例法。跨国参比室的几轮熟练度测试显示，对一线抗结核药物，这3种方法的药敏结果基本没有差别，但国际上更常用比例法。考虑到与国际接轨的问题，目前我国正逐步推广比例法。

基因型法检测的是耐药基因，而不是耐药的表型。大多数基因法包括两步：第一步，核酸分子扩增法，如聚合酶联反应（PCR），扩增结核分枝杆菌基因组片段（耐药菌株中已知的改变）；第二步，评估扩增的产物（扩增子），了解耐药相关的特殊突变。

近几年来，耐药快速诊断新技术得到了快速发展。世界卫生组织推荐了多种耐药结核病快速检查的方法，如线性探针检测和 Xpert MTB /RIF。其优点是在1～2天内快速报告结果，线性探针可以检测异烟肼和利福平的耐药性，Xpert MTB /RIF可以检测利福平的耐药性，而且2种方法与传统药物敏感试验有较高的一致性。

药物敏感试验准确度（在最佳条件下操作）因药物而不同：一线抗结核药物中，利福平和异烟肼的准确度最高；而链霉素、乙胺丁醇和吡嗪酰胺的可靠性和重复性相对较低。二线抗结核药物的药物敏感试验更为复杂，不同的实验室条件下进行检测，氨基糖苷类、多肽类和氟喹诺酮类显示为较好的可靠性和可重复性，而其他二线药物敏感试验的可重复性和可靠性的数据十分有限，还无法确定，甚至还没有相应的检测方法。由于体外药物的不稳定、蛋白结合导致的药物减量、加热失活、不完全分解、过滤杀菌和（或）药物强度的不同，二线药物的药物敏感试验受到技术限制。而且，定义耐药的临界浓度与抗菌活性需要的最低抑菌浓度（MIC）非常接近，增加了敏感和耐药的分类混淆的可能性，导致药物敏感试验结果的可重复性低。当前世界卫生组织关于药物敏感试验的政策指南包括以下几点。

（1）耐药结核病控制规划对实验室能力的最低要求是：通过有质量保证的异烟肼、利福平的药物敏感试验，正确发现MDR-TB。

（2）与跨国实验室建立有效的联系，从而确保在实验室设计、标本和处理流程、生物安全、设备维护和药物敏感试验结果的室间质量控制方面有足够的专家参与。

（3）支持耐药结核病控制规划的实验室策略要有系统的方法，要考虑上述药物敏感试验的局限性。药物敏感试验应主要考虑那些可靠性和可重复性可行的药物。

（4）除非实验室设置和能力符合要求，质量严格保证到位，异烟肼和利福平的药物敏感试验的熟练度稳定，否则一般并不建议常规做二线药物的药物敏感试验。为了维持熟练度和专业技术，建议在每年有200份高危人群的痰标本的情况下才考虑开展二线药物的药物敏感试验。

（5）不建议对第4组药物（乙硫异烟胺、丙硫异烟胺、环丝氨酸、特立齐酮、PAS）和第5组药物（氯法齐明、利奈唑胺、阿莫西林/克拉维酸、氨硫脲、克拉霉素、亚胺培南）常规开展药物敏感试验，因为不能保证试验的可靠性和重复性。

四、MDR-TB患者的治疗

正确的治疗方案是保障MDR-TB治疗成功，避免新耐药菌株产生的重要环节。MDR-TB治疗方案的选择要根据所掌握的患者患病信息、实验室及医师的诊疗水平等综合分析，选择标准化治疗、经验性治疗或个体化治疗方案。

（一）治疗方案设计原则

（1）治疗方案应尽可能建立在患者用药史的基础上，尤其是氨基糖苷类和氟喹诺酮类药物的治疗史。由于药物敏感试验有不确定性，尤其是二线抗结核药物，因此，对二线药物的选择除参考药物敏感试验结果外，尚需结合患者的既往用药史及疗效综合评估。

（2）方案设计时应考虑本国或地区常用的药物和方案，以及一线和二线抗结核药物耐药情况。如果实验室能力有限，不能进行二线药物敏感试验，需要了解患者所在地区的耐药流行情况及二线抗结核药物使用情况，筛选出可能敏感的二线药物纳入方案。

（3）方案应该包括至少4种确定有效或基本确定有效的药物。如果某种药物的有效性不明确，可以将此药物加入方案中，但不能将治疗的成功寄希望于这种药物。

（4）如有可能，吡嗪酰胺、乙胺丁醇、氟喹诺酮类药物应每天给药，因为较高的药物峰浓度可能达到更好的疗效。

（5）药物的剂量应根据体重而定，根据体重调节治疗药物剂量，是治疗有效性和安全性的保障，尤其是儿童MDR-TB患者应实时监测体重变化，随时调整剂量。

（6）应进行及时而充分的药物不良反应的处理，以减少治疗中断的危险性，并预防由于严重不良反应而增加死亡率。

（7）注射剂（氨基糖苷类或卷曲霉素）至少使用6个月，且培养阴转后使用至少4个月。

（8）疗程应为培养阴转后至少18个月，MDR-TB总疗程为20～24个月，广泛耐药肺结核总疗程约为30个月，痰菌阴转以痰结核分枝杆菌培养阴转为标准。

（9）治疗全程使用直接督导下治疗（DOT）。

（10）应根据具有高重复性和可靠性（来自质量可靠实验室）的药物敏感试验结果指导治疗。

（11）如果证实吡嗪酰胺有效，应尽量全程使用。

（12）耐药结核病的早期诊断和及时治疗是取得良好疗效的重要因素。

（二）治疗药物

国内外常用的抗结核药物如表5-3，5-4。

表5-3　国产MDR-TB常用抗结核药物名称、规格和剂量

组别	药物（缩写）	规格		剂量（体重分级）		
		毫克/片	毫克/支	＜50mg/（kg·d）	≥50mg/（kg·d）	最大剂量/[mg/(kg·d)]
第一组：一线口服抗结核药物	吡嗪酰胺（Z）	250		1500	1750	2000
	乙胺丁醇（E）	250		750	1000	1500
第二组：注射用抗结核药物	卡那霉素（Km）		500	500	750	1000
	阿米卡星（Am）		200	400	600	800
	卷曲霉素（Cm）		750	750	1000	1000
第三组：氟喹诺酮类	氧氟沙星（Ofx）	100		400	600	800
	左氧氟沙星(Lfx)	100		400	500	600
	莫西沙星（Mfx）	400		400	400	400

续表

组别	药物（缩写）	规格		剂量（体重分级）		
		毫克/片	毫克/支	＜50mg/（kg·d）	≥50mg/（kg·d）	最大剂量/[mg/(kg·d)]
第四组：口服抑菌二线抗结核药物	丙硫异烟胺（Pto）	100		600	800	800
	对氨基水杨酸（PAS）	500	2000	8000	10000	12000
第五组：疗效不确切抗结核药物	阿莫西林/克拉维酸（Amx/Clv）	375（2∶1）		1125	1500	
	克拉霉素（Clr）	250		500	750	1000

表5-4　国外进口MDR-TB常用抗结核药物名称、规格和剂量

组别	药物（缩写）	规格		剂量（体重分级）			
		毫克/片	毫克/支	＜33mg/（kg·d）	33～50mg/（kg·d）	51～70mg/（kg·d）	＞70mg/（kg·d）
第一组：一线口服抗结核药物	吡嗪酰胺（Z）	400		30～40	1000～1750	1750～2000	2000～2500
	乙胺丁醇（E）	400		25	800～1200	1200～1600	1600～2000
第二组：注射用抗结核药物	卡那霉素（Km）		1000	15～20	500～750	1000	1000
	阿米卡星（Am）		500	15～20	500～750	1000	1000
	卷曲霉素（Cm）		1000	15～20	500～750	1000	1000
第三组：氟喹诺酮类	左氧氟沙星（Lfx）	250		15～20	750	750	750～1000
	莫西沙星（Mfx）	400		7.5～10	400	400	400
第四组：口服抑菌二线抗结核药物	丙硫异烟胺(Pto)	250		15～20	500	750	750～1000
	环丝氨酸（Cs）	250		15～20	500	750	750～1000
	对氨基水杨酸（PAS）	4克/袋		150	8g/d	8g/d	8g/d

续表

组别	药物（缩写）	规格		剂量（体重分级）			
		毫克/片	毫克/支	＜33mg/（kg·d）	33～50mg/（kg·d）	51～70mg/（kg·d）	＞70mg/（kg·d）
第五组：疗效不确切抗结核药物	阿莫西林/克拉维酸（Amx/Clv）	875/125		成人常用剂量875/125mg，一日2次或500/125mg，一日3次			
	克拉霉素（Clr）	500		成人500mg，一日2次			

第一组药物：药效最强，接受性最佳。如果实验室和临床治疗支持该组药物有效，就应该使用。如果既往使用该组中的某一种药物治疗失败，那么，即使药物敏感试验提示敏感，也应该怀疑该药物的有效性。有些患者对低浓度的异烟肼耐药，而对高浓度异烟肼敏感，那么高浓度异烟肼的治疗可能有效（这种情况下异烟肼将被作为第五组药物）。新一代的利福霉素，如利福布丁，与利福平有很高的交叉耐药。

第二组药物：如果证实或认为第二组中的注射剂有效，所有患者都应该使用。考虑到MDR-TB患者对链霉素的高耐药比例，不再把链霉素作为MDR-TB治疗的备选药物。将卷曲霉素作为注射剂的首选，如果分离株对卷曲霉素耐药或不能耐受，就需要使用卡那霉素，最后考虑使用阿米卡星。

第三组药物：如果分离株对其敏感或被认为有效，所有的患者都应接受第三组药物。目前，最具潜力的可获得的氟喹诺酮类药物强度——按照体外试验和动物实验中的表现——递减的顺序依次是：莫西沙星=加替沙星＞左氧氟沙星＞氧氟沙星。氧氟沙星因为便宜，经常用到。新一代的氟喹诺酮类药物莫西沙星和左氧氟沙星更为有效，并有相似的不良反应。而且，新一代的氟喹诺酮类药物可能对耐氧氟沙星的菌株有效。加替沙星尽管与莫西沙星有相似的抗结核疗效，但它与严重的低血糖、高血糖和新发糖尿病相关。如果使用加替沙星，要密切监测和随诊。很多国家已经不再使用加替沙星。左氧氟沙星或莫西沙星比氧氟沙星更为有效。在资源有限的地方，氧氟沙星是敏感耐药结核病患者的选择。

第四组药物：根据敏感性、用药史、疗效、不良反应以及费用确定第四组药物的使用。由于价格低，乙硫异烟胺或丙硫异烟胺经常被用到；但是，这些药物与异烟肼有部分交叉耐药。如果需要2种药物，通常会将环丝氨酸和乙硫异烟胺（或丙硫异烟胺）或者PAS合用。乙硫异烟胺（或丙硫异烟胺）与PAS合用时胃肠道不良反应发生频率高，只有需要使用3种第四组药物时才会合用：乙硫异烟胺（或丙硫异烟胺）、环丝氨酸和PAS。特立齐酮包含了2分子环丝氨酸。在一些国家用特立齐酮替代环丝氨酸，并认为有效。逐步增加药物剂量的方法被称为药物加量。第四组药物可从低剂量开始使用，2周内逐渐加足剂量。

第五组药物：考虑到第五组药物疗效不确切，世界卫生组织不推荐将其常规用于MDR-TB的治疗，但是，当第一至四组内的药物无法产生合理方案时可考虑使用。在HIV阳性患者不建议使用氨硫脲，因为其可导致严重不良反应（Stevens- Johnson综合征）并引起死亡。很多专家认为在低浓度异烟肼耐药的情况下，仍然可以使用大剂量的异烟肼（对浓度为0.2 μg/ml的异烟肼耐药，但对浓度为1 μg/ml的异烟肼敏感菌株＞1%），但当对高浓度异烟肼耐药时，并不推荐使用异烟肼（对浓度为1 μ g/ml的异烟肼耐药菌株＞1%）。

（三）治疗方案的类型

1.标准化治疗　在缺乏个体化药物敏感试验的情况下，根据有代表性的患者耐药监测数据设计治疗方案。同一组或同一类别的所有患者使用同一治疗方案。

2.经验性治疗　根据患者既往抗结核治疗史以及有代表性的患者耐药监测资料分别设计每一方案。经验性治疗通常会根据随后获得的药物敏感试验结果进行调整。

3.个体化治疗　根据患者的抗结核治疗史和个体药物敏感试验结果确定每个方案。

我国MDR-TB治疗以标准化治疗方案为主。对于不能耐受标准化治疗方案或药物敏感试验提示不适宜采用标准化治疗方案的MDR-TB患者，可根据药物敏感试验结果和既往抗结核药品用药史设计经验治疗方案或个体化治疗方案。

（四）MDR-TB标准化治疗方案

1.标准化治疗方案　6 Cm（Am）Lfx（Mfx）Pto Cs（PAS）Z / 18 Lfx（Mfx）Pto Cs（PAS）Z。MDR-TB的治疗分注射期和非注射期，如果注射期为6个月，停用注射剂后继续口服药物治疗18个月，累计治疗期24个月；如果注射期为8个月，总疗程可缩短为20个月。

方案说明如下。

（1）卷曲霉素（Cm）。在MDR-TB治疗方案中必须包括注射剂，除非有禁忌证或无条件应用注射剂；注射剂首选Cm，Cm耐药时可以用阿米卡星（Am）替代，注射剂一日1次。

（2）左氧氟沙星（Lfx）。在MDR-TB治疗方案中必须包括氟喹诺酮类药物，基于治疗成本考虑，推荐首先选用Lfx，如有证据证明Lfx耐药，可选用莫西沙星（Mfx）替代。氟喹诺酮类药物采用一日1次口服给药。

（3）丙硫异烟胺（Pto）。如无药物敏感试验证明Pto耐药或存在应用禁忌证，方案中应包含Pto。为增加患者对Pto的耐受性，应从小剂量开始使用，国产药每日300mg，进口药每日250mg，3～5天后逐渐加大至足量，国产药每日600～800mg，进口药每日750mg。

（4）环丝氨酸（Cs）。在可获得Cs的情况下，方案中首先选用Cs。如果不能获得Cs或有Cs应用禁忌证，可选用对氨基水杨酸钠（PAS）替代。

（5）吡嗪酰胺（Z）。除有明确的证据证明Z耐药或存在禁忌证，Z应全程应用。

（6）异烟肼（H）。耐利福平的患者，可以首选异烟肼进行治疗。

（7）如果可选择的前四组药物不能组成有效方案，可以选用第五组的2种药物。

（8）药物需要替代时，在可提供的药物中选择敏感或可能敏感的药物，如乙胺丁醇（E）、Cs等。二线药物的敏感试验结果仅供参考，要结合患者既往治疗史、治疗效果综合分析，选用敏感二线药物组成治疗MDR-TB的方案。

2.广泛耐药肺结核标准化治疗方案　12Cm Mfx Pto（PAS） Cs（PAS） Z Clr Amx/Clv / 18 Mfx Pto（PAS） Cs（PAS） Z Clr Amx/Clv。

方案说明如下。

（1）卷曲霉素（Cm）。广泛耐药肺结核治疗方案中除有应用禁忌证或耐药证据，应该选用注射剂，首选Cm，Cm耐药时可以用Am替代。

（2）莫西沙星（Mfx）。作为方案的主要用药，须全疗程使用。

（3）第四组药物中选择对氨基水杨酸钠（PAS）、环丝氨酸（Cs）。

（4）吡嗪酰胺（PZA，Z）。用法及说明同MDR-TB标准化治疗方案。

（5）第五组药物中，选用克拉霉素及阿莫西林克拉维酸钾。

（6）大剂量异烟肼（16～20mg/kg）可以作为第五组药物之一选择应用。

（五）治疗监测

为保证患者治疗依从性，评价疗效，及时发现并处理药物不良反应，对每一例MDR-TB患者均需要进行治疗监测。监测项目包括痰涂片、痰培养、肝肾功能、血常规、尿常规、电解质（钾、镁、钙等）、胸部X线、 TSH（促甲状腺激素）、听力、视野和色视、体重等。

（六）转归的判定

世界卫生组织2013年修订的MDR-TB患者治疗转归定义如下。

1.治愈　按照国家政策的建议完成治疗，并且无证据显示治疗失败，且强化期后最少连续3次痰培养的阴性，每次间隔30天。

2.完成治疗　按照国家政策的建议完成治疗，并且无证据显示治疗失败，但是没有记录表明强化期后最少连续3次痰培养阴性，每次至少间隔30天。

3.治疗失败　由于下列原因终止治疗或者需要永久性地更改治疗方案中至少2种抗结核药物：强化期结束时未出现痰菌阴转，或痰菌阴转后继续期出现细菌学逆转——痰菌复阳，或有证据表明对氟喹诺酮或二线注射剂产生获得性耐药，或药品不良反应。

其中，强化期结束时未出现痰菌阴转，意味着患者未在结核病防治规划规定的强化期最长期限内转为阴性，如果未规定强化期最长期限，建议以8个月为期限。

（1）痰菌阴转：如连续2次间隔至少30天的痰培养为阴性，即认定为出现痰菌阴转。在这种情况下，首次培养阴性的标本采集日期即为痰菌阴转日期。

（2）痰菌阳转：在最初痰菌阴转后，如连续2次间隔至少30天的痰培养为阳性，则认为出现痰菌阳转。为了定义“治疗失败”，仅考虑继续期发生的痰菌阳转。

4.死亡　在治疗过程中患者由于各种原因导致的死亡。

5.失访　治疗中断连续2个月或以上的结核病患者。

6.未评估　未登记治疗转归的患者（包括转出到其他治疗机构和治疗转归不详的患者）。

7.治疗成功　治愈和完成治疗患者之和。

五、开展MDR-TB控制工作的条件

（一）开展MDR-TB控制工作的条件

MDR-TB防治是结核病防治规划的重要组成部分，MDR-TB具有治疗时间长、痰菌阴转慢、传染期长，诊断、治疗、管理技术复杂，治疗费用高，不良反应多等特点，与非耐药结核病相比，技术和流程更为复杂。因此，开展MDR-TB需要具备以下条件。

1.良好的现代结核病控制策略（DOTS）实施质量　提高DOTS质量是预防耐

药结核病发生的最重要措施，只有具备良好DOTS质量的地区才能够开展MDR-TB控制工作。如果在基本DOTS策略实施质量不佳的地区开展MDR-TB控制，将造成尽力治疗发现的耐药结核病患者，同时耐药结核病患者还在源源不断地产生，耐药结核病的控制就成为空谈。同时，在DOTS质量不佳的地区开展MDR-TB控制工作，将不可避免地使用大量的人力、物力、财力，反过来进一步削弱DOTS质量，造成恶性循环。

2.政府承诺　政府承诺是开展MDR-TB控制的先决条件和必要前提，包括经费、人力资源、设备等。各级政府应该积极落实相关防治经费，并列入各级财政部门年度财政预算，及时出台MDR-TB优惠医保报销政策，对贫困MDR-TB患者出台民政救助补助政策。卫生行政部门应明确定点医疗机构、疾病控制机构、社区在MDR-TB防治工作的职责，建立医院与疾病控制系统机构间的合作机制，做好在发现、诊断、治疗、管理MDR-TB患者过程中医疗机构与结核病防治机构的衔接工作。

3.结核病定点医疗机构　当地卫生行政部门指定一所结核病定点医疗机构，具备有足够能力从事MDR-TB诊断、治疗、管理的医务人员；制订结核病感染控制计划，具备符合感染控制要求的结核病实验室、MDR-TB患者专用的门诊和病房（区）、独立留痰室；实验室达到生物安全二级（BSL-2）或二级以上标准，应至少具备开展痰结核分枝杆菌培养、一线及二线抗结核药物敏感试验能力。

4.疾病控制机构及基层卫生机构　具备足够的人员负责痰涂片检查、痰标本运输，患者追踪、转诊及督导管理，对乡村相关医务人员进行培训、督导管理。基层卫生机构医务人员接受培训并具备督导用药、观察不良反应及对MDR-TB患者进行健康教育的能力。

5.高质量药物供应　MDR-TB治疗需要持续不断地供应高质量的药物。药物质量是治疗成功的重要因素。药物质量应该满足世界卫生组织认证需要。同时，业务机构必须采取各种措施保证药物的不间断供应，尤其是需要根据药物使用制订合理的药物购买和储备计划。一般情况下，抗结核药物需要具有3～6个月的储备。

6.人力资源和培训　应配备足够的MDR-TB防治的专业技术人员，确保在各个方面，如临床、实验室、管理、药品和登记报告等有足够的人员。应对相应人员进行逐级培训，省级培训地（市）、地（市）培训县（区）、县（区）培训乡村，内容包括MDR-TB实验室检测技术、治疗管理、药品管理、登记报告、感染控制、标本运输、健康教育、督导与评价等。

只有配备充足的专业人员并接受培训，才能保证高质量地实施耐药结核病控制。

（二）实施前验收

为保证耐多药防治工作的规范化，须对拟开展此项工作的地区进行启动前验收。验收内容详见表5-5。

表5–5　启动前验收清单

负责部门或单位	验收内容	验收结果
政府和有关部门	1.1 政府是否将 MDR-TB 防治工作纳入当地结核病防治规划	1 是　查看文件 2 否
	1.2 政府是否落实 MDR-TB 防治所需经费	1 是，　万元 2 否
	1.3 卫生行政部门是否出台文件，明确疾病预防控制机构、医疗机构以及基层医疗卫生机构各自的职责，确立工作机制	1 是　查看文件 2 否
	1.4 新农合、城镇医保是否出台关于 MDR-TB 优惠诊疗政策	1 是　查看文件 2 否
	1.5 民政部门是否出台对 MDR-TB 患者的救助补助政策	1 是　查看文件 2 否

续表

负责部门或单位	验收内容	验收结果
地（市）级疾病预防控制机构和定点医疗机构	2.1 定点医疗机构是否具备足够的经过培训的从事 MDR-TB 诊断治疗的医务人员和实验室人员	医师____人、护士______人、实验室____人
	2.2 定点医疗机构是否设立符合感染控制要求的专门的 MDR-TB 门诊、病房和留痰室	现场查看
	2.3 定点医疗机构是否具备符合抗结核药品储存条件的药房	现场查看
	2.4 地（市）级疾病预防控制机构或定点医疗机构是否具备达到生物安全二级及以上标准的结核分枝杆菌实验室，并具备开展结核分枝杆菌培养、菌种鉴定和药物敏感试验的能力	1. 查看仪器设备 2. 询问实验室人员是否参加上级培训
	2.5 地（市）级疾病预防控制机构是否具备足够的人员负责登记报告、培训、督导、健康促进和实验室工作等	1. 查看各种登记资料的准备情况 2. 是否参加培训
县（区）级疾病预防控制机构/定点医疗机构	3.1 是否具备达到生物安全二级及以上标准的结核分枝杆菌实验室	现场查看
	3.2 是否获得痰标本或菌株运输许可证	查看许可证
	3.3 是否配备痰标本或菌株运输箱、储存痰标本或菌株的冰箱等设备	现场查看设备及运转情况

第三节　流动人口结核病的控制

一、概述

（一）流动人口的概念

由于人口流动的原因、过程及结局的多种多样，导致产生了一些内涵相近而外延有别的关于流动人口的概念。为了使全国流动人口结核病预防和控制工作协调一致，我们应该对这些概念有统一的认识。

1.移动人口（mobile population）　这个概念在国际上较通用，它泛指因各种职业或安全原因从一个地区向另一个地区运动的人，它包括国际与国内移民、职业流动（如司机）、外出旅游、难民等，不论是合法或非法的，也不论是长期或短期的。

2.迁移人口或移民（migrant population）　这个概念在国内外都指人们从一个地区向另一个地区运动，目的是重新选择定居点，包括志愿与非志愿、合法与非合法等情形。在中国，迁移不同于流动，通常应伴随着原居住地户口改变到新居住地户口，包括上学、调动工作、参军、复员等。

3.流动人口（floating population）　这个概念目前主要用于中国，它特指人们在没有改变原居住地户口的情况下，到户口所在地以外的地方从事务工、经商、社会服务等各种经济活动，即所谓“人户分离”，排除因出差、就医、上学、旅游、探亲、访友等事由异地居住、预期将返回户籍所在地居住的人员。

至于在多大的空间、时间范围的人户分离才算流动人口，则要根据实际情况来确定标准，如在农村的同一乡（镇）之内流动不属流动人口之列。

（二）我国人口流动迁移的历史过程

新中国成立60多年以来，我国人口流动迁移表现出巨大的波动，大体可以分为5个阶段。

1954—1957年，这一阶段受“一五”时期大规模经济建设的影响，兴建了大量工矿企业和文教基础设施，吸引了大量干部、知识分子与农民迁移到新兴的城镇去。

1958—1960年，这一阶段由于“大跃进”优先发展工业的政策，吸引了大量农村劳动力迁移到城市。

1961—1965年，这一阶段进入经济困难时期，导致政府压缩城市人口，由农村向城市的人口迁移急剧下降。

1966—1976年，这一阶段受十年“文革”影响，迁移的主要是城市知识青年，下放干部进入农村。

1977—1990年，这一阶段大量知识青年、干部回到城市。

1991年至现在，大量农村剩余劳动力从农村向城市、从内地向沿海流动。

（三）流动人口的特点

随着我国社会主义市场经济的不断发展，流动人口数不断上升，据2005年全国1%人口抽样资料推算，2005年年末我国总人口数为13.063亿，其中流动人口1.474亿，占总人口的11%。《中国流动人口发展报告2015》显示，我国流动人口增速放缓，城镇之间人口流动日趋活跃。“十二五”时期，我国流动人口年均增长约800万人，2014年年末达到2.53亿人，达到历史新高，流动人口占全国总人口的18.6%，相当于每5个中国人就有1个人在流动。根据城镇化、工业化进程和城乡人口变动趋势预测，到2020年，我国流动迁移人口（含预测期在城镇落户的人口）将逐步增长到2.91亿，年均增长600万人左右，其中，农业转移人口约2.2亿人，城城之间流动人口约7000万人。“十三五”时期，人口继续向沿江、沿海、铁路沿线地区聚集。随着区域经济一体化的推进，区域间经济联系的加强，城镇之间人口流动将日趋活跃。

根据国家《关于流动人口的宏观调控研究》分析，我国现阶段流动人口主要特征有以下几点。

1.地域分布特征　根据国家统计局的一项调查显示，近几年全国省际迁移流动人口有近4000万人。表5-6列出了迁移流动人口的流向分布情况，从中可以看出：在全部迁移流动人口中有76.3%的人迁入东部地区，迁入中部地区的占9.61%，迁入西部地区的占13.97%。如果从迁移流动人口的迁出地看，从东部地区迁出的占21.24%，从中部地区迁出的占41.18%，从西部地区迁出的占37.57%。

表5-6　我国流动人口迁移流向　（单位：%）

迁出地区	迁入地区			
	东部	中部	西部	合计
东部	14.46	3.69	3.09	21.24
中部	34.36	3.30	3.52	41.18
西部	27.60	2.62	7.35	37.57
合计	76.43	9.61	13.97	100.00

《中国流动人口发展报告2012》表明，流动人口流向由东南沿海单向集中向多向集中转变，群体主要集中流向东部地区，广东、浙江、上海、北京、江苏和福建等六省市集中了全国80%以上跨省流入人口。但这种单向集中的态势正在发生转变，由于东部地区劳动力、土地等要素成本上升，资源加工型和劳动密集型产业向中西部转移加快，中西部劳务输出大省出现人口回流，流动形态以“钟摆式流动”向在城市稳定生活、稳定工作转变。

2.年龄、性别　2014年有近90%的已婚新生代流动人口是夫妻双方一起流动，与配偶、子女共同流动的约占60%。2014年，15～59岁劳动年龄人口约占流动人口总量的78%，较2010年下降2%。越来越多的流动家庭开始携带老人流动。流动人口的平均年龄不断上升，45岁以上的流动人口占全部流动人口的比例由2010年的9.7%上升到2014年的12.9%。据广东省公安厅1996年统计，在1101万流动人口中，男女分别为569万和532万，男性高于女性，而据1998年上半年的统计，男女分别上升为575.3万和578.5万，女性略高于男性，总体上两性差别不大。

3.文化程度　第五次人口普查表明，流动人口中初中文化程度的超过一半，远远高于流出地农村人口初中文化构成比例。2004年六省市流动人口调查也表明同样的结果，在流入本地的人口中，初中以上文化程度的人口占绝对优势，占流入本地流动人口的70.17%；文盲和半文盲比例相对较低，仅占4.66%；大专及以上文化程度的流动人口比例不断提高，由2010年的7.6%上升到2014年的12.1%。

4.职业特征　根据1998年国家《关于流动人口的宏观调控研究》分析，在流动人口中，41%从事生产工人（如建筑、工矿企业）、运输工人和其他有关职业，占第1位；19%从事农林牧渔劳动，占第2位；16%从事商业工作，占第3位。

5.经济收入　流动人口流动诱因在很大程度上是经济，流动人口对收入状况的考虑是流动人口跨越城市化障碍、克服流动过程中产生问题的重要诱因。

从2004年全国六省市流动人口抽样调查登记流动人口收入情况仍可以粗略地看到，流动人口月均收入在1000元以下的占90%以上，其中有接近45%的流动人口月收入在500元以下。由此可以推断，与流入地劳动力收入相比，流动人口以低收入人群为主。

6.生活条件和工作情况　流动人口的基本生活条件较差，社会保障水平较低。从2004年全国六省市流动人口抽样调查结果来看，流动人口的主要居住方式为集体宿舍、自租房和与家人租房为主，其中住集体宿舍的占27.84%，自租房占20.98%，与家人租房占25.57%，三者合计占74.9%，而自购房的仅占2.47%。2011年，流动人口在流入地的养老保险、医疗保险、工伤保险、失业保险、生育保险和住房公积金“五险一金”的参加比重均不超过30%。流动人口的工作时间普遍较长，平均每周工作54.6小时，远超过劳动法规定的每周40小时的工作时间。

7.医疗保险和居住稳定情况　《中国流动人口发展报告2015》显示，流动人口基本公共卫生服务与社会医疗保险覆盖率稳步提升。流动人口参加社会医疗保险比例持续上升，2014年83%的流动人口至少参加1种基本医疗保险，比2011年上升15%。流动人口子女在现居住地出生的比例不断上升。与2010年相比，2013年流动人口子女在现居住地出生的比例上升了23%，达到58%。流动人口的居留稳定性增强，融入城市的愿望强烈。2014年，流动人口在现居住地居住的平均时间超过3年，在现居住地居住3年及以上的占55%，居住5年及以上的占37%。打算在现居住地继续居住5年及以上的占56%。流动人口中整体家庭流动的越来越多。流动人口最初是劳动力的流动，接着是夫妻两个带着孩子流动，再往后是老年人跟着流动。

二、流动人口结核病流行现状、实施策略及存在的问题

（一）流动人口结核病流行概况

据2010年全国第五次结核病流行病学调查显示，全国15岁及以上人口中农村地区的活动性肺结核患病率为569/10万，约是城市地区的2倍（307/10万）。全国结核病信息管理系统登记的2011年流动人口肺结核患者主要集中分布在东部沿海省份。

来自深圳市的数据显示，1991年深圳市居民活动性肺结核患病率336/10万，而当地的流动人口活动性肺结核患病率为417/10万。1996年上海市登记的流动人口活动性肺结核患者达2279例，占全市活动性肺结核总数的30.7%。北京市户籍人口中新登记活动性肺结核和涂阳肺结核病例数从1993年到2002年分别减少6%和8%；而同期流动人口病例数分别增加了344.2%和237.8%。福建省全球基金结核病流动人口项目地区2012年流动人口活动性肺结核患者登记率为77.84/10万，明显高于当地人口的38.89/10万。北京市朝阳区流动人口活动性肺结核患者登记率为27.4/10万，明显高于当地人口的7.9/10万。全球基金项目地区，2011—2012年活动性肺结核患者登记率为71.43/10万。

流行病学调查显示，各省市流动人口结核病的耐药性较高。2008年深圳市流动人口结核病患者耐多药率为5.59%，远远高于户籍人口的1.25%。嘉兴市第一医院2004—2010 年1655例流动人口肺结核患者初始耐多药率为24.03%，获得性耐多药率为46.15%。

（二）实施策略及进展

1.部分城市开展流动人口结核病防治策略探索　20世纪末至21世纪初，我国部分城市开始探索将流动人口肺结核患者纳入区域结核病控制规划之中，取得了

良好的成效。广州市、上海市、深圳市、东莞市和温州市等城市将流动人口肺结核患者纳入规划管理，并实施DOTS策略，初治涂阳治愈率在86%～98%，取得了良好的效果。

2.全球基金项目进行流动人口结核病防治策略的试点

（1）项目概况。该项目为探索流动人口结核病防治的工作模式，为我国流动人口结核病防治政策的制定和完善奠定基础。自2006年10月起，针对流动人口的特点我国在东部7个省（直辖市）实施了第五轮中国全球基金结核病项目流动人口结核病防治子项目。2009年10月我国又开始实施第八轮中国全球基金结核病项目流动人口结核病防治子项目，该项目覆盖全国21个省（市、自治区）。2010年7月，中国全球基金结核病项目进入整合阶段，流动人口领域累计覆盖全国28个省（市、自治区）及新疆生产建设兵团的75个地（市）、198个县（区）。

（2）主要干预措施及结果。对流动人口初诊肺结核可疑症状者提供免费检查，开展转诊和未到位患者的追踪，总体到位率达到80%。通过对流动人口的健康体检发现，项目期间共登记流动人口活动性肺结核患者165529例，2007年、2008年、2010年、2011年这4年活动性肺结核登记率平均为49.8%。

对114591例流动人口活动性肺结核患者提供免费随访检查和抗结核药物治疗。未转出患者新涂阳治愈率为90.5%，复治涂阳患者治愈率为77.9%，涂阴患者治疗完成率为84.6%；转出患者新涂阳治愈率为48.9%、复治涂阳治愈率为32.7%，涂阴患者治疗完成率为38%。实施跨区域患者的管理策略，项目期间共转出7322例肺结核患者，总到位率为70.0%；到位信息反馈率为72.31%。

此外，为确诊治疗中存在心理问题的流动人口结核病患者提供团体支持和个人心理支持；向患者提供伙食补助和交通补助；聘用专职人员以弥补人力资源的不足；延长医疗机构服务时间，使流动人口肺结核患者在工作时间以外依然能够得到结核病的医疗服务；各级项目执行机构开展了专门针对流动人口的结核病防治健康促进活动。

（3）主要成就及经验。探讨并建立了流动人口结核病控制策略和模式。将流动人口结核病防治纳入地方规划管理，为流动人口结核病患者提供免费诊疗经费；首创了跨区域肺结核管理的模式；创建了流动人口结核病患者关怀模式；针对流动人口的特点，提供专项经费，延长项目地区结核病防治机构及定点医疗机构的医疗服务时间；充分利用健康体检机构发现流动人口可疑结核病患者并及时转诊；强化了流动人口患者的督导管理；首次大规模利用民间组织（NGO）开展流动人口结核病防治健康教育活动等，这些经验有效促进了流动人口结核病患者的发现和治疗管理水平。

3.全国流动人口结核病防治策略的发展　伴随着流动人口大量涌入，公共卫生问题逐渐得到了国家和各级地方政府的高度重视。《中国结核病防治规划实施工作指南》（2002年版）要求落实流动人口的免费检查和治疗政策；2005年我国将流动人口结核病防治列入《全国结核病防治规划（2006—2010年）实施计划》，流动人口结核病患者享受与当地居民同样的免费诊断和治疗政策，使流动人口中肺结核患者能及早发现和治疗。2006年6月15日，吴仪副总理在全国结核病防治工作电视电话会议上，强调要高度重视流动人口的结核病防治工作。《中国结核病防治规划实施工作指南》（2008年版）要求：按照传染病属地化管理的原则，开展流动人口肺结核患者的报告、登记和治疗管理等工作；并为流动人口肺结核患者落实国家规定的相关减免政策。2009年4月1日国家下发了《全国跨区域肺结核患者管理程序（试行）》，完善和规范了流动人口结核病患者的转诊追踪和治疗管理工作，流动人口结核病防治工作有了很大进展。近年来，逐步对专报系统进行优化，增加了流动人口结核病患者相关信息的监测。同时，制定了技术规范，编写了《流动人口结核病防治工作手册》《中国全球基金结核病项目流动人口结核病防治领域实施细则》及其相应的培训教材。国务院2011年下发的《全国结核病防治规划（2011—2015年）》（国办发〔2011〕53号）强调：各地要认真做好流动人口结核病患者的发现、登记、转诊、接收和管理工作。加强部门协调配合，为贫困流动人口结核病患者提供关怀和救助。积极探索针对农民工等流动人口结核病防治的有益做法和经验，不断完善流动人口的结核病防治政策。

4.全国流动人口结核病防治工作的进展　2010 年和2011年全国共登记非户籍活动性肺结核患者分别为74062例和73635例，登记的非户籍活动性肺结核患者分别占总登记患者数的7.95%和8.13%。2010年我国登记的流动人口患者中39.7%在省内流动，60.3%在省际流动。省际流动人口患者在登记省份所属地区的分布：92.3%在东部地区，5.0%在西部地区，2.7%在中部地区。登记的流动人口患者数量占当地总登记患者的比例广东最高，为32.6%；浙江为24.7%。省际流动人口患者在原籍省份所属地区的分布：46.0%在西部地区，44.8%在中部地区，9.2%在东部地区。省份分布的流动人口患者占登记的结核病患者总数的比例：四川占14.4%，贵州占11.9%。

2015年，全国登记的活动性肺结核患者中，非本地户籍人口167501例，非本地户籍人口的患者数占全国的21.0%；登记的非户籍肺结核患者中 51.7%在东部地区，27.7%在中部地区，20.6%在西部地区。与2011年76.2%在东部地区、9.7%在中部地区和14.1%在西部地区比较，东部地区构成比例减少，中、西部地区构成比例有所增加。

2011年登记的非本地户籍人口肺结核患者中新涂阳患者治愈率为91.8%，复治涂阳患者治愈率为81.6%；涂阴患者完成疗程率为92.9%。2013年登记的非本地户籍人口肺结核患者中，新涂阳患者20700例，治愈19015例，治愈率为92%；复治涂阳患者2424例，治愈1900例，治愈率为78%；新涂阴患者36369例，治愈34252例，完成治疗率为94.2%。2015年登记治疗的患者中，有6171例患者在治疗过程中转出，其中收到了6065例转入单位的患者到位信息反馈单，反馈率达到了98.3%。2014年全国登记的非本地户籍人口肺结核患者119635例，非本地户籍人口肺结核患者的成功治疗率达93.0%。

（三）流动人口结核病控制存在的问题

尽管全国很多省市采取不同的措施积极开展流动人口结核病防治工作，也取得了一定进展，但是仍存在很多问题。

1.经济收入低，患病风险高　由于流动人口普遍经济收入较低、工作和生活条件较差、工作没有保障、文化程度较低、健康观念差，容易受到歧视，基本属于弱势群体，他们面临着比本地户籍居民更多、更复杂的健康风险。流动人口一旦患上结核病，往往会失去工作和生活来源，迫于生活压力，不得不放弃治疗，造成病情的延误和结核病的传播。

2.政府承诺不足，可持续发展面临挑战　地方政府没有流动人口结核病防治专项经费投入。特别是，由于医疗制度改革和体系的转变，结核病诊治转移到定点医院，政府未对定点医院承担的公共卫生工作实施补偿，定点医院很难实施国家规定的免费政策，加重了包括流动人口在内的结核病患者的就医负担。流动人口患者多数在户籍所在地参保，目前又没有跨省异地医疗保险的报销政策，导致患者必须返回户籍所在地治疗，否则患者将自费进行治疗。由于经济条件有限，部分患者不得不中断治疗，或症状出现再行治疗，如此反反复复，容易产生耐药结核病患者，对周围传播耐药结核分枝杆菌，加重当地结核病疫情，特别是耐药结核病疫情。

目前，除国家免费诊断和治疗政策外，全球基金项目试点地区探索开展了流动人口结核病专项体检筛查、心理支持、提供激励和交通营养补助等工作。然而项目结束后，如果政府不能继续提供相应的经费支持，这些积极的措施是否可持续发展将面临严峻挑战。目前我国流动人口参保率较低，面临报销水平低、异地结算困难等问题，免费诊疗费用之外的医疗负担较重，急需政府在政策和经费投入上给予倾斜。

3.流动人口肺结核患者发现水平低　流动人口肺结核患者就诊延迟较为严重，大多数流动人口的文化水平较低，自身防治疾病的意识差，加之经济收入较低，在患有疾病（包括结核病）的情况下，往往有病不就医，或者自行购买普通药物对症治疗。对全国4个省323 例流动人口肺结核患者调查发现，就诊延迟平均天数较长，达到31天。即使就医，也只在条件较差的私人诊所就医，一旦诊断为结核病，因担心社会歧视、被单位解雇等原因，不敢留下真实姓名和详细地址。因此，我国结核病信息管理系统难以正确掌握流动人口结核病患者，使得该类人群结核病的发现水平远远低于本地户籍患者。

4.流动人口中结核病患者治疗管理难度大　目前，结核病治疗采用的是世界卫生组织推荐的直接督导下治疗（DOT）。每个患者需要接受6～8个月的治疗。由于流动人口流动性强，居无定所，很难坚持完成规定的疗程，容易中断治疗，从而造成耐药的高发。同时，对流动人口的管理缺少有效的措施，流动人口中结核病的登记、管理相对混乱，因此，对患者的督导、随访工作很难开展，患者容易丢失，服药不规则。

5.跨区域肺结核患者管理工作质量有待提高　流动人口没有固定的居住和工作场所，经常在县（区）之间、地（市）之间，甚至在各省之间流动。为此，国家下发了《全国跨区域肺结核管理程序（试行）》，填补了此项工作空白，基本满足工作需求。但由于目前流动人口肺结核患者的省内、省间协调及合作机制还不完善，部分地区还未规范实施跨区域肺结核管理，工作积极性不高，重视和配合程度较低，整体工作质量有待提高。流动的结核病传染源无法得到有效控制，将给当地结核病疫情的控制工作造成困难。

6.部分地区结核病防治机构人力资源匮乏　在一些发达城市，流动人口的数量远远高于户籍人口，而且数量还在不断增加。原本以户籍人口核定的结核病防治机构人员数远远不能满足目前结核病防治工作的需要。特别是基层结核病防治人员极度匮乏，这使得一些地区的流动人口结核病控制工作难以深入开展。

7.健康教育工作薄弱　广州市调查结果显示，流动人口结核病防治知识总知晓率为69.53%，56.00%选择去综合医院治疗，结核病的免费治疗政策知晓率仅为40.33%。由于流动人口文化水平较低，加之劳动繁重，他们很难主动获取相应的知识。目前，缺乏针对用工单位的宣传和干预，宣传手段和方法单一。流动人口结核病健康教育薄弱导致有病不能正确求医和有效地治疗。

（四）流动人口结核病控制的目的和策略

流动人口是我国结核病防治的重点人群和弱势人群，这些都对流动人口结核病服务管理提出了更高的要求。制定结核病流动人口相关的政策要适应家庭化流动趋势，满足流动人口家庭而非个人的需求，控制流动人口的结核病疫情。流动人口结核病控制的主要目的为：提高流动人口肺结核患者的发现水平，完善流动人口肺结核患者治疗管理程序，降低流动人口中结核病的发病率和死亡率。为达到这一目的，应采取以下策略。

（1）流动人口结核病防治是结核病防治规划的重要组成部分。

（2）实行属地化管理，流动人口肺结核患者现住址所在地的结核病防治机构承担辖区内流动人口肺结核患者的发现和治疗管理工作。

（3）实现公平性，流动人口享受与户籍人口平等的结核病防治政策。对于经济困难的患者给予政策和经费的倾斜。

（4）实行跨区域肺结核患者的管理机制，加强不同地区结核病防治机构间合作。

（5）多部门合作，全社会参与，共同做好流动人口结核病防治工作。

三、流动人口肺结核患者的发现和治疗管理

由于流动人口结核病患者经济水平低、健康观念差，无固定居住地，肺结核患者发现和治疗管理的难度比普通人群要大得多。因此，常规的患者发现方式难以满足流动人口肺结核患者发现的工作需要，需要进一步探索其他行之有效的流动人口肺结核患者发现和治疗管理措施。

（一）患者发现措施

以咳嗽、咳痰超过2周或有咯血（血痰）的症状者为筛查对象，痰涂片阳性和痰涂片阴性的肺结核患者是患者发现的主要对象。

1.常规发现措施　目前全国各地采取的常规发现措施主要有因症就诊、转诊和因症推荐等。由于流动人口大多经济条件较差，因此，要特别重视药房、私人诊所等小规模医疗机构的转诊和报告。此外，应充分利用传染病报告管理系统对综合医疗机构发现的流动人口肺结核患者进行追踪，以此增加流动人口肺结核患者的发现。

2.健康体检　流动人口肺结核患者主动就诊的概率比常住人口要低很多，考虑到我国大部分城市要求用工前需要体检，因此，可采用流动人口健康体检的方式主动开展患者发现工作。第五轮中国全球基金结核病项目利用此项措施在流动人口患者发现方面取得了良好的效果和经验。主要方法如下。

（1）充分发挥卫生行政部门的行政职能，保证辖区内从事健康体检的医疗机构配合结核病防治机构开展流动人口的健康体检工作。

（2）对从事健康体检的医疗机构进行结核病相关检查或国家政策方面的培训。

（3）健康体检的医疗机构的常规项目中增加痰涂片和X线检查项目。

（4）健康体检的医疗机构需对发现的可疑肺结核患者进行规范登记，并动员可疑者转诊到结核病防治机构进行免费检查和治疗。

（二）治疗管理

流动人口肺结核患者应与常住人口一样享有同等的免费治疗政策，包括提供免费抗结核药品和督导下的治疗。根据患者暂住地，实行属地化管理，针对流动人口的特点，还应采取特殊的治疗管理措施。

1.治疗管理方式　肺结核患者的治疗管理方式包括对涂阳结核病患者提供全程督导，涂阴患者可采取强化期督导。

督导治疗的提供者主要包括结核病防治机构和社区卫生服务机构的医务人员、社区志愿者和家庭督导员。对于流动人口肺结核患者最好采取医务人员督导，或者利用社区志愿者以及工友中的志愿者。流动人口聚集较多的地区最好增加社区服药点。特别要发挥社区卫生服务机构、非政府组织和社区工作者的作用，加强流动人口肺结核患者的治疗管理。

2.中断治疗者追踪　流动人口肺结核患者在治疗过程中，更容易发生中断治疗，一旦发生中断治疗，应尽快采取措施追回中断治疗的患者，保证规范治疗。

关于追踪对象，在治疗期间超过规定时间1周未到县级结核病防治机构取药的结核病患者较为合适。具体追踪方式如下。

（1）县级结核病防治机构与患者电话联系，了解中断原因，并督促患者及时到结核病防治机构取药。同时电话通知乡、镇防结核医师，由乡、镇防结核医师通知村医师到患者家了解中断原因，督促患者到结核病防治机构取药，并将追踪结果向县级结核病防治机构电话反馈。

（2）若通知患者1周后仍未到县级结核病防治机构取药，县级结核病防治机构应到患者家进行家访，了解原因。

（3）若患者离开当地，县级结核病防治机构应了解患者去向，根据《中国结核病防治规划实施工作指南》（2008年版）要求对该患者实施跨区域管理。

3.结核病防治机构的灵活医疗服务时间　流动人口肺结核患者难以在工作时间到结核病防治机构就诊，患者延误就诊现象时有发生。有条件的结核病防治机构及定点医疗机构可适当改变医疗服务时间，使流动人口肺结核患者在工作时间以外依然能够得到相关的医疗服务。

（三）激励措施

1.对患者的激励　调查中发现流动人口肺结核患者大多无法完成医师所建议的诊疗，有些放弃治疗，有些退而求其次，选择自己可以承担的诊疗方法。因此，有必要对生活贫困的流动人口肺结核患者提供一些生活和诊疗补助，提高治疗依从性，保证肺结核患者规则完成疗程。如有条件的地区应对生活贫困的流动人口肺结核患者提供适当的交通费和生活补助或扩大免费范围。

2.对服务提供者的激励　由于流动人口聚集地区的结核病防治工作任务成倍增加，对从事流动人口结核病防治工作的医务人员应给予适当的激励措施，以提高医务人员的工作积极性。如提供加班费、中断治疗者的追踪费，为体检机构和综合医疗机构的医师提供报病费等。

（四）跨区域肺结核患者管理

跨区域肺结核患者是指在治疗过程中，由某一个县（区）转到另一个县（区），不能在原登记县（区）继续接受治疗管理的肺结核患者。

1.管理原则

（1）首登负责的原则。即第一次对肺结核患者进行登记和进行治疗的结核病防治机构应负担起患者全程的管理，并对患者的转归进行评价。

（2）区域化管理的原则。患者居住地结核病防治机构负责对转入的患者继续进行规范的治疗和管理，并须将患者有关信息及时反馈至首登机构。

（3）公平的原则。转入本地的肺结核患者应享受与当地人口平等的免费治疗政策。

（4）相互合作的原则。不管肺结核患者流动到哪个地区，各地结核病防治机构应相互配合、共同合作，保证患者的规范性治疗。

2.转入和转出地的职责

（1）患者转出地县（区）级结核病防治机构负责肺结核患者的转出，并进行全疗程治疗管理信息的跟踪管理；负责向转入地结核病防治机构提供转出患者的登记和转出前的治疗管理信息；负责在结核病管理信息系统（以下简称专报系统）中查看转入地结核病防治机构是否已填写“患者到位反馈单”和是否已将患者到位后的后续治疗管理信息录入专报系统。如未查看到上述信息，要及时与转入地结核病防治机构联系，必要时请求相关省、地（市）级结核病防治机构协助；负责完成包括转出患者在内的“登记肺结核患者治疗队列分析表”的报告。

（2）患者转入地县（区）级结核病防治机构负责对所有转入本地的肺结核患者进行追踪和访视；负责为到位患者提供免费的抗结核药品、随访检查和落实后续的治疗管理；负责及时向患者转出地反馈患者的到位情况、到位患者后续的随访检查结果、停止治疗时间和停止治疗原因等信息。

3.省、地（市）级结核病防治机构 对跨省和地（市）的跨区域患者治疗管理工作进行协调和督导，对辖区内未能及时进行信息反馈的单位及时采取措施督促解决。

四、健康教育和社会动员

对流动人口开展结核病健康教育，旨在通过对结核病防治政策和结核病防治宣传知识的宣传和交流，改变流动人口和肺结核患者的不良行为，并动员社会关注流动人口，消除对流动人口肺结核患者的歧视。由于不同人群在结核病防治活动中的需求、所起的作用、与结核病防治相关利益和接受能力等方面的不同，为了提高健康促进活动的效果，应当针对不同的目标人群，以不同的方式开展不同的健康促进活动。

（一）健康教育

1.健康教育的目的

（1）使流动人口了解国家和项目免费治疗政策，了解结核病基本知识、传播途径及预防措施，从而提高其自我保护能力，并且在发生结核病可疑症状时能及时到结核病防治机构就诊。

（2）流动人口肺结核患者作为结核病的受害者，针对他们的宣传重点在于结核病的基本症状、如何就诊、治疗管理的基本知识、规范治疗的益处以及国家免费治疗的政策，增强患者的治疗依从性。

（3）对用人单位或管理者进行健康教育，主要是改变他们对待流动人口肺结核患者的态度，消除对流动人口肺结核患者的歧视，正确对待和关怀流动人口肺结核患者。

（4）使普通公众正确对待流动人口肺结核患者，消除对他们的歧视。

2.健康教育的方式

（1）针对流动人口。

1）宣传画、布告、标语、橱窗、报纸、广播、电影、电视、黑板报、知识问答、知识竞赛等宣传形式。

2）在社区、村庄制作有关结核病知识的墙体广告、张贴宣传横幅。

3）在工地、工厂等流动人口聚集地开展健康教育工作，包括散发宣传单、组织义诊、电影放映宣传短片等。

4）开展交通工具及公共场所农民工健康教育。在春节返乡及麦收季节等农民工流动比较集中的时期，在铁路、公路等港站及交通工具上开展健康教育工作。

5）由城市社区卫生服务中心（站）组织开展辖区内流动人口结核病健康教育活动，将健康教育传播材料发送到工地、厂矿企业及农民工手中，倡导健康的生产生活方式。

6）与有关部门合作，编排有关结核病防治信息的文艺演出节目，为流动人口集中的单位免费演出。

面向流动人口的核心信息包括：肺结核诊治优惠政策不受户籍限制；患者尽量留在居住地完成全程治疗，如必须离开，要主动告知主管医师；患者返乡或到新的居住地后，要主动到当地结核病定点医疗卫生机构继续治疗。

（2）针对流动人口肺结核患者。

1）医院、结核病防治所的门诊候诊健康教育，包括口头宣传、黑板报、图片、患者小册子等。

2）当流动人口肺结核患者确诊时，医师要对患者及家庭成员进行耐心、细致、正确的门诊宣传及健康教育。针对不同患者、病史、病程等具体情况，有针对性地进行健康教育。一般来说，医师是受患者信赖的，患者易于接受医师的忠告，有利于提高患者的合作性。

3）建立患者互助组或举办患者座谈会，交流治疗经验，开展同伴教育。

4）督导治疗的提供者（包括医务人员、家属和志愿者）督导患者服药时，应及时纠正患者的不良行为，保证规范治疗。

（3）针对用人单位或管理者。

1）制作流动人口结核病防治短片公益广告或宣传短片，在电视上播放。动员社会关注流动人口肺结核患者，减少歧视。

2）制作流动人口结核病宣传新闻广播稿，并在广播上播放。

3）在报纸刊登科普、评论等相关文章，在工地等流动人口集中的单位进行标语、橱窗黑板报宣传，并向有关领导发放宣传画、传单、卡片、小册子。

4）召开雇工单位和雇主参加的健康教育会议，以研讨的形式进行健康教育。

（4）针对普通人群。在广播、电视上播放知识讲座、公益广告或宣传短片，在报纸上刊登宣传文章，张贴或发放宣传海报、小册子等。

3.核心信息

（1）针对流动人口。肺结核是一种经呼吸道传播的慢性传染病，主要通过患者咳嗽、打喷嚏或大声说话时喷出的飞沫传播给他人。

流动人口由于经济状况、居住环境和卫生条件都较差，是结核病患病的高危人群。

如果连续咳嗽、咳痰2周以上或痰中带血丝，应怀疑自己得了肺结核，立即到当地结核病防治机构进行诊治。

国家免费提供主要肺结核检查，并为活动性肺结核患者提供抗结核病药物和主要的检查。

（2）针对流动人口肺结核患者。只要坚持正规治疗，肺结核是可以治愈的。

肺结核的治疗时间通常为6～8个月，患者要在督导人员的督导下，按时服药，要树立信心，坚持治疗，保持轻松愉快的心情。

为早日治好结核病，患者在治疗过程中尽量不要离开居住地，如果必须离开，请提前通知负责服药的医务人员，以便安排继续治疗。

除国家的免费政策外，项目将为流动人口肺结核患者提供服药交通补助，为生活贫困的流动人口肺结核患者提供适当的营养费补助，鼓励患者坚持完成治疗。

（3）针对用人单位和普通人群。流动人口为城市建设、社会发展做出了不可磨灭的贡献，但由于经济状况较差，一直是社会的弱势群体，尤其是流动人口肺结核患者。

对流动人口肺结核患者应该给予关怀和照顾，不应该歧视，更不能在他们生病期间辞退。

肺结核患者开始接受正规药物治疗后2～3个星期一般就没有了传染性，痰中没有查出结核分枝杆菌的肺结核患者，可以参加正常的社会活动。

（二）社会动员

联合国儿童基金会（UNICEF）把社会动员定义为一种广泛的、激发公众积极参与并通过自身努力来实现既定发展目标的运动。它充分发挥社会各种相关方面的作用，是一个通过众多参与者相互关联和互补的努力，有效推进变化和发展的有计划的进程。

流动人口结核病防治存在一定的特殊性和复杂性，必须依靠社会各界的支持和参与，包括公安、劳动、教育、广电等政府部门，各种类型的公司和企业、非政府组织（NGO）、社会团体以及志愿者等。社会动员的目的主要是动员更多的组织和部门参与流动人口结核病控制工作，充分发挥社会各界的力量，为流动人口和患者提供社会支持，消除歧视。可采取以下几种方式。

1.利用会议　可充分利用各种大型会议，向参会代表传播流动人口结核病防治知识。比如，在政府各部门参加的大会上，选择合适的时机和议题插入流动人口结核病防治信息。又如，可通过街道、社区组织企业、厂矿、市场领导参加的健康教育会议，传播结核病知识、消除歧视等。

2.利用大众媒体

（1）利用“3·24世界防治结核病日”媒体记者关注的时机，向其灌输结核病防治知识，提高媒体记者对结核病的兴趣和关注程度。在可能的情况下安排部分媒体记者进行短暂的培训和座谈，或向他们提供一些正面的新闻案例，引发他们的关注。

（2）利用印象深刻的电视广播和平面媒体材料加深社会各界对流动人口结核病的印象。

（3）利用当地知名人士在各种媒体上传播流动人口结核病防治知识，通过名人效应达到社会动员的目的。

3.利用文艺演出　将流动人口结核病防治题材编排到文艺节目中，利用大型文艺演出活动，向当地人群传播结核病防治知识，可取得意想不到的效果。

4.利用非政府组织、社会团体和志愿者　流动人口聚集地多为经济发达地区，社会发展也达到较高的水平，近年来非政府组织、社会团体和志愿者组织如雨后春笋般地出现，日益活跃，也逐渐表现出参与结核病防治的浓厚兴趣。特别是很多流动人口聚集地区出现了打工者自发组织者。这些组织的工作人员较医务人员更容易和方便与流动人口接触和沟通，特别是能够提供医务人员做不到的社会支持。他们应当被积极地引导和培育，通过培训和交流手段提高参与流动人口结核病防治的能力。

五、流动人口结核病防治的支持环境

（一）组织和领导

各级政府要加强对流动人口结核病防治工作的重视和领导，将流动人口纳入当地的结核病防治规划，保障流动人口公平享有结核病免费治疗的权利。各级结核病防治领导小组要加强对流动人口结核病防治工作的领导和协调，争取计划、财政、卫生、民政、教育、公安、妇联等相关部门的配合，共同完成流动人口的结核病防治工作。结核病防治机构要成立流动人口结核病防治工作小组，负责流动人口结核病防治工作的具体实施。

（二）经费支持

各地在编制结核病防治年度经费预算时，要将流动人口结核病的防治经费列入其中；流动人口结核病防治经费要纳入当地财政预算；各级政府要保障流动人口结核病防治经费的及时、足额到位。

（三）人力资源建设

随着流动人口肺结核患者的日益增多，应适当增加基层结核病防治人员的数量，以满足结核病防治工作的需要。流动人口结核病防治工作具有一定的复杂性，需提高结核病防治工作人员以及社区卫生服务人员的工作能力。针对流动人口结核病防治的特点，开展科学、有效的培训，特别是加强跨区域肺结核患者管理机制的培训。

（四）制订行动计划

各地要制订流动人口结核病防治行动计划，确保流动人口结核病防治工作得以顺利实施。要明确活动的内容和目标，每一项活动都有指标、时间进度、经费预算和各级机构的职责。流动人口结核病防治行动计划应包括：流动人口肺结核患者的发现、登记、报告和治疗管理，实行跨区域肺结核患者管理机制，利用多部门协助开展流动人口的结核病控制工作，开展流动人口结核病的健康促进活动，将流动人口结核病监测信息纳入国家结核病信息管理系统，以及人力资源建设、社区参与和实施性研究等。

第四节　结核分枝杆菌/人类免疫缺陷病毒双重感染防治

结核分枝杆菌/人类免疫缺陷病毒（TB/HIV）双重感染包含了两层含义：一是HIV感染者或艾滋病患者同时感染了结核分枝杆菌，但尚未发展成为活动性结核病；二是艾滋病患者同时患有活动性结核病。TB/HIV双重感染防治措施针对结核病发病的不同阶段，包括：在HIV感染者和艾滋病患者中采取结核分枝杆菌感染控制措施，避免感染结核分枝杆菌；感染结核分枝杆菌的HIV感染者和艾滋病患者采取异烟肼预防性治疗，避免发展为活动性结核病；在HIV感染者和艾滋病患者中及早发现结核病患者并及时给予抗结核治疗，降低病死率，阻断结核病的进一步传播。

一、TB/HIV双重感染的特点

（一）TB/HIV双重感染的流行病学

结核病是艾滋病最常见的机会性感染和最主要的死亡原因，尤其是在发展中国家，艾滋病的流行导致结核病疫情不断攀升。随着抗病毒治疗的全面开展，因艾滋病引起的结核病发病率有所降低，但艾滋病合并结核病患者的病死率仍比未感染HIV的结核病患者或未患结核病的艾滋病患者高得多。许多HIV阳性的结核病患者不知道其HIV感染状况，且大多数艾滋病合并结核病患者虽已知道为HIV感染，但尚未接受抗病毒治疗，这是造成艾滋病合并结核病患者死亡的主要原因。2014年，估算全球新发结核病患者960万例，其中120万例（12%）同时感染了HIV，他们当中大约75%在非洲地区；估算当年因结核病死亡的患者约150万例，其中40万例为HIV阳性。

在我国，尽管艾滋病的流行尚未引起全国结核病疫情的明显加重，但已成为潜在危险因素，特别是随着艾滋病影响人群的增多和流行模式的多样化。据世界卫生组织估算，2014年在我国新发结核病患者中，大约有1.4万例（1.1万～1.7万例）患者同时感染了HIV。2006—2008年我国开展的2次结核病患者的HIV感染现况调查显示，TB/HIV双重感染的流行与艾滋病的流行密切相关。我国TB/HIV双重感染防治年报数据显示，TB/HIV双重感染患者抗结核治疗期间的病死率明显高于单纯肺结核患者。

（二）HIV感染对结核病的影响

HIV感染是目前已知的促使由结核分枝杆菌潜伏感染发展成为活动性结核病的最危险因素。HIV感染者和艾滋病患者感染结核分枝杆菌，每年发展为结核病的风险为5%～15%，一生中发展为结核病的风险甚至达到50%；而HIV阴性的结核分枝杆菌感染者一生中发展为结核病的风险为5%～10%。此外，HIV增加了结核病的复发率，这可能是内源性激活（即治愈后体内细菌活跃所致的复发）或外源性再感染。在艾滋病高流行地区，HIV感染者和艾滋病患者中结核病患者的大量增加，给结核病控制工作带来了新的挑战。

我国的结核分枝杆菌潜伏感染率非常高。2000年全国结核病流行病学抽样调查结果显示，全人口结核分枝杆菌感染率为44.5%。所以，在HIV感染者和艾滋病患者中的结核病预防和治疗显得非常重要。

（三）结核病对HIV感染的影响

结核病对HIV感染的发展进程和存活带来了不利影响。一些研究表明，结核病可能增加HIV的复制，并可能加速HIV感染的自然进程。此外，HIV感染者和艾滋病患者合并结核病后，其病死率远高于未患结核病的HIV感染者和艾滋病患者。从全球来看，结核病是HIV感染者和艾滋病患者的主要死亡原因，约占全球艾滋病死亡人数的1/3。一些尸检研究甚至表明，高达50%的艾滋病相关死亡源于结核病。

当HIV感染者和艾滋病患者处于易患结核病的免疫缺陷水平时，对一系列的机会性感染的易感性也非常高。

（四）TB/HIV双重感染的感染顺序及特点

绝大部分艾滋病合并结核病患者的来源是HIV感染者和艾滋病患者在机体免疫力降低时发展为活动性结核病。极少部分艾滋病合并结核病患者来源于结核病患者在患病期间因高危行为而感染HIV。

艾滋病合并结核病患者的数量与当地的艾滋病疫情轻重、艾滋病流行时间长短和抗病毒治疗效果好坏有关。当地艾滋病疫情越重，艾滋病合并结核病患者数量可能越大；当地艾滋病流行时间越长（进入艾滋病发病期），艾滋病合并结核病患者数量可能越多；当地开展抗病毒治疗的效果越好（$CD4^+$T淋巴细胞计数水平上升），艾滋病合并结核病患者数量可能越少。

二、TB/HIV双重感染防治的策略和措施

（一）艾滋病合并结核病患者的发现

1.在结核病患者中发现艾滋病患者　在艾滋病中、高流行地区，结核病防治机构及结核病防治定点医疗机构应采用医务人员主动提供HIV检测与咨询（即PITC）的方式为结核病患者提供HIV抗体检测，并作为常规检测项目。

（1）工作流程。PITC包括的基本要素为检测前告知、实验室检测、检测后咨询。

（2）动员结核病患者接受HIV抗体检测。

1）检测对象。在结核病防治机构新登记的各型结核病患者（除既往已明确知晓为HIV感染者）。

2）检测前动员。在动员结核病患者做HIV抗体检测时应遵循“知情不拒绝”的原则。医务人员应让结核病患者获得有关HIV抗体检测的信息，请患者自主做出选择，并给予患者充分考虑的时间，解答患者提出的相关问题。结核病防治机构可通过给患者发放“结核病患者进行HIV抗体检测的重要性”宣传单（图

5-1）或参照宣传单的内容向患者进行讲解，从而使患者能够接受检测。

如果患者拒绝进行HIV抗体检测，则请患者在病案上签字，声明拒绝检测，结核病防治机构医师应在患者后续的治疗随访时，再次动员患者做HIV抗体检测。

结核病患者进行HIV抗体检测的重要性

尊敬的患者：

在艾滋病中、高流行地区，同时患结核病和艾滋病的情况很常见，因此，HIV抗体检测已被列为结核病患者的常规免费检查项目之一。

如果结核病患者感染了HIV病毒，通过HIV抗体检测发现后，可以及时采取措施，开始抗病毒治疗或享受艾滋病的其他一系列关怀服务，达到延长生命和提高生活质量的目的；同时也可以避免将病毒传播给其他人。另外，一些治疗艾滋病的抗病毒药物和治疗结核病的抗结核药物相互影响，不能共用。因此，在治疗前，医师需要知道您的HIV感染状况，以制定最适合您的抗结核治疗方案。

对于您的HIV抗体检测结果，医师将为您保密。

图5–1　“结核病患者接受HIV抗体检测的重要性”宣传单

患者有权拒绝进行HIV抗体检测，不影响其接受国家规定的其他免费检查和治疗。

（3）HIV抗体检测。

1）血样采集。采血前要核对患者的姓名和编号。用真空采血管抽取5ml静脉血，室温下自然放置。血样采集后做好标记。如果结核病防治机构和艾滋病检测实验室距离较近，则由艾滋病检测实验室负责采集血液并检测。注意预防结核病患者与HIV感染者和艾滋病患者的交叉感染。如果结核病防治机构距离艾滋病检测实验室较远，患者又不愿到艾滋病预防机构实验室采集血液，则由结核病防治机构负责采集血液，于当天将全血送到艾滋病检测实验室。

2）血样处理和保存。如果采集的血样当天不能送到HIV抗体检测实验室，应对样品进行适当处理：将血样在室温下自然放置1～2小时，待血液凝固和血块收缩后用3000转/分的离心机离心15分钟，然后将血清分离，置于分离管中。分离出的血清样品应放置于2～8℃环境中冷藏保存，1周内送样检测。

3）血样运送和接受。使用冷藏箱（温度保持在2～8℃）运送样品，由经过培训的专人运送，必须填写“接送样记录单”的送样记录部分，并签名。

由经过培训的实验室人员接收血样。接收时首先核对样品与送样记录，然后按照由外向内对包装、标记和样品运输过程中的温度进行评价。之后，应在生物安全柜中打开包装，检查样品管有无破损和溢漏，如发现破损或溢漏应立即将尚存留的样品移出，对样品管和盛器消毒，同时报告有关领导和专家；检查样品的状况，如有无溶血、微生物污染、血脂过多、黄疸以及抗凝样品是否有血凝块等。验收完毕，验收人员填写“接送样记录单”的接样记录部分，并签名。

4）血样检测。按照《全国艾滋病检测技术规范（2015年修订版）》进行HIV抗体检测。对于初筛阳性样品按照相关规定进行HIV确认实验。为增加结果的可靠性，应尽量再次采集患者的第二份血样，将两份样品分别进行确认检测。

5）检测结果报告。HIV抗体检测实验室及时将检测结果反馈给结核病防治机构。

6）生物安全。所有的样品均应视为具有潜在的传染性，应按照未知的具有传染风险的样品，以安全的方式进行操作。①采血使用真空采血管和蝶形针头，谨慎操作，防止刺伤皮肤和造成外界污染。操作时采血人员要按照医疗常规的要求操作。②分离血样时，离心机要使用密闭的罐和密封头，以防样品溢出或在超速或高速离心时形成气溶胶。③废弃物均应视为感染性废弃物，处置应符合实验室生物安全要求。④对艾滋病职业暴露后的预防按照《全国艾滋病检测技术规范（2015年修订版）》执行。一旦发生职业暴露，紧急采取局部处理措施（用肥皂和水清洗污染的皮肤，用生理盐水冲洗黏膜；如有伤口，应轻轻挤压，尽可能挤出损伤处的血液，用肥皂水或清水冲洗；伤口应用消毒液浸泡或涂抹消毒，并包扎伤口），然后进行暴露危险性评估，必要时采取预防性药物治疗。

（4）检测后咨询与转介。

1）HIV抗体检测阴性结果咨询。对HIV抗体检测结果为阴性的结核病患者，可在其抗结核治疗随访时由结核病防治机构医务人员提供检测后阴性结果咨询，即告知患者检测结果，继续提供抗结核治疗服务；如果患者进一步求询，再与当地艾滋病咨询员联系，寻求帮助。

2）HIV抗体检测阳性结果咨询与转介。对于HIV抗体检测结果为阳性的结核病患者，结核病防治机构医务人员应立即联系患者复诊，同时联系艾滋病咨询员；将患者转介到艾滋病防治机构，由艾滋病咨询员向患者提供检测后咨询。结核病防治机构应与艾滋病防治机构密切合作，继续向患者提供抗结核治疗服务。

（5）信息保密。在结核病患者中发现HIV感染者和艾滋病患者的工作应该遵循保密的原则。未经患者同意，不得将其姓名、检测结果和有关个人、家庭、工作、治疗、转介等信息透露给他人。患者知情同意书、结核病患者HIV抗体检测结果登记本和电子信息等要妥善保存，要求采取专人负责、专用档案盒、专柜存放和在计算机上设置密码等保密措施。

2.在HIV感染者和艾滋病患者中发现结核病患者　我国是结核病高负担国家，结核分枝杆菌潜伏感染率和结核病发病率都很高，HIV感染者和艾滋病患者非常容易合并结核病，艾滋病合并结核病患者的早期病死率非常高，因此，在HIV感染者和艾滋病患者中及早诊断结核病非常重要。

2010年卫生部下发的《全国结核分枝杆菌/艾滋病病毒双重感染防治工作实施方案》要求：艾滋病防治机构应对新报告的艾滋病病毒感染者和艾滋病患者，无论有无结核病可疑症状均进行结核病检查；对随访的艾滋病病毒感染者和艾滋病患者，每年至少为其安排一次结核病检查；对随访的艾滋病病毒感染者和艾滋病患者进行常规的结核病可疑症状问卷筛查，症状筛查阳性时进行结核病检查。如艾滋病防治机构自身不具备结核病检查能力，须转介到结核病防治机构进行结核病检查。

结核病防治机构对艾滋病防治机构转介的HIV感染者和艾滋病患者开展结核病检查，检查内容包括痰涂片和胸部X线检查；将检查结果反馈给艾滋病防治机构。

（1）工作内容。在HIV感染者和艾滋病患者中发现结核病患者的工作内容主要包括4个环节。

1）发现结核病可疑症状者。

2）转诊结核病可疑症状者或转送其标本。

3）结核病的检查和确诊。

4）确诊结核病患者的登记报告。

（2）结核病可疑症状问卷筛查。研究发现艾滋病合并结核的患者90%都有不同程度的结核病疑似症状，在HIV感染者及艾滋病患者中开展结核病可疑症状筛查，是在该人群中发现结核病最符合成本效益的手段。艾滋病防治相关机构，包括抗病毒治疗机构、自愿咨询检测门诊、美沙酮门诊和戒毒所、劳教所、监狱等场所，应借助结核病可疑症状筛查问卷（图5-2），在患者被诊断为HIV感染时和之后的每次随访时常规开展结核病可疑症状筛查。

（3）结核病可疑症状者转诊。

1）转诊对象。出现上述筛查问卷中任何一项症状者，即为结核病可疑症状者，应立即转诊。

2）转诊方式和要求。如果艾滋病防治机构不具备结核病相关检查能力，应转介可疑症状者到当地结核病防治机构，收集当日即时痰、夜间痰、次日晨痰各一份，进行痰涂片抗酸染色及胸部X线等结核病相关检查。不能转送可疑症状者时，转送可疑症状者痰标本及临床资料。转介可疑症状者时，用当地艾滋病防治机构现有的医学转介卡（图5-3）一联留底，一联交给患者，一联送结核病防治机构。

结核病可疑症状筛查问卷

患者姓名　　　　　　　　性别　　　　年龄

联系电话　　　　　　　　住址

最近是否出现下列情况：

1．咳嗽、咳痰持续2周以上　　　　是　　否

2．反复咳出的痰中带血　　　　　　是　　否

3．反复发热持续2周以上　　　　　是　　否

4．夜间经常出汗　　　　　　　　　是　　否

5．无法解释的体重明显下降　　　　是　　否

6．经常容易疲劳或呼吸短促　　　　是　　否

7．淋巴结肿大　　　　　　　　　　是　　否

医师签字：　　　　　　　日期：　　年　　月　　日

注意：

（1）对近期与肺结核患者有密切接触的HIV感染者和艾滋病患者，要重点关注是否出现上述症状。

（2）如果出现上述一个或多个症状（筛查阳性），立即转介结核病可疑症状者本人或转送其痰标本到结核病防治机构接受进一步检查。

图5–2　结核病可疑症状筛查问卷

（4）结核病的诊断。肺结核的诊断是以细菌学实验室检查为主，结合胸部X线、流行病学和临床表现、必要的辅助检查及鉴别诊断，进行综合分析做出的。按照肺结核诊断标准（WS 288—2008），肺结核分确诊病例、临床诊断病例和疑似病例。肺外结核的诊断：结核按部位及脏器命名，组织病理检查或结核细菌学检查阳性为确诊病例；无病理学及细菌学检查阳性结果的临床诊断病例，需依据脏器受损的局部症状及全身结核中毒症状、相应辅助检查结果，必要时结合诊断性治疗疗效做出综合诊断。

<table>
<tr><th colspan="2">医学转介卡</th></tr>
<tr>
<td rowspan="2">编号：
转介单位：

被转介者：

需提供的转介服务：
□抗病毒治疗/机会性感染治疗
□结核病诊断和治疗
□母婴阻断
□美沙酮维持治疗
□针具交换
□性病防治
□心理咨询
□其他
备注：

转介单位联系人
年　月　日</td>
<td>编号：
转 介 卡
单位：
现有　　已在我中心接受　　服务。本机构不能为其提供其需要的以下服务：
□抗病毒治疗/机会性感染治疗
□结核病诊断和治疗
□母婴阻断
□美沙酮维持治疗
□针具交换
□性病防治
□心理咨询
□其他
特转介到你处，请给予提供相关帮助。如有疑问，请与本机构联系。
地址：
电话：
感谢贵单位大力协助。
转介单位联系人
年　月　日</td>
</tr>
<tr>
<td>回执
已到我单位接受
服务。
备注：

转介单位：

经手人签名
年　月　日</td>
</tr>
</table>

图5-3　医学转介卡

艾滋病合并结核病患者的结核病临床症状、体征和X线表现常不典型，痰涂片阳性检出率低于未感染HIV的肺结核患者，且发生肺外结核的比例较高。因此，HIV感染者和艾滋病患者的结核病诊断比未感染HIV的结核病诊断更加困难。除了一定要确保涂片镜检的高质量外，必须扩展结核病实验室服务，以满足在HIV感染者和艾滋病患者中诊断结核病和耐药结核病的需要。

1）临床表现。感染HIV的结核病患者，由于细胞免疫功能降低，改变了结核病的临床特征，因此，临床表现不典型，60%～70%发生肺外结核。肺外结核的常见部位是淋巴结，并常常发生全身粟粒结核。临床上有时发生急性结核性心包炎导致的慢性心包皮肤窦道，胸壁寒性脓肿，多发性结核性胸脓肿，腕、睾丸结核，甚至发生肠结核引起的急腹症等。

HIV感染合并肺结核者，早期可无明显症状，随着病变进展，患者可表现咳嗽、咳痰、咳血痰或咯血，盗汗，疲乏，间断或持续午后低热，背部酸痛，食欲缺乏，体重减轻，女性患者可伴有月经失调或闭经，部分患者可有反复发作的上呼吸道症状，儿童还可出现发育迟缓等。少数患者起病急剧，特别是在急性血行播散性肺结核、干酪性肺炎以及结核性胸膜炎时，多伴有中、高度发热，胸痛和不同程度的呼吸困难等。

2）实验室诊断。TB/HIV双重感染患者，痰涂片阳性率低，非结核分枝杆菌发生率高。结核病的实验室诊断除了可以应用传统的涂片培养技术外，近些年一些新兴的分枝杆菌检测相关技术，尤其是一些免疫学和分子生物学诊断技术的应用，大大提高了TB/HIV结核病诊断的灵敏度和特异性。

对于HIV阳性的患者，进行结核病实验室诊断时有以下建议。①液体培养的阳性率较罗氏培养基高10%～20%，而且获得结果的时间也较短，所以在条件允许的情况下，建议以液体培养代替固体培养。②涂片检查阳性表明患者存在分枝杆菌的感染，但并不代表患者一定存在结核分枝杆菌感染，有条件的单位应常规对HIV阳性患者分离到的分枝杆菌进行菌种鉴定，以确定适当的治疗方案。

3）影像学诊断。艾滋病合并肺结核的影像学表现，主要取决于机体的免疫状态。一般认为在HIV感染的早期，$CD4^+$T淋巴细胞无明显减少时，其影像学表现与无免疫功能损害的肺结核相似，多表现为典型肺结核的影像特点。而在HIV感染的中期及后期，即$CD4^+$T淋巴细胞明显减少或极度减少时，机体处于中度及重度的免疫抑制状态，此时的肺结核多为不典型肺结核的表现。此外，不仅抑制结核分枝杆菌生长的巨噬细胞功能降低，限制病灶发展的朗汉斯巨细胞等功能亦明显受到抑制，难以形成结核性肉芽肿等，形成肺结核病灶的不典型改变。

艾滋病合并肺结核的影像学常见以下几种表现。①病变部位不典型，多呈多叶多段分布，可以双上肺受累为主，亦可双下叶或全肺同时受累。单叶受累较为少见，无特定的好发部位。②多种形态的病灶阴影共存，且主要为片状或斑片状阴影，严重者有融合趋势，有的伴有播散性改变。在CT上主要表现为段性阴影、融合性阴影及小叶中心性阴影等。有报道认为在$CD4^+$T淋巴细胞耗减的同时，继而导致巨噬细胞、自然杀伤细胞、B淋巴细胞等功能低下，故病变多表现为肺部的渗出性改变。③病灶可形成空洞，可单发或多发，部分可有液平出现。④肺门及纵隔淋巴结肿大出现率高，CT平扫密度均匀，增强后部分均匀强化（增殖性病变），大部分为不规则环状强化，中心干酪样坏死不强化。⑤合并胸膜炎为常见改变，单侧或双侧胸腔积液，少量至中等量。

（二）艾滋病合并结核病患者的治疗

及早发现艾滋病合并结核病患者，及时提供抗结核、抗病毒治疗和机会性感染的预防性治疗，可有效减少患者的死亡率，降低结核进一步传播的风险。

1.抗结核治疗

（1）对艾滋病合并结核病患者的抗结核治疗原则与未感染HIV的结核病患者相同，抗结核治疗尽可能采用每日治疗方案，并根据患者的体重决定用药量，最好使用固定剂量复合制剂（FDC）。

（2）有些患者可能会在抗病毒治疗期间，尤其是在抗病毒治疗初期出现新的结核病症状，临床医师应高度警惕发生免疫重建综合征的可能。

（3）对于艾滋病合并结核病患者，使用利福喷丁会增加利福霉素耐药风险，应避免使用。

（4）利福布丁与利福平相比，具有高度亲脂性和较弱的肝色素酶CYP诱导作用，对于需要同时接受抗病毒治疗的患者，可以考虑选用利福布丁代替利福平与其他抗结核药品组成抗结核治疗方案。

（5）艾滋病合并结核病患者经过标准抗结核疗程（6个月），都能取得良好的治疗效果，如果患者开始抗结核治疗2个月后仍有临床症状或者细菌学检查（痰涂片/痰培养）阳性，抗结核治疗的疗程可适当延长。

2.抗病毒治疗　根据我国艾滋病和活动性肺结核治疗指南规定，结核病一经诊断，应立即开展抗结核治疗，之后无论$CD4^+$T淋巴细胞计数水平如何，都要尽快（在抗结核治疗2～8周内，最多不超过8周）开展抗病毒治疗。对$CD4^+$T淋巴计数＜200/μl者应在抗结核治疗2～4 周内开始抗逆转录病毒治疗；$CD4^+$T淋巴计数在200～500/μl者应在抗结核治疗2～4 周，最长8 周时开始抗逆转录病毒治疗；$CD4^+$T淋巴计数＞500/μl者也应在8 周内开始抗逆转录病毒治疗。治疗过程中要注意药物不良反应及药物相互作用，必要时进行药物浓度检测。如果已经开始抗病毒治疗后诊断有活动性结核，在继续抗病毒治疗的前提下立即开始抗结核治疗，同时要评估原有的抗病毒治疗方案，首选含有依非韦伦（EFV）的抗病毒治疗方案。

艾滋病治疗是一个长期、终身的治疗，因此，艾滋病患者需要持续的医疗关怀、治疗和支持，以满足他们在整个病程中不断变化的需求。持续的关怀包括：以预防为主的干预；早期发现患者并将其纳入关怀体系；由经过培训的专业人员提供关怀和治疗；提供社会心理支持；反对歧视，尊重患者隐私；家庭护理以及临终关怀等。对于合并活动性结核病的艾滋病患者要注意感染控制策略的实施。具有传染性肺结核的HIV患者要与普通HIV患者进行隔离（单独就诊，单独病房等）。

抗病毒治疗以门诊治疗为主。对少数伴有并发症、危急和重症患者，对抗病毒药物严重过敏和（或）有严重不良反应的患者，可住院观察并予以治疗。

具体治疗方案参照《国家免费艾滋病抗病毒药物治疗手册》。

3.机会性感染的预防性治疗　机会性感染是艾滋病患者死亡的主要原因，随着感染HIV时间的增加，机体免疫力逐渐下降，HIV感染者对各种机会性感染的易感性也逐渐增加。

与复杂且成本较高的抗病毒治疗相比，很多机会性感染可以使用相对简单、便宜的药物进行有效的预防或治疗，使用复方新诺明预防肺孢子菌肺炎（PCP）就是其中最具代表性的一种。复方新诺明除对PCP有较好的治疗和预防作用外，对其他多种机会性感染，如弓形虫、肺炎球菌、流感嗜血杆菌、非伤寒沙门菌和金黄色葡萄球菌导致的感染性疾病也有一定的预防和治疗作用。复方新诺明预防性治疗是对HIV阳性患者开展早期医疗关怀最经济、最有效的干预策略，是国家免费艾滋病抗病毒药物治疗的重要配合措施。

具体方案参见《复方新诺明预防艾滋病主要相关机会性感染技术指南》。

（三）TB/HIV双重感染预防

1.预防策略

（1）采取有效的干预措施，防止结核病患者感染HIV。

（2）采取有效的结核分枝杆菌感染控制措施，防止HIV感染者和艾滋病患者感染结核分枝杆菌。

（3）对已感染了结核分枝杆菌但尚未发展为活动性结核病的HIV感染者或艾滋病患者开展结核病预防性治疗，以降低其发展为活动性结核病的风险。

2.结核分枝杆菌感染控制　对于HIV感染者和艾滋病患者而言，结核分枝杆菌感染控制尤为重要。因此，必须推动结核分枝杆菌感染控制措施的实施，以防止结核病在医疗卫生机构内的传播，特别是对于防止耐多药和严重MDR-TB的发生，更为至关重要。

（1）主要场所。HIV感染者和艾滋病患者可能聚集或出入的地方，主要包括所有艾滋病防治相关机构（HIV自愿咨询检测门诊、艾滋病治疗机构、美沙酮门诊、针具交换点、感染者关爱小组的活动场所，以及某些监管场所，如监狱、戒毒与康复中心等）、结核病防治机构、传染病医院或综合医院感染科等。

（2）主要措施。

1）加强患者发现工作，尽可能早地诊断和治疗结核病。

2）将已知的结核病患者、结核病可疑症状者与其他HIV感染者分开，包括优先为前者提供相关服务、隔离候诊、隔离治疗等具体措施。

3）告知结核病患者、结核病可疑症状者正确的咳嗽方式和重要性，向患者提供口罩，并要求其就诊时全程佩戴。

4）在耐多药和严重MDR-TB治疗机构提高抗病毒治疗服务（培训人员或者安排一名艾滋病防治工作人员常规地在这样的机构间歇工作），使得艾滋病合并耐多药或广泛MDR-TB患者在该机构内就能够得到所需的艾滋病治疗和关怀服务，而避免让艾滋病防治机构的HIV感染者和艾滋病患者接触到耐药结核病患者。

3.异烟肼预防性治疗　对排除了患有活动性结核病的HIV感染者和艾滋病患者应提供结核病预防性治疗，目的是预防HIV感染者和艾滋病患者中的结核分枝杆菌潜伏感染者发展为活动性结核病。世界卫生组织推荐异烟肼预防性治疗（IPT）。已有研究表明，异烟肼预防性治疗可使HIV感染者和艾滋病患者中结核分枝杆菌潜伏感染者的结核病发病率下降60%。

（1）预防性服药对象。所有无活动性结核、无服药禁忌者。

（2）不适宜预防性服药对象。

1）对所用结核药过敏者。

2）有严重心、肝、肾等器质性病变或不能耐受预防治疗药物者。

3）血白细胞低于2×10^9/L、肝功能（转氨酶或和胆红素）大于正常值上限2倍者，血常规和肝功能恢复正常后可以开始预防性治疗。

4）伴有其他机会感染，并尚未治愈的患者也不适宜接受异烟肼预防性治疗。

（3）预防性治疗的终止。预防性治疗开始时未发现结核病变，预防性服药期间或随访期间发现活动性结核病变，改用标准抗结核治疗方案；预防性服药期间出现严重不良反应患者，如重度肝损害、剥脱性皮炎、精神症状等，也需即刻终止服药。

（4）预防性服药的方法。异烟肼，成人每日300mg（儿童10～15mg/kg，每日最大量不超过300mg），一次服用，药物预防的疗程为6～9个月。

（5）预防性服药过程中的监控和随访。异烟肼也存在不良反应，轻微的为胃肠反应（厌食、恶心、腹痛），较为严重的是肝炎、皮疹、周围神经炎等。为保证治疗的质量，对接受了预防性治疗的HIV感染者或艾滋病患者需要定期监测治疗依从性、药物的不良反应，尤其是对于同时患有乙肝或丙肝的患者，要密切监测患者的肝毒性，同时需要监测活动性结核的发生。

（四）TB/HIV双重感染监测

1.在结核病患者中开展HIV监测

（1）监测的意义。

1）直接衡量艾滋病流行对结核病影响的严重程度，评价当前形势和预测结核发病率的未来变化。

2）用于制订TB/HIV双重感染防治的阶段实施计划。例如，确定优先开展防治活动的地区。

3）在艾滋病疫情轻的地区，利用监测可以判断艾滋病疫情是否达到了某个界值。

（2）监测的方法。有 3 种主要的监测方法：定期（横断面）调查、哨点监测和日常数据收集。

1）定期（横断面）调查。在既往没有结核病患者HIV感染严重程度信息时，建议首先开展此调查。选择有代表性的结核病患者样本，经过周密的组织，开展横断面血清学感染率调查，能够提供可靠的结核病患者HIV感染率的估计值。

2）哨点监测。哨点监测是选择特定的地点和人群，对预先确定的一定数量的样本人群，按照统一规范的方法进行常规检测的系统。当解释来自哨点监测的结果时，重要的是：首先估计检测人群在多大程度上代表他们所在的哨点人群，其次估计哨点人群在多大程度上代表结核病患者人群。一般来说，用哨点监测的方法得不到代表整个国家的数据，甚至在解释某个哨点的趋势时，需要非常谨慎，因为不同时间在同一个哨点捕获的人群特征可能不同。因此，每隔3～5年应开展横断面调查，以校正哨点监测的数据。

3）日常数据收集。日常的数据可以通过各种方法收集，但在很大程度上取决于现有的结核病和艾滋病防治规划的监测系统和可利用的程度。

（3）监测的实施。在TB/HIV双重感染疫情不明确的情况下，以及在结核病患者的HIV感染率非常低的地区，需要采用定期调查或哨点监测的方法。开展这样的调查时，应由国家结核病与艾滋病协调机构共同策划，也可以整合在大规模的结核病或艾滋病相关调查中。

日常数据收集是最好的监测方法。这一方法在艾滋病疫情重且对结核病患者开展常规HIV检测的地区是可行的。但是，需要强调的是，只有当HIV检测接受率非常高的时候，从日常工作中收集的数据才能真实反映结核病患者的HIV感染情况。

2.在HIV感染者和艾滋病患者中开展结核病监测　在结核病患者中开展HIV监测的同时，不应忽略了在HIV感染者和艾滋病患者中的结核病监测。

（1）监测的意义。

1）在新检出的HIV感染者中连续监控结核病患病率，是评估结核病流行对艾滋病规划影响程度的最直接指标。

2）监测数据可以用于制订计划。包括决定在某些地区适当地采用结核病诊断新技术（如结核分枝杆菌液体培养），估算艾滋病合并结核病患者所需的适当的抗病毒治疗药物，以及制度感染控制措施等。

（2）监测的实施。日常工作数据收集是最好的监测方法，但要确保数据的质量。

三、TB/HIV双重感染防治工作的实施

TB/HIV双重感染防治工作得以实施的基础是各级（从国家级到省、地、县级）结核病防治规划与艾滋病防治规划的合作，共同制订工作计划、合作实施和监控，以实现同一个目标。

（一）组织领导

各级成立TB/HIV双重感染防治领导小组和技术工作组，由卫生行政部门牵头，结核病防治机构会同艾滋病防治机构具体负责组织协调和联络工作。

领导小组由各级卫生行政部门、疾病预防控制机构和医疗机构等相关领导组成，负责组织、协调本辖区TB/HIV双重感染防治工作，制订年度工作计划，落实防治工作经费，开展监督、评估等工作。

技术工作组由各级结核病防治机构、艾滋病防治机构和TB/HIV双重感染定点治疗机构等相关专家组成，负责本辖区TB/HIV双重感染防治技术指导，组织专业培训，实施疫情监测和数据的统计分析，制定疑难病例诊断、治疗方案，开展不良反应处理等工作。

1.艾滋病防治机构职责

（1）为随访的HIV感染者和艾滋病患者常规提供结核病可疑症状问卷筛查，并将问卷筛查阳性者转介到属地结核病防治机构进行检查。

（2）为新报告的和随访的HIV感染者和艾滋病患者每年至少安排一次结核病相关检查。

（3）对结核病防治机构送检的结核病患者血液标本进行HIV抗体检测，并将检测结果反馈给结核病防治机构。

（4）为TB/HIV双重感染患者提供免费的艾滋病抗病毒治疗和随访管理服务。

（5）按要求将TB/HIV双重感染相关信息录入艾滋病综合防治信息系统；向结核病防治机构提供与TB/HIV双重感染防治有关的信息。

2.结核病防治机构职责

（1）为艾滋病防治机构转介的艾滋病病毒感染者和艾滋病患者提供结核病痰涂片和胸部X线检查服务，并将检查和诊断结果反馈给艾滋病防治机构。

（2）艾滋病高、中流行县（区），动员新登记的结核病患者接受HIV抗体检测，采集血液标本并送艾滋病检测实验室检测；艾滋病低流行县（区），动员有艾滋病高危行为的结核病患者接受HIV抗体检测，采集血液标本并送艾滋病检测实验室检测。对不能采集患者血液标本的机构，转介患者到艾滋病防治机构进行HIV抗体检测。

（3）为TB/HIV双重感染患者提供免费的抗结核治疗和随访管理服务。

（4）按要求将结核病患者HIV抗体检测结果及TB/HIV双重感染患者的结核病治疗相关信息录入结核病管理信息系统。

（姜世闻　李仁忠　周　林　阮云洲　苏　伟　张　慧　王黎霞）

参考文献

[1] 中国疾病预防控制中心性病艾滋病预防控制中心.艾滋病自愿咨询检测管理与操作指南(试行).2004.

[2] 卫生部.复方新诺明预防艾滋病主要相关机会性感染技术指南.2005.

[3] 中国全球基金结核病项目办公室.第五轮中国全球基金结核病项目流动人口结核病防治实施方案.北京:2006.

[4] WHO.在医疗服务机构由医务人员主动提供的HIV检测与咨询指南.2007.

[5] 卫生部.肺结核诊断标准(WS 288—2008).2008.

[6] 卫生部.艾滋病和艾滋病病毒感染诊断标准(WS 293—2008).2008.

[7] 中华人民共和国卫生部.全国结核病耐药性基线调查报告（2007—2008）.2010.

[8] 卫生部. 全国结核分枝杆菌/艾滋病病毒双重感染防治工作实施方案(试行).2010.

[9] 中华人民共和国国务院办公厅. 关于印发全国结核病防治规划(2011—2015年)的通知(国办发〔2011〕53号).2011-11-17.

[10] 中国疾病预防控制中心.2012年全国结核病防治工作进展.

[11] 中华人民共和国卫生部.结核病防治管理办法(卫生部令第92号),2013.

[12] 中国疾病预防控制中心性病艾滋病预防控制中心.全国艾滋病检测技术规范(2015年修订版).2015.

[13] 中国疾病预防控制中心.2015年全国结核病防治工作进展.2015年全国结核病防治工作会议资料汇编.北京：2016.

[14] 中华人民共和国卫生部疾病控制司.中国结核病防治规划实施工作指南（2002版）.北京:中华人民共和国卫生部疾病控制司,2003.

[15] 张可.艾滋病临床诊断和治疗.北京:人民卫生出版社,2006.

[16] Christian Hoffmann.艾滋病诊疗学.张福杰,尚红,吴昊.译.北京:人民卫生出版社,2009.

[17] 肖东楼,赵明刚,王宇.中国结核病防治规划实施工作指南（2008版）.北京:中国协和医科大学出版社,2009.

[18] 肖东楼.全国结核病防治规划（2001—2010年）终期评估报告.北京:军事医学科学出版社,2011.

[19] 本书编写组.艾滋病抗病毒治疗手册.3版.北京:人民卫生出版社,2012.

[20] 王黎霞,成诗明,周林.结核分枝杆菌/艾滋病病毒双重感染防治工作技术指导手册.北京:人民卫生出版社,2012.

[21] 王宇.耐多药肺结核防治管理工作方案.北京:军事医学科学出版社,2012.

[22] 戴志澄,肖东楼,万利亚.中国防痨史.北京:人民卫生出版社,2013.

[23] 陈明亭,李仁忠,阮云洲.耐多药结核病防治标准化培训教程.北京:人民卫生出版社,2015.

[24] 王宇.全球基金结核病控制项目在中国——成就与经验.北京:人民卫生出版社,2015.

[25] 沈梅,林松柏,孙亚玲.上海市外来人员肺结核病分布与临床症状.上海预防医学杂志,1998,10(10):443-445.

[26] 钟球,杨应周.广东省深圳市外来人口结核病DOTS管理的现状和展望.中国防痨杂志,1998,20(2):61-64.

[27] 李铁一.肺结核的影像诊断.中华放射学杂志,2000,34:581-582.

[28] 潘纪戌.成人胸部结核的CT诊断.中华放射学杂志,2000,34:583-587.

[29] 谭卫国,吴清芳,杨应周.深圳市外来人口结核病控制现状分析.中国防痨杂志,2001,23(2):99-102.

[30] 全国结核病流行病学抽样调查技术指导组.第四次全国结核病流行病学抽样调查报告.中华结核和呼吸杂志,2002,25:3-7.

[31] 全国结核病流行病学抽样调查技术指导组.第四次全国结核病流行病学抽样调查报告.中华结核

和呼吸杂志,2002,25:3-79.

[32] 杜雨华,许卓卫.广州市外来人口肺结核病控制现状分析.安徽预防医学杂志,2003,9(4):207-209.

[33]安燕生,张立兴,屠德华,等.流动(非北京市户籍)人口对北京市结核病流行的影响.中国防痨杂志,2004,26(6),319-322.

[34] 张锡萍.广东省东莞市暂住人口结核病控制项目治疗效果分析.中国防痨杂志,2005,27(4):264-266.

[35] 赵晓春,虞筱华.浙江省温州市流动人口涂阳肺结核项目管理效果分析.中国防痨杂志,2005,27(6):396-398.

[36] 倪政,张金兰,代宝珍,等.上海市闵行区结核病治疗费用减免方案运行效果分析.中国初级卫生保健,2005,19(2):61-63.

[37] 豆智慧,于兰,张福杰,等.复方新诺明预防HIV主要相关机会性感染的利益与风险.解放军预防医学杂志,2006,24(3):227-230.

[38] 李雪,姜世闻.我国流动人口结核病控制状况与对策.中国防痨杂志,2009,31(10):561-563.

[39] 许丽,杨应周,吕德良,等.深圳市结核病耐药情况及影响因素分析.中国热带医学,2010,10(11):1333-1335.

[40] 潘稚芬,高跃中,宋秀兰,等.嘉兴市2004—2010年流动人口肺结核患者耐药监测分析.中国初级卫生保健,2011,25(11):66-68.

[41] 张慧,王黎霞,姜世闻,等.3省项目(区)县流动人口肺结核患者补助措施效果评价.中国健康教育,2011,27(5):327-342.

[42] 贾磊,李雪,李峻,等.我国非户籍人口结核病登记状况地理分布分析.中国防痨杂志,2012,34(11):716-724.

[43] 王黎霞.中国结核病防治工作形势分析.中国公共卫生,2012,4:7-8.

[44] 姜世闻,张慧,王黎霞.我国结核病防治服务体系的发展与展望.中国防痨杂志,2012,34(9):557-559.

[45] 杜永成,林淑芳,戴志松.2009—2012年福建省流动人口结核病防治实施效果分析.预防医学论坛,2013.19(11):861-865.

[46] 何方,王涛,张弘,等.北京市朝阳区2003—2011年流动人口肺结核疫情流行特征分析.慢性病学杂志,2013,14(4):266-269.

[47] 刘小秋,李峻,姜世闻.中国全球基金结核病项目流动人口结核病防治实施效果评价.中国防痨杂志,2013,35(10):768-772.

[48] 刘小秋,姜世闻,李新旭,等.2010 年我国流动人口活动性肺结核患者的省域分布研究.疾病监测,2013,28(7):521-527.

[49] 姜世闻,张慧,王冬梅,等.全球基金结核病项目对中国结核病控制的贡献.中国防痨杂志,2014,36(5):305-307.

[50] 中国防痨协会.耐药结核病化疗指南(2015).中国防痨杂志,2015,37(5):421-469.

[51] 中华人民共和国卫生部.全国结核病防治规划(2001—2010年)2006—2010年实施计划[EB/OL].2006-1-18[2014-6-28].http://www.gov.cn/gzdt/2006-01/18/content_162682.htm.

[52] 中华人民共和国国务院办公厅. 国务院办公厅关于印发全国结核病防治规划(2011—2015年)

的通知[EB/OL].2011[2011-12-06]. http：//www.gov.cn/zwgk/2011-12/06/content_2012869. htm.

[53] 中华人民共和国国家卫生和计划生育委员会.中国流动人口发展报告[EB/OL].2013[2013-9-12]. http://www.nhfpc.gov.cn/ldrks/s7847/201309/12e8cf0459de42c981c59e827b87a27c.shtml.

[54] 中华人民共和国国家卫生和计划生育委员会.中国流动人口发展报告[EB/OL].2015[2015-11-11]. http://politics.people.com.cn/n/2015/1112/c1001-27805401.html.

[55] UNICEF East Asia &Pacific Regional Office.Mobile Population & Vulnerability.Bangkok,1998:3-36.

[56] WHO.2015 Global Tuberculosis Report.WHO/HTM/TB/2015.22.

[57] WHO.Guidelines for the programmatic management of drug-resistant tuberculosis.Emergency update 2008.WHO/HTM/TB/2008.402.Geneva:World Health Organization,2008.

[58] WHO.Guidelines for the programmatic management of drug-resistant Tuberculosis 2011 update. WHO/HTM/TB/2011.6.Geneva:World Health Organization,2011.

[59] WHO.Definitions and reporting framework for tuberculosis– 2013 revision. WHO/HTM/TB/2013.2. Geneva: World Health Organization,2013.

[60] WHO.Global Tuberculosis Report 2015,WHO/HTM/TB/2015.22.Geneva: World Health Organization,2015.

[61] Leung AN,Brauner MW,Gamsu G,et a1.Pulmonary tuberculosis:comparison of CT findings in HIV-seropositive and HIV-semnegative patients.Radiology,1996,198(3)687-691.

[62] Padley SP,King LJ.Computed tomography of the thorax in HIV disease.Eur Radiol,1999,9(8):1556-1569.

第六章

中国结核病防治历程

结核病是由结核分枝杆菌引起的疾病，主要指肺结核，为慢性呼吸道传染性疾病，是伴随人类历史最长，也是人类与之斗争的时间最长、造成人类死亡最多的慢性传染病，同时也是不断取得重要进展的传染病之一。结核分枝杆菌能侵及人体大多数器官，但主要侵犯肺，使人体罹患结核病，其中痰涂片阳性肺结核传染性最强。新中国成立以来，我国采取了一系列防治措施，结核病防治效果显著，其流行状况明显改善。我国经历了将结核病作为单一疾病治疗到作为重要的公共卫生问题对待的重大转变，并始终将及早发现并彻底治愈肺结核作为预防、控制结核病的重要公共卫生措施落实；经历了从以专家为核心、技术为支撑、专业机构为主体防治结核病，到政府领导、多部门合作、专业机构组织实施、全社会参与的国家结核病控制规划的转变；经历了从一个国家单独行动，走向全球共同携手防治结核病的转变。20世纪50年代以来，结核病防治的历史进程大体可分为探索时期、振兴时期、发展时期和创新时期等4个时期。

第一节　探索时期（1950—1977年）

新中国成立初期，“团体防痨”是当时结核病防治的主要方式。20世纪50年代初，相关研究结果表明，不住院化疗可取得满意效果，结核病患者的不住院治疗在各地逐渐推广，成为结核病患者最主要的治疗方式。与此同时，结核病防治工作以城市工矿的工人为中心， 逐步扩展至城镇和农村居民。

一、卡介苗接种

新中国成立后，党和政府高度重视卡介苗的接种工作。1949年，卫生部成立了“卡介苗推行委员会”。1950年1月29日，卫生部决定在全国各城市免费推广卡介苗接种。卫生部于1954年发布《接种卡介苗暂行办法》，1957年发布《卡介苗接种工作方案》，同年卫生部发布《中华人民共和国卫生部为防止卡介苗接种工作中发生差错以提高工作质量的通报》。这些政策和措施极大地推动了卡介苗接种在我国的使用和推广。据不完全统计，截至1959年5月， 全国儿童共接种卡介苗1700多万人次。

二、城市“团体防痨”与农村防痨工作

新中国成立初期，结核病疫情很重，旧社会时期累积下大量患者没有被发现和治疗。城市开展了“团体防痨”工作，在厂矿、机关团体、学校等单位职工进行X线普查，主动发现肺结核患者。由于“团体防痨”以企事业单位人员为主要对象，针对城市中的部分人群，还不能覆盖全部城市人群。20世纪50年代中期，逐渐推广苏联的地段管理模式，1957年后在全国进一步推广。地段管理是城市防痨工作对象由团体人群转向全民的过渡形式，治疗方面以“自办集体疗养室”为

主，并为确诊的患者进行化疗。20世纪60年代起，结核病的治疗主要采用链霉素、异烟肼、对氨基水杨酸钠组成的标准化疗方案（俗称“老三化”），疗程以12～24个月为主，另外还有萎陷治疗、外科治疗、中医中药及医疗体育疗法。《1956—1967年全国农业发展纲要》将结核病列为积极防治的疾病之一，极大地推动了农村结核病防治工作的开展。1965年9月，卫生部发出《关于加强农村防痨工作的联合通知》，要求进一步研究适合农村情况的结核病诊断、治疗方法，研究寻找适合于农村需要的、多快好省的卡介苗接种方法。农村防痨工作的开展，一方面极大地促进了广大农村肺结核患者的发现和治疗，减轻疫情；另一方面，大批医务人员下乡服务也促进了农村防痨网络的建立和业务人员水平的提高。至20世纪60年代中期，北京、上海等大城市结核病患病率、死亡率已经降至与日本同期相当的水平。

三、结核病防治所成立情况

自1950年开始，全国部分省份先后成立了结核病防治所。1953年，部分县也先后成立了结核病防治所。1955年1月卫生部批准成立了中央结核病研究所，附属医院为中央结核病医院，开放床位424张，作为全国结核病防治、临床诊治以及培训工作的基地。1958年，全国已经建成101个结核病防治所，设有病床4306张，其中省级结核病防治所15家。

1958年2月，根据卫生部（58）卫厅秘徐字第88号文的通知，中央结核病研究所及其附属中央结核病医院，以及其他18所原属卫生部领导的人民医院、北京中苏友谊医院等交付北京市接管与领导，同时强调“结核病研究所移交你市领导后，还须接受国家统一布置的重要科学技术研究项目”。移交后的研究所更名为“北京结核病研究所”，附属医院更名为“北京结核病医院”。北京结核病研究所是我国第一个国家级的结核病专业防治机构，它的成立为全国结核病防治工作的开展奠定了良好的基础，对全国结核病防治产生了重要影响。

（1）建所之初贯彻建立“医、教、研、防”四位一体的综合性机构。

（2）承担了大量的结核病诊疗任务。

（3）在防治及科研方面填补了大量空白。

（4）培养了大批业务专家和骨干。

（5）为全国结核病防治工作的发展发挥了巨大作用。

1981年，北京结核病研究所成立了北京全国结核病防治研究中心（1991年更名为“卫生部结核病控制中心”，2002年再次更名为“中国疾病预防中心结核病防治临床中心”），成为全国结核病防治工作的业务指导机构，为全国结核病防治规划、防治机构建设、国际合作项目以及技术规范的制定发挥了不可替代的作用。

第二节　振兴时期（1978—1990年）

中央政府高度重视并不断加强结核病防治工作，召开了全国结核病防治工作会议，系统地开展了大规模结核病流行病学抽样调查，在此基础上制定国家结核病防治规划，在防治技术策略层面上开始研究和引进了一系列结核病防治新观念、新策略和新方法，在政策层面上出台了一系列重大举措。由此，我国结核病防治工作出现了全面振兴的新局面。

一、全国结核病防治工作会议

（一）第一次全国结核病防治工作会议（柳州会议）

经国务院批准，由时任副总理纪登奎签字同意，卫生部于1978年5月25日至6月6日在广西壮族自治区柳州市召开了全国结核病防治工作会议（即著名的“柳州会议”，其后将其称为“第一次全国结核病防治工作会议”）。会上，卫生部医政局林士笑局长受卫生部党组委托，做题为“奋发图强，加快步伐，为控制消灭结核病而奋斗”的报告。会议要求加强对结核病防治工作的领导，建立健全结核病防治网，农村和工矿防痨并重，保证药品供应和防治经费。会后，卫生部对这次会议进行了完整的总结。1978年7月26日，卫生部（78）卫医字第859号文件批转《全国结核病防治工作会议纪要》，1978年8月9日向国务院递交了《关于结核病防治工作会议的报告》。该报告向国务院提出，我国结核病防治必须加强5个方面的工作：加强领导，建立和健全结核病防治网；抓紧广大农村和工矿企业的防痨工作；要切实抓好预防和治疗中的各项重要环节，要认真坚持查出必治，治必彻底的原则；要保证药品、菌苗和防治器材的供应；必须有适当的经费保证。1978年10月11日，国务院转发了卫生部《关于结核病防治工作会议的报告》，即国发〔1978〕210号文件。这是新中国成立以来首个由国务院发布的有关结核病防治工作的文件。

柳州会议的召开和国发〔1978〕210号文件的下发，被公认为是我国结核病防治工作振兴的标志，并开启了我国结核病防治的新篇章。与此同时，《肺结核分类法》《卡介苗接种工作方案》《关于肺结核化学疗法的意见》《关于结核病流行病调查和几个命名概念的意见》《关于中草药治疗肺结核观察的意见》等技术文件出台。

（二）第二次全国结核病防治工作会议

1984年5月29日至6月2日，卫生部在四川成都召开第二次全国结核病防治工作会议，卫生部副部长郭之恒、四川省副省长康振黄和卫生部防疫司司长王健出席了会议，并做了重要讲话。会议强调，加快结核病防治机构建设，省、地、县要在一两年内建立结核病防治所，未能建立结核病防治所的县，两年内要在县卫生防疫站内设防痨科；加强培训，提高防治质量；落实结核病防治经费，县级卫生部门要按平均每人每年3分钱落实防痨经费。患者的治疗费可根据具体情况，实行减、缓、免。会议还强调了开展结核病防治科学研究和广泛开展防痨宣传的重要性。这次会议对全国结核病各级防治所（尤其是基层）网络的建立发挥了巨大作用。

从柳州会议到成都会议，是我国将结核病防治从医政局管理转到防疫司管理，从治疗结核病转向把结核病防治作为公共卫生问题的重大转变。

二、全国结核病防治工作规划

（一）1978—1985年全国结核病防治工作规划

在1978年5月的柳州会议上，专家们根据当时结核病防治工作的需要，起草了《1978—1985年全国结核病防治工作规划》（以下简称《规划》）。1978年8月，卫生部发布了《规划》，提出建立健全省级结核病防治机构，在地（市）、县级防疫站或医院内设结核病防治组或科；要求控制传染源，建立疫情登记、报告制度；明确提出痰菌检查是发现传染源和考核化疗效果的重要手段，应予以重视，加以推行；要求加强治疗管理，坚持“查出必治，治必彻底”，重点放在新发现患者和传染源患者。

这是我国第一个全国结核病防治规划，由于当时全国性结核病疫情基础资料缺乏，以及受当年社会大环境的影响，《规划》提出了不切实际的、过高的指标和目标，但是，该《规划》从政府层面首次提出的技术原则对全国的结核病防治工作及其后规划的制定产生了一定的影响。《1978—1985年全国结核病防治工作规划》不久即被《1981—1990年全国结核病防治工作规划》所代替。

（二）1981—1990年全国结核病防治规划

在总结了《1978—1985年全国结核病防治工作规划》的经验和教训后，国家开始着手研究制定《1981—1990年全国结核病防治工作规划》。该工作规划提出的主要防治措施特别重视结核病疫情监测，指出患者发现和抗结核治疗是控制结核病流行的重要措施，应做好卡介苗接种工作和防痨工作。它的主要原则是结合我国国情，融入国际上的先进理念，有效地指导了全国的结核病防治工作，逐渐形成具有中国特色的结核病防治策略，为20世纪90年代推行现代结核病防治策略奠定了良好的基础。

三、全国结核病流行病学抽样调查

（一）第一次全国结核病流行病学抽样调查（1979年）

在1978年5月召开的柳州会议期间，研究和制定我国第一个全国结核病防治规划——《1978—1985年全国结核病防治工作规划》时，由于缺乏可靠的全国流行病学资料，只能以部分省市不够完整、不够科学的资料为依据。专家们深知结核病流行病学信息的重要性，于是提出进行一次全国结核病流行病学抽样调查的建议。1978年7月28日，即柳州会议结束后2个月，卫生部即以卫生部（78）卫医字第796号文通知各地，1979年进行一次全国性的150万人的结核病流行病学抽样调查。同年11月4日，卫生部卫医字第1463号文件通知，在卫生部的领导下，设立全国结核病流行病学抽样调查领导小组，下设全国结核病流行病学抽样调查办公室和全国结核病流行病学抽样调查技术指导小组。1978年12月9日，卫生部（78）卫医字第1667号文件转发《全国结核病流行病学抽样调查计划》和《全国结核病流行病学抽样调查实施方案》。各省（市、自治区）随后成立相应组织，并成立结核病流行病学调查队。1979年2月，全国结核病流行病学抽样调查开始实施，到1979年9月，完成除西藏外各流行病学调查点的现场调查。这是我国历史上第一次全国29个省（市、自治区）按照统一调查计划、实施方案和实施细则的要求、方法、标准和步骤进行的结核病流行病学抽样调查，为全国和各省提供了结核病疫情基线资料，为制定我国第一个结核病防治十年规划提供了科学依据，后来将其称为“第一次全国结核病流行病学抽样调查”。1981年11月，《1979年全国结核病学流行病抽样调查资料汇编》由卫生部编著出版。

（二）第二次全国结核病流行病学抽样调查（1984/1985年）

为评价1979年以来结核病防治措施的效果，观察流行趋势，卫生部决定1984

年在天津、山东等9个省实施第二次全国结核病流行病学抽样调查，卫生部1985年1月11日（85）卫防寄字第5号文件通知，要求1984年未开展流行病学调查的各省（市、自治区）在1985年进行流行病学调查，各地自筹流行病学调查经费。此次流行病学调查结果表明，全国结核病防治虽取得初步成效，但肺结核疫情仍然较重、分布面广，农村疫情重、患者多；各地区疫情差别大。1988年7月，《1984/1985年全国结核病流行病学抽样调查资料汇编》由卫生部编著出版。

（三）第三次全国结核病流行病学抽样调查（1990年）

为了考核《1981—1990年全国结核病防治工作规划》执行情况和实施成效，推进结核病防治工作进程，并为制定《1991—2000年全国结核病防治工作规划》提供可靠依据，1990年1月31日，卫生部防疫司下发卫防慢字（90）第3号文件《关于开展1990年全国第三次结核病流行病学抽样调查的通知》，决定在1990年进行全国第三次结核病流行病学抽样调查，同时下发了《1990年全国结核病流行病学抽样调查计划和实施方案》《1990年全国结核病流行病学抽样调查实施细则》《1990年全国结核病流行病学抽样调查细菌学检查工作细则》《全国流行病学调查组织及人员名单》。

为了保证第三次全国流行病学调查与以往全国流行病学调查数据和结果具有可比性，本次流行病学调查设计、抽样、项目、调查和检查方法、测定标准仍与两次流行病学调查基本一致，但本次调查增加了结核病的社会情况和非结核分枝杆菌感染状况2个调查新项目。

1992年3月，《1990年全国结核病流行病学抽样调查资料汇编》由卫生部编著出版。

我国于1979年、1984/1985年和1990年在全国范围内开展了3次全国结核病流行病学抽样调查，为全国和各省提供了结核病疫情基线和动态资料，为制定结核病防治规划提供了科学依据。

四、结核病防治新模式的探索

1975年以后，利福平和乙胺丁醇先后被引入我国，北京结核病胸部肿瘤研究所等一些单位进行了含利福平的治疗方案的尝试。1978年8月，北京市结核病胸部肿瘤研究所严碧涯教授受卫生部的委托，成立了以北京结核病胸部肿瘤研究所为组长单位，全国20余省市参加的全国结核病短程化疗协作组。该协作组领导了中国结核病短程化疗的研究工作，开展了大规模短程化疗方案的研究，率先将结核病的短程疗法引入我国，及时填补了我国没有结核病短程化疗的空白。“全国结核病短程化疗协作组”的研究工作持续了20余年，共进行了9批研究，每批有各不相同的研究专题，报告了15个方案的研究结果。1989年3月，以北京结核病胸部肿瘤研究所为组长单位，成立了由86所医院参加的全国结核病医院协作组，主要研究内容是验证全国结核病短程化疗协作组部分方案的实用性，并进行了“不固定化疗期短程化疗研究”“菌阴肺结核短程化疗的研究”“难治性肺结核形成原因的探讨”等课题研究。从1985年起，我国开始逐步应用短程化疗法。

1978年开始短程化疗的研究和推广应用，北京市研究全面监督化疗，上海市试行全程管理化疗，天津市逐步推行减免政策和短程化疗，全国其他地方对结核病防治新的工作模式的尝试，都取得了较好的效果。

第三节　发展时期（1991—2000年）

国家结核病防治规划（NTP）是当今结核病防治管理与技术的高度概括和具体运用。1991年我国制定了《1991—2000年全国结核病防治工作规划》，实施第二个国家结核病防治十年规划。在此期间，13个省（市、自治区）实施世界银行贷款结核病控制项目，在15个省实施卫生部加强与促进结核病控制项目，全面引进和实施现代结核病控制策略（DOTS策略），使我国结核病防治工作进入巩固发展的历史时期。自此，人们对结核病危害的认识提高到影响社会、经济发展的公共卫生问题层面；从以结核病控制专业机构为主，转变到有政府承诺、多部门合作、全社会参与；逐步形成有科学规划、整体项目管理，全面落实以DOTS策略为核心的防治工作。

一、全国结核病防治工作会议

（一）第三次全国结核病防治工作会议

1991年9月24—27日，卫生部在山东省泰安市召开了第三次全国结核病防治工作会议。本次会议的中心议题是依据十三届七中全会精神，结合卫生工作20世纪90年代的战略目标和我国结核病防治工作实践，总结经验，分析问题；回顾前两次全国结核病防治工作会议以来的发展历程，评价1981—1990年全国结核病防治工作规划的实施情况；研究贯彻结核病防治管理办法，将我国结核病管理纳入卫生工作战略重点来考虑；加强农村结核病防治管理，加强预防保健。防疫司戴志澄司长在报告中指出，及时发现并治疗传染源是控制结核病的主要任务，还特别强调“要优先抓住传染源中初治涂阳病例的发现和化疗管理”“把充分发挥化疗对控制结核病传染源的作用作为公共卫生措施来抓，坚持查出必治、治必彻底的原则，大力开展不住院化疗”等，充分体现了现代结核病控制技术政策的基本原则。本次会议报告了第三次全国结核病流行病学抽样调查结果，还发布了陈敏章部长签发的《结核病防治管理办法》及《1991—2000年全国结核病防治工作规划》。《结核病防治管理办法》的发布，标志着我国结核病防治工作开始走上法治轨道。

（二）第四次全国结核病防治工作会议

1996 年8 月12—14 日，卫生部在乌鲁木齐市召开了第四次全国结核病防治工作会议。戴志澄司长做了“第四次全国结核病防治工作报告”。卫生部结核病控制中心做了“世界银行贷款中国结核病控制项目”和“卫生部加强与促进结核病控制项目”的实施与进展报告。

会议回顾了“八五”期间结核病控制工作取得的进展、存在的困难和问题，提出了“九五”规划结核病控制工作的重点。1996年9月12日，卫生部发出关于印发《第四次结核病防治工作会议纪要》的通知（卫疾控三发〔1996〕第16号）。

二、1991—2000年全国结核病防治规划

1990年进行的第三次流行病学调查显示，全国涂阳肺结核患病率为134/10万，与1979年相比仅下降28%，结核病疫情仍相当严重，部分省份的疫情有所回升。针对以上情况，1991年9月卫生部制定了《1991—2000年全国结核病防治工作规划》（以下简称《规划》）。《规划》总体目标是以1990年的疫情为基础，到2000年各省（市、自治区）的涂阳患病率平均下降50%，降至70/10万以下。按照世界卫生组织的要求，结合我国的实际，《规划》提出具体工作目标：以省（市、自治区）为单位，到2000年年底新涂阳患者发现率达到60%～70%；新涂阳患者治疗覆盖率达到95%；新涂阳患者完成治疗率达到85%；新涂阳患者痰菌阴转率达90%；新生儿卡介苗接种率（以乡为单位）达到90%；新生儿卡介苗接种阳性率达90%。

《规划》重点加强组织领导和法治管理，主要采取如下措施。

（1）加强结核病防治工作的组织领导和管理。

（2）落实防治技术措施；为保证规划目标的实现，在13个省实施世界银行贷款项目，在15个省的部分县实施卫生部加强与促进项目。

三、第四次全国结核病流行病学抽样调查（2000年）

为考核和评价《1991—2000年全国结核病防治工作规划》的执行情况和结

核病控制项目实施的效果，了解全国结核病的流行现状及危害程度，为制定《2001—2010年全国结核病防治工作规划》提供科学依据，1999年5月4日，卫生部下发卫疾控传二发〔1999〕第30号文件《卫生部疾病控制司关于开展第四次全国结核病流行病学抽样调查的预备通知》《卫生部拟在今年第二季度开展第四次全国结核病流行病学抽样调查》。1999年10月10日，卫生部下发卫疾控传二发〔1999〕第64号文件《卫生部疾病控制司关于开展第四次全国结核病流行病学抽样调查的通知》，下发《2000年第四次全国结核病流行病学抽样调查计划及实施方案》，要求各地加强领导，认真组织实施。

2003年1月，卫生部编著的《2000年全国结核病流行病学抽样调查资料汇编》由人民卫生出版社出版。

四、世界银行贷款传染病与地方病控制项目

1991年8月12日，卫生部发出《关于转发世界银行贷款“中国传染病控制项目”评估备忘录的通知》[卫贷办字（91）第193号]。实施“世界银行贷款传染病与地方病控制项目（结核病控制部分）”（简称“卫生V项目”），推行现代结核病控制策略，具有里程碑式的重要历史意义。卫生V项目在我国实施10年，其核心是先行、大规模实施现代结核病控制策略。该项目以及时发现并彻底治愈传染性肺结核患者为重点，对发现的传染性肺结核患者（包括重症涂阴患者）给予免费治疗，并在治疗的全过程实行直接督导下服药管理，通过各级卫生行政机构和结核病防治机构的督导活动，监控各项防治技术措施的准确实施，通过规范管理保障项目地区的防治工作质量。此项目成功的实践经验对我国结核病控制工作产生了深远影响。卫生V项目的成功已经被有关国际组织充分肯定，它为全球，特别是发展中国家的结核病控制工作提供了宝贵经验，并在发展中国家推广应用。

五、卫生部加强与促进结核病控制项目

为了将卫生V项目的经验及时推广到非项目地区，卫生部参照“世界银行贷款结核病控制项目”的经验，结合我国实际情况，在财政部的支持下，利用每年300万元疾病预防控制经费，1993年建立“卫生部加强和促进结核病控制项目”[卫生部1993年卫防慢发（93）第11号文件]。1993年9月，“卫生部加强和促进结核病控制项目”首批在卫生V项目外的9个省实施，1995年扩大到项目外的15个省实施，每年投入300万元，覆盖了324个县，使1.6亿人口受益。该项目的实施为非项目地区后来全面实施现代结核病控制策略奠定了良好的基础，推动了全国结核病控制工作，为我国21世纪结核病防治事业打下了坚实的基础。

第四节　创新时期（2001—2015年）

2001年及2011年，我国分别开始实施《全国结核病防治规划（2001—2010年）》及《全国结核病防治规划（2011—2015年）》。我国政府进一步加强了对结核病防治工作的领导，采取了一系列重大措施，全面实施现代结核病控制策略（DOTS策略），极大地发展和丰富了我国结核病控制的技术政策，建立起适合中国国情的结核病控制体系。在此期间，全国开展耐药基线调查（2007—2008年）、第五次全国结核病流行病学抽样调查（2010年），同时我国的结核病防治工作继续得到世界银行等国际组织、部分发达国家和基金会的支持，结合我国情况开展科研创新，工作水平有明显提高，取得了结核病控制工作的显著发展，涂阳肺结核患病率从1990年的134/10万下降到2010年的47/10万，下降了64.39%。更为突出的是，结核病死亡率从1990年的20.4/10万下降到2011年的3.5/10万，下降了82.84%。以上两项指标均提前实现了我国向世界卫生组织承诺的联合国2015

年的结核病千年发展目标，为我国和全球控制结核病做出了重要的贡献。

一、全国结核病防治规划（2001—2010年）

2001年10月13日，国务院办公厅向各省（市、自治区）人民政府，国务院各部委、各直属机构印发了由卫生部、财政部、国家计划委员会联合制定的《全国结核病防治规划（2001—2010年）》的通知。这是第一次由国务院办公厅下发国家结核病防治规划。《全国结核病防治规划（2001—2010年）》是以在全国范围全面实施现代结核病控制策略为核心目标，以“建立政府领导、多部门合作和全社会参与的结核病防治可持续发展机制”为总体目标，要求到2005年，全国以县（区）为单位，实施现代结核病控制策略的覆盖率达到90%，到2010年达到95%以上；到2005年，全国传染性肺结核患者治疗人数达到200万人，到2010年达到400万人。

2002年8月27日，为了保证《全国结核病防治规划（2001—2010年）》的总体目标及工作指标的实现，根据2001年实施计划的进展情况，卫生部疾病控制司组织制定了《全国结核病防治规划（2001—2010年）》2002—2005年实施计划。

鉴于《全国结核病防治规划（2001—2010年）》前5年的实施取得了显著的成效，特别是在2005年6月底我国实现了以县（区）为单位的现代结核病控制策略（DOTS策略）覆盖率达100%，以及当时我国结核病防治工作中面临的流动人口、TB/HIV双重感染和耐药结核病防治工作等挑战日益突出等防治工作现状，为保证《全国结核病防治规划（2001—2010年）》总体目标和工作指标的实现，根据《全国结核病防治规划（2001—2010年）》2001—2005年实施计划进展情况，卫生部办公厅于2005年12月31日印发《全国结核病防治规划（2001—2010年）》2006—2010年实施计划。

为落实政府对结核病防治工作的承诺，国务院于2000年、2004年和2006年先后3次召开全国结核病防治工作电视电话会议。2004年会议重点是要求各级政府加强对结核病防治工作的领导，增加经费投入，确保2005年实现全球和我国规划的目标。到2005年年底，我国以县（区）为单位的现代结核病控制策略覆盖率达到了100%，新涂阳肺结核患者的发现率和治愈率分别达到了79%和91%，如期实现了中国政府向国际社会承诺的结核病控制阶段性目标。2010年，提前5年实现了联合国千年发展目标设定的结核病控制指标。

2011年，国务院办公厅印发了《全国结核病防治规划（2011—2015年）》，为“十二五”期间结核病防治工作指明了方向。“十二五”规划明确提出新型结核病防治服务体系，即各地要加强省、市、县三级结核病防治网络建设，逐步构建定点医疗机构、基层医疗卫生机构、疾病预防控制机构分工明确、协调配合的防治服务体系。

二、全国结核病耐药性基线调查

为了解我国结核病耐药性的流行现状，分析耐药性产生的影响因素，并为动态监测结核病耐药性变化趋势提供基线资料，2006年10月24日，卫生部《关于开展全国结核病耐药性基线调查的通知》（卫疾控发〔2006〕426号文件）决定于2007年、2008年开展全国结核病耐药性基线调查。此次基线调查工作覆盖全国31个省（市、自治区），抽取了70个区县作为调查点，覆盖人口4700万人。2010年4月，卫生部编著的《全国结核病耐药性基线调查报告（2007—2008年）》由人民卫生出版社出版。

三、第五次全国结核病流行病学抽样调查（2010年）

全国结核病流行病学抽样调查是在全国范围内以科学方法抽取有代表性的样本进行横断面调查，获得全国结核病患病率和涂阳患病率等疫情资料。2010年是《全国结核病防治规划（2001—2010年）》实施的最后一年，也是着手制定《全国结核病防治规划（2011—2015年）》的关键年。为了解全国结核病的流行状况和《全国结核病防治规划（2001—2010年）》的实施情况，从而为制定《全国结核病防治规划（2011—2015年）》提供科学依据，卫生部于2009年11月13日向各省（市、自治区）下发了《卫生部办公厅关于开展全国第五次结核病流行病学调查的通知》（卫办疾控发〔2009〕184号），组织开展了第五次全国结核病流行病学抽样调查。

四、全国结核病定点医疗机构现状调查

为全面了解我国结核病定点医疗机构以及结核病专科医院的基本现状，国家卫生计生委分别于2009年及2014年开展全国结核病定点医疗机构现状调查。2009年以全国各省、地（市）结核病定点医疗机构为调查对象，2014年又增加了县级结核病定点医疗机构以及各地儿童结核病定点医疗机构为调查对象，内容涵盖医疗机构基本情况、人力资源和收支情况、临床诊疗能力、肺结核发现和治疗及管理情况、医疗保障情况、结核病实验室、感染控制等。调查结果将为出台具有针对性的政策和措施提供参考，以进一步推动结核病诊疗机构在国家结核病防治中发挥更大作用。

五、《全国结核病防治规划（2001—2010年）》的评估

按照《全国结核病防治规划（2001—2010年）》的规定，卫生部分别在2005年、2010年组织开展了中期和终期评估工作。

（一）中期评估

卫生部办公厅于2005年2月17日下发了《卫生部办公厅关于开展〈全国结核病防治规划（2001—2010年）〉中期评估的通知》（卫办疾控发〔2006〕26号）。全国31个省（市、自治区）和新疆生产建设兵团参加了本次评估。2006年5月21日，卫生部办公厅又下发《卫生部办公厅关于对〈全国结核病防治规划（2001—2010年）〉中期评估结果进行抽查的通知》（卫办疾控函〔2006〕228

号）。评估发现，我国的结核病防治工作取得了阶段性的进展。中期评估客观地反映了《全国结核病防治规划（2001—2010年）》的实施情况，特别是实现了我国对国际社会承诺的2005年结核病控制三大阶段性工作目标，充分总结了《全国结核病防治规划（2001—2010年）》实施的阶段性成就和成功经验，发现了存在的主要困难和问题，为调整和改进《全国结核病防治规划（2001—2010年）》的实施提供了科学依据和建议。

（二）终期评估

2010年8月19日，卫生部、发展改革委和财政部的办公厅联合下发了《卫生部办公厅、国家发展改革委员会办公厅和财政部办公厅关于开展〈全国结核病防治规划（2001—2010年）〉终期评估的通知》（卫办疾控发〔2010〕147号）。全国31个省（市、自治区）和新疆生产建设兵团组织了本次评估活动。

2001—2010年，全国共发现并治疗了活动性肺结核患者828.6万例，其中涂阳肺结核患者450.2万例，于2009年提前完成了《全国结核病防治规划（2001—2010年）》中提出的发现并治疗400万涂阳肺结核患者的目标，有效地控制了我国结核病疫情加重的趋势。

六、规范结核病防治工作及其他保障政策

2002年3月，卫生部疾病控制司组织编写的《中国结核病防治规划实施工作指南（2002年版）》出版，成为规范结核病防治规划实施的主要技术支持和指导性文件。《中国结核病防治规划实施工作指南（2008年版）》于2009年7月由中国协和医科大学出版社出版发行。

2005年1月卫生部颁布了《肺结核病人转诊和追踪实施办法》（卫办疾控发〔2005〕23号）和《初治涂阴活动性肺结核病人免费治疗管理指南（试行）》（卫办疾控发〔2005〕24号），对肺结核疑似患者的转诊和追踪工作、涂阴肺结核患者的诊疗工作做了进一步的规范。

为了更好地规范结核病防治工作，2007年8月，卫生部制定并下发了《结核病预防控制工作规范》。2008年1月，《WS 288—2008肺结核诊断标准》发布，2008年8月1日开始实施。

为推动医疗机构结核病诊疗规范化，2011年卫生部疾病控制局制定《肺结核门诊诊疗规范》《耐多药肺结核临床路径》《初治菌阳肺结核临床路径》及《复治肺结核临床路径》，并于2012年2月16日由原卫生部办公厅向各省（市、自治区）卫生厅局、新疆生产建设兵团卫生局印发《肺结核门诊诊疗规范》和耐多药肺结核等3个肺结核临床路径的通知（卫办医政〔2012〕8号），对完善规范化诊疗体系起到推动作用。

2012年将耐多药肺结核纳入新型农村合作医疗重大疾病保障范围，并将所有一线和绝大多数二线抗结核药物纳入《国家基本药物目录（2012版）》，使肺结核和耐药肺结核治疗药物费用可以在城乡基本医疗保险中报销，减轻了患者的经济负担。

七、国际合作项目科学研究

（一）世界银行贷款/英国政府赠款中国结核病控制项目

“世界银行贷款/英国政府赠款中国结核病控制项目”（简称“卫生X项目”）于2002年3月24日正式启动，2010年3月15日结束。该项目目标是提高全人口，特别是贫困地区人口的健康水平；通过有效的和可持续发展的结核病控制规划，降低结核病的发病率与死亡率，特别是贫困和脆弱人群。该项目立项时是全球最大的结核病控制项目，也是第一个贷款和赠款混合的融资项目，是在我国经济发展的新形势下，应用英国政府赠款软化世行贷款利息，利用世行硬贷款的全新的融资模式开展的，是在筹资方面进行的一次大胆探索和创新。该项目因创新的融资模式，于2004年获得世行最高奖项——行长奖。

（二）中国全球基金结核病防治项目

2002年1月，全球抗击艾滋病、结核和疟疾基金（以下简称全球基金）成立。自2002年中国向全球基金成功申请了第一轮中国全球基金结核病项目以来，截至2010年12月，中国已经向全球基金成功申请了8个项目，包括第一轮、第四轮、第五轮、第七轮、第八轮、第九轮项目和第一轮滚动项目以及第四轮滚动整合项目。

（三）国家卫生部盖茨基金会结核病防治合作项目

比尔和梅琳达·盖茨基金会（以下简称盖茨基金会）是由比尔·盖茨与梅琳达·盖茨夫妇资助的慈善基金会，创建于2000年1月。2007年5月，盖茨基金会在北京设立代表处，随即支持了一系列卫生和发展项目。在卫生领域，艾滋病成为盖茨基金会资助的第一个传染病（2007年10月）；随后，盖茨基金会于2009年4月资助了结核病防治项目，成为继国家卫生部与盖茨基金会在艾滋病防治领域成功合作后卫生领域的又一重要合作。

（四）其他国际合作项目

我国除了与世界银行、英国国际发展部、全球基金进行结核病控制项目的合作，还与日本国际协力机构、加拿大国际发展署、比利时达米恩基金会、美国CDC、荷兰国家公共卫生和环境研究所等国际伙伴进行了广泛的合作与交流，开展了多个结核病控制项目。

八、其他

（一）全国结核病医院联盟及结核病临床试验合作中心

为加强我国结核病医院的资源整合，促进医院医疗、科研水平和人力资源的提升，为结核病医院的发展争取有利的政策和更好的发展环境，最终更好地为国家结核病规划可持续发展服务，临床中心经过近两年的酝酿和准备，于2013年9月在黑龙江省哈尔滨市正式成立了全国结核病医院联盟和中国结核病临床试验合作中心，截至2016年5月，医院联盟成员由最初成立时的60家结核病医院发展到80家，合作中心成员由最初的12家增长到19家。

（二）京津冀结核病防治协作

为响应中央和北京市关于京津冀协同发展的政策和要求，基于京津冀在结核病防治上面临的共同困难和需求，2015年12月18日，以北京胸科医院、天津海河医院以及河北胸科医院为核心的京津冀结核病协作中心在石家庄成立。协作中心的建设，旨在实现三地间结核病防治工作交流、落实分级诊疗和患者管理，提高结核病诊疗和服务水平，创建京津冀结核病防治协作新模式。协作中心将在三地患者管理、信息交流、人才培养、医防合作、能力建设、科研协作等方面开展广泛合作。

（三）扩展全国结核病远程医疗咨询及培训平台，加强信息化、数据化建设

2013年1月，启用耐多药肺结核远程咨询及培训平台，定期开展远程病例会诊、学术讲座等活动，截至2015年年底，加入平台的用户已覆盖全国31个省（市、自治区）的128个结核病医疗和防治机构,并针对新疆和西藏地区独特的工作时间和培训需求量身打造了面向新疆和西藏的远程培训,培训人员达到15000人次。“结核帮”“结核医师”和“结核助手”是临床中心为更好地服务于结核病专业人员和结核病患者的基于移动互联网技术的平台。

从20世纪50年代以来，60多年的经验告诉我们,将结核病防治纳入国家规划，突显国家和政府的主导作用，结核病防治才能不断地取得进展。我国政府在落实政府承诺，确保有可持续的财力资源，强化法制化管理，加强防治体系建设，加强患者发现及管理等技术策略和政策，应对耐多药防治、TB/HIV防治联合行动等新挑战开展试点工作，加强监控与评价，加强健康促进和科学研究及国际合作等方面,给予大力的支持和保障，60多年来，结核病防治效果明显。

1.政策不断完善，经费投入逐年增加　近年来，耐多药肺结核诊治纳入新农

合重大疾病保障范畴，《国家基本药物目录（2012年版）》中增加了MDR-TB治疗药物品种；修订下发了《结核病防治管理办法》，出台了《肺结核门诊诊疗规范》和《初治、复治肺结核患者和耐多药肺结核患者临床路径》。2011—2013年，全国结核病防治共投入35.88亿元，其中中央财政重大公共卫生专项17.39亿元、地方财政10.11亿元、国际合作项目8.38亿元。

2.结核病疫情明显减轻　新中国成立初期，部分资料显示结核病患病率和死亡率分别高达1750/10万和200/10万。经过几十年的努力，结核病疫情有了大幅度减轻，2010年活动性肺结核患病率下降到392/10万；1990—2010年，传染性最强的涂阳肺结核患病率下降了50%。根据世界卫生组织估算，我国的结核病发病率每年以大约3.4%的速度下降，明显高于全球平均递降水平（2%），是全球22个高负担国家下降速度最快的国家之一，2012年死亡率下降至3.0/10万，与1990年比较，结核病死亡率下降了80%。经全国的共同努力，提前5年实现了联合国千年发展目标确定的结核病控制指标，取得了明显的社会和经济效益，为保护民众的身体健康和社会经济发展做出了巨大贡献。

3.结核病防治服务体系逐步完善及防治措施稳步推进　在几十年防治工作实践的基础上，结核病防治服务体系将现代结核病控制技术和遏制结核病策略相结合，形成了具有中国特色的防治模式。自2001年始，我国全面实施了以控制传染源为核心任务的现代结核病控制策略，主要依托县级结核病预防控制机构开展对肺结核患者的发现和治疗管理工作，社区医疗卫生机构负责可疑症状者的推荐和在治患者的督导管理，医疗机构负责将就诊患者和疑似患者转诊到结核病防治机构。《全国结核病防治规划（2011—2015年）》及《结核病防治管理办法》中提出了在全国要逐步构建疾病预防控制机构、结核病定点医疗机构、基层医疗卫生机构分工明确、协调配合的新型结核病防治服务体系。结核病临床诊疗工作逐渐由疾病预防控制机构转移到定点医疗机构。加强政府的领导与落实承诺、实行多渠道筹资机制、发挥三级结核病防治服务体系的作用，全面实施现代结核病防治技术策略，采用结核病免费诊治的激励手段，强化结核病监测、药品管理和实验室工作，开展多种形式的督导与评估、流动人口结核病防治、耐药结核病和TB/HIV双重感染防治，加强学校疫情的监控和及时处置，落实防控措施。实施新生儿卡介苗接种政策，使儿童结核病发病率一直保持在全年龄组人群中的最低水平，并积极应用结核病防治的新技术。截至2012年年底，省级承担结核病防治工作的疾病预防控制中心22家，独立结核病防治所5家，院所合一机构5家；地（市）级承担结核病防治工作的疾病预防控制中心248家，独立结核病防治所41家，院所合一机构36家；县级承担结核病防治工作的疾病预防控制中心2226家，独立结核病防治所319家，院所合一机构113家。全国县（区）级结核病防治人员19723人。

4.实验室检测能力不断提高　初步建立了国家、省、地（市）和县四级结核病实验室检测网络。截至2013年年底，国家参比室检测水平达到国际先进水平，22个省级结核病实验室已具备开展快速菌种鉴定工作能力，61%地（市）级结核病实验室能开展药物敏感试验，43%县级实验室能开展痰培养。全国1071个实验室具备开展分子诊断技术的能力。

5.规划指标全面实现　2001年，全国以县为单位的现代结核病控制策略覆盖率仅为44%，2005年提高到100%。2001—2012年，全国共登记治疗活动性肺结核患者1000多万例。全国新涂阳肺结核患者发现率不断提高，从2000年的33%提高到2012年的89%。2001—2011年登记的初治涂阳患者的治愈率一直保持在90%以上，结核病死亡率从2001年的0.6%下降到2012年的0.3%。

目前，全国结核病防治工作在各级党委、政府的高度重视下，各相关部门积极履行职责、加强合作，取得了良好成效。结核病防治服务体系逐步完善，各项防控措施全面落实，医疗保障水平有所提高。结核病定点医疗机构、疾病预防控制机构、基层医疗卫生机构分工明确、协调配合的服务模式得到推广。但是，我国结核病防治工作还面临着诸多问题与挑战，防治形势依然严峻。

1.结核病发病人数仍然较多，疫情减轻缓慢　虽然涂阳肺结核患病率下降幅度较大，但结核病每年新发病例数下降缓慢，年递降速度仅为3.7%，估算新发结核病患者数93万，位居全球第3位，估算活动性肺结核现患为500多万例。MDR-TB疫情十分严峻，肺结核患者中耐多药率为8%，估算每年新登记的肺结核患者中耐多药患者约6万例，成为目前结核病控制的最大挑战。

2.疾病负担重　患者多为中西部和农村地区的贫困人群，因病致贫、因病返贫情况较为普遍。患者经济负担沉重，影响规范化的治疗。80%以上的结核病患者家庭年人均收入低于当地年人均水平。普通结核病患者门诊全程诊疗（6～8个月）约需4000元，次均住院诊疗费用为6000～10000元，耐多药患者全疗程（2年）费用约40000元。尽管城乡基本医疗保障水平不断提高，但结核病医保报销比例不高；耐多药结核纳入新农合重大疾病保障范围后，其自付费用以及非直接医疗费用仍然是很大的支出，这是严重制约患者完成全疗程规范化治疗的重要因素。

3.防治服务体系尚不完善，能力不足　定点医院诊治条件和设施设备严重滞后于防治工作需要，而各级定点医疗机构的诊疗水平良莠不齐，定点医疗机构结核病诊疗业务收入低，承担防治任务得不到合理补偿，开展工作的积极性不高。从事结核病防治的工作人员与同级别医院或科室相比，待遇低、职业暴露风险高，专业队伍不稳定，人才流失，增加了结核病疫情控制的难度。

4.防治难点有待突破　流动人口结核病发现难，治疗管理难度大。世界卫生组织估算我国每年新发耐多药病例5万以上，耐多药肺结核疫情较重，综合防控力度弱，学校结核病聚集性疫情时有发生。同时，在世界范围内，尚未研发出有效疫苗，缺乏新型药品及治疗方案。部分新型快速诊断技术应用尚不普及。

5.疫情的影响因素复杂　社会对结核病关注度普遍较低，公众防治知识普及不够，防范意识差。因防治基础条件所限及患者生活、工作等原因，传染期患者难以隔离治疗，因担心误学误工隐瞒病情或延迟就诊，因治疗时间长、费用高而放弃治疗等问题在社会上依然存在，进一步加剧了防治难度。

通过以上这些问题，应充分认识到我国结核病防治工作的艰巨性、长期性和复杂性，要进一步强化政府领导、加大结核病防治经费投入、稳步推进新型结核病防治服务体系、强化患者发现和治疗管理、加强健康促进、加强创新与研究及加强结核病法制管理等各项防治政策和措施的落实，进一步完善相关的防治政策，加速结核病疫情的下降速度，有效遏制结核病流行，保障人民群众身体健康，促进国民经济和社会发展。

（马　艳　张立杰　刘宇红）

参考文献

[1] 中华人民共和国卫生部.1979全国结核病流行病学抽样调查资料汇编.北京:人民卫生出版社,1981.

[2] 中华人民共和国卫生部.1984/1985全国结核病流行病学抽样调查资料汇编. 北京:人民卫生出版社,1988.

[3] 中华人民共和国卫生部.1990全国结核病流行病学抽样调查资料汇编.北京:人民卫生出版社,1992.

[4] 中华人民共和国卫生部疾病预防控制局,中华人民共和国卫生部医政司,中国疾病预防控制中心.中国结核病防治规划实施工作指南(2008年版).北京:中国协和医科大学出版社,2008.

[5] 中华人民共和国卫生部.全国结核病耐药性基线调查报告(2007—2008年).北京:人民卫生出版社,2010.

[6] 戴志澄,肖东楼,万利亚.中国防痨史.北京:人民卫生出版社,2013.

[7] 邬帮桂.建国十年来卡介苗接种工作的成就.中国防痨,1959,5:10-13.

[8] 歌青,钱元福.北京结核病研究所简介.中国防痨,1959,1:88.

[9] 全国第五次结核病流行病学抽样调查技术指导组,全国第五次结核病流行病学抽样调查办公室.2010年全国第五次结核病流行病学抽样调查报告.中国防痨杂志,2012,34(8):485-508.

[10] 王黎霞,姜世闻.我国结核病控制策略的发展与展望.中国防痨杂志,2014,36(8):630-633.

第七章 结核病患者管理

结核病是一种全球性的慢性传染性疾病，现在仍然是全球性公共问题和社会性问题。我国结核病疫情形势严峻，2000年和2010年的两次全国结核病流行病学调查结果显示，虽然涂阳和菌阳肺结核患病率大幅度下降，但是活动性肺结核患病率下降缓慢。我国肺结核患者的绝对数量依然众多，疾病负担较重，防治工作任务十分艰巨。高发现率、高治愈率是新时期控制结核病的策略目标，也是提高结核病管理效益的两大要素。现阶段应紧紧围绕肺结核患者发现和治疗管理两个核心环节，加强肺结核疫情的监测及处置、流动人口结核病控制、学校结核病控制、耐药结核病以及TB/HIV双重感染防治等重点领域的工作，积极开展公众结核病防治健康教育，全面实施社区管理下家庭成员督导治疗等措施，不断提升结核病防治工作的水平，保护群众健康，减轻疾病负担。

第一节　治疗管理的原则

在结核病防治工作中，采用标准化疗方案治疗后，对结核病患者实施严格的科学管理是结核病治疗成功的关键。督导管理是在结核病防治机构和结核病定点医院对结核病患者定期复诊治疗的前提下，积极有效地实施结核病患者的治疗管理，确保患者按时按量全疗程规律服药。

一、治疗管理的原则

（1）承担结核病诊疗职责的结核病防治机构、定点医院对疑似肺结核患者及肺结核可疑症状者进行及时合理的检查。

（2）接诊医师根据痰结核分枝杆菌、胸部影像学检查及PPD、结核抗体等相关辅助检查结果，依据肺结核诊断标准（WS 288—2008）对就诊者是否患活动性肺结核做出诊断。

（3）按照早期、联合、适量、规律及全程的治疗原则对确诊患者进行正确治疗。

（4）对所有涂阳肺结核患者实行在医护人员督导下服药为主的全程督导化疗，涂阴肺结核患者强化治疗期实行督导化疗，继续期实行全程管理。

（5）县级结核病防治人员、乡级防痨医师和村级医师分级负责。

（6）活动性肺结核患者为管理的主要对象，其中涂阳肺结核患者需重点管理。

二、治疗、管理的内容

（1）接诊医师应详细询问初诊患者是否有咳嗽、咳痰、咯血等症状，症状出现和持续时间，既往史（结核病史、抗结核治疗史、肺结核患者密切接触史等），以及是否已在其他地区登记和治疗等内容。

（2）接诊医师对所有初次就诊的患者进行登记。

（3）对初诊患者进行痰结核分枝杆菌检查、胸部影像学等相关检查，并根据痰结核分枝杆菌、胸部影像学检查等相关辅助检查结果，依据肺结核诊断标准（WS 288—2008）对就诊者是否患活动性肺结核做出诊断。

（4）对患者进行登记及病案记录，患者签署“肺结核患者知情同意书”后进行化疗。肺结核患者以不住院化疗为主，当患者存在住院指征时，可将其转往定点医疗机构进行进一步治疗。

（5）督导患者服用抗结核药物，确保患者做到全疗程规律服药，观察患者用药后有无不良反应，如发生不良反应应及时采取措施，最大限度地保证患者完成规定的疗程。

（6）督促患者定期复查，掌握其痰菌变化情况，并做好记录。

（7）采取多种形式，对患者及其家属进行结核病防治知识的健康教育，提高患者的治疗依从性及家属的责任心。

（8）保证充足的药品储备与供应。

（9）在患者停止治疗后，根据患者治疗完成情况和痰菌检查结果进行治疗转归的判定。

第二节　管理工作的分工

在结核病防治工作中，对肺结核患者的治疗过程实施严格管理是保证患者规律治疗并获得成功的关键。督导管理是在结核病防治机构、定点医院对肺结核患者实施严格的定期复诊管理的前提下，进一步促进患者按时服药的重要措施。各级部门分工合作，职责如下所述。

一、卫生行政部门

（1）制定肺结核患者的督导管理规范。

（2）组织结核病防治机构、定点医院以及社区卫生机构实施肺结核患者管理督导。

（3）组织对结核病患者督导管理工作的考核与评价。

二、县（区）结核病防治机构

县（区）结核病防治所（科）是贯彻、实施不住院化疗的基层专业防治机构。

（1）执行统一的短程化疗方案，负责为肺结核患者提供抗结核药物。

（2）向患者做好有关结核病治疗的健康教育，使每位患者了解治疗管理的注意事项。

（3）给患者发放肺结核患者联系卡，与其签订治疗管理协议。

（4）通过电话、结核病管理信息系统或书面等形式将患者的诊断信息告知患者所在辖区的乡（镇）卫生院（社区卫生中心）、村卫生所（社区卫生中心）和厂矿、企事业单位医务室的医护人员，并指导其开展对肺结核患者的治疗管理。

（5）乡（镇）卫生院（社区卫生中心）、村卫生所（社区卫生中心）和厂矿、企事业单位医务室的医护人员定期对肺结核患者进行督促。

（6）掌握本辖区患者的治疗管理情况，对肺结核患者治疗效果进行考核、分析和评价。

三、乡（镇）卫生院（社区卫生中心）

接到县（区）结核病防治机构确诊的肺结核患者治疗管理信息后，应立即对患者进行访视，按区（县）结核病防治机构的要求对肺结核患者进行全程督导服药管理，指导家庭督导员对患者服药的管理。同时要在“乡（镇）肺结核患者管理登记本”（表7-1）上进行登记。

表7–1 ××乡（镇）肺结核患者管理登记本

编号	姓名	性别	年龄/岁	现住址	诊断分型	治疗分类	登记分类	本次始治日期	化疗方案	治疗前痰涂片	治疗后的月末痰涂片			治疗转归结果	备注
											2	5	6或8		

填写说明：（1）编号：从1号编写，逐人按顺序填写。

（2）现地址：农村患者要注明至乡、村、组和门牌号，城镇患者要注明至街道和门牌号。

（3）诊断分型：按收到“肺结核患者治疗管理通知单”上的结果填写。分为原发性肺结核（简写为Ⅰ）、血行播散性肺结核（简写为Ⅱ）、继发性肺结核（简写为Ⅲ）、结核性胸膜炎（简写为Ⅳ）、其他肺外结核（简写为Ⅴ），气管支气管结核按Ⅲ型肺结核进行分类。

（4）治疗分类：按收到“肺结核患者治疗管理通知单”上的结果填写，分为初治涂阳、初治涂阴、复治涂阳。

（5）等级分类：按收到“肺结核患者治疗管理通知单”上的结果填写，分为新发患者、复发、返回、初治失败和其他。

（6）本次治疗开始日期：按收到“肺结核患者治疗管理通知单”上注明的日期。

（7）化疗方案：按收到“肺结核患者治疗管理通知单”上的化疗方案，分为 $2H_3R_3Z_3E_3/4H_3R_3$、2HRZE/4HR、$2H_3R_3Z_3E_3S_3/6H_3R3E_3$、2HRZES/6HRE 及其他方案。

（8）治疗前涂片：按收到“肺结核患者治疗管理通知单”上的结果填写。

（9）治疗后痰涂片检查月份：在每月督导过程中及每月工作例会时获得。

（10）治疗后转归：在每月督导过程中及每月工作例会时获得，分为治愈、完成治疗、结核病死亡、非结核病死亡、失败、丢失、不良反应、诊断变更、拒治、转入耐多药治疗等。

（11）备注：需要说明的事宜。

第三节 治疗管理方式

为保证患者在治疗过程中坚持规律用药，完成规定的疗程，必须对治疗中的患者采取有效的管理措施。患者的治疗管理方式有全程督导化疗、强化期督导化疗、全程管理和自服药。

一、治疗管理方式定义

（一）全程督导化疗

指在患者治疗全过程中，患者每次用药均在督导人员直接督导下进行。涂阳患者和含有空洞、粟粒的新涂阴患者应采用全程督导化疗。

（二）强化期督导

指患者在治疗强化期内由督导人员直接督导下治疗，在继续期采用全程管理。非粟粒空洞的新涂阴肺结核以及结核性胸膜炎患者应采用强化期督导管理治疗。

（三）全程管理

在患者治疗全程中，通过对患者加强宣传教育、定期门诊取药、家庭访视、复核患者服药情况（核查剩余药品量、尿液抽检）、误期（未复诊或未取药）追回等综合性管理方法，以保证患者规律用药。具体做法有以下几点。

（1）做好对患者初诊的宣传教育，内容包括解释病情，介绍治疗方案和药物剂量、用法、毒副反应以及坚持规则用药的重要性。

（2）定期门诊取药，建立统一的取药记录，强化期每2周或1个月取药1次，继续期每月取药1次。凡误期取药者，应及时采取措施，如通过电话、家庭访视等方式及时追回患者，并加强教育，说服患者坚持按时治疗。对误期者城镇要求在3天内追回，农村在5天内追回。

（3）培训患者和家庭成员，要求达到能识别抗结核药物，了解常用剂量、用药方法、可能发生的副作用，并督促患者规律用药。

（4）全程管理也应使用“治疗记录卡”，由患者及家庭成员填写。

（5）家庭访视，建立统一的访视记录，村级医师或社区医师接到新的治疗患者报告后应尽早家访，市区1周内、郊区10天内进行初访，化疗开始后至少每月家访1次。内容包括健康教育、核实服药情况、核查剩余药品量、抽查尿液、督促按期门诊取药和复查。

（6）做好痰结核分枝杆菌的定期检查工作，治疗期间按规定时间送痰标本进行复查。

（四）自服药

指虽然已对结核病患者进行了规范化疗的宣传教育，但因缺少有效管理，患者自行服药。

二、督导治疗管理人员

（一）督导治疗管理人员分类

参与肺结核患者督导治疗管理人员可由下列人员担任。

1.医务人员　县（区）结核病防治机构、乡镇卫生院（社区卫生服务中心）、村卫生室（社区卫生服务站）三级承担预防保健工作任务的医务人员可进行结核病患者督导治疗管理。

2.家庭成员　结核病患者的配偶、父母、子女及与患者一起生活的其他家庭成员，年龄在15岁以上，具备小学及以上文化程度，经过村级医师培训后，能够督促管理患者服药、复查和填写相关记录。

3.志愿者　除医务人员和家庭成员以外的，志愿承担对结核病患者进行治疗管理的人员，如教师、学生、结核病治愈者及社会上的其他人员等。年龄在18岁以上，具备初中及以上文化程度，经过专业医师培训后，能够督促管理患者服药、复查和填写相关记录。

（二）督导治疗管理人员选择

患者的治疗管理原则上由医务人员进行督导。如果患者居住地离村卫生室（社区卫生服务站）的距离超过1.5km或者村级医师无法承担督导任务时，可以实行家庭成员督导或者志愿者督导。接受MDR-TB标准化治疗方案的患者必须由医务人员进行督导。

（三）督导治疗管理人员的职责

（1）应根据患者实际情况确定服药地点和时间，督导患者服药。

（2）患者如未按时服药，应及时采取补救措施。

（3）每次督导服药后按要求填写“肺结核患者治疗记录卡”。

（4）一旦发现患者出现不良反应或中断用药等，及时报告上级主管医师并采取相应措施。

（5）督促患者定期复查，协助收集痰标本。

（6）患者完成全程治疗后，应将“肺结核患者治疗记录卡”由村级医师（社区卫生服务站医师）上交至乡镇卫生院（社区卫生服务中心），转送至县（区）结核病防治机构归档保存。

三、督导治疗管理人员的培训

督导服药人员必须经过培训后方可参与患者服药督导工作。医务人员的培训纳入常规的业务技术培训，家庭督导员和志愿者由村级医师（社区卫生服务站医师）进行培训。

（一）培训方法

由村级医师（社区卫生服务站医师）向家庭督导员或志愿者讲述培训内容。培训结束后，让督导员回答培训的主要内容。对不能正确回答的相关内容要重复培训。

（二）培训内容

（1）结核病防治基本知识。了解防止结核病传染的方法、疗程等知识。

（2）患者所用药物的名称、每次用药量和方法。

（3）做到送药到手、看服到口，按照化疗方案的要求每日或隔日服药。患者误期未服，每日服药者应顺延服药时间，隔日服药者请在24小时内补上。

（4）了解药物的常见不良反应，如有不良反应及时督促患者找医师处理。

（5）患者服药期间，原则上在治疗满2个月、5个月、6个月（复治8个月）时，督促患者带晨痰和夜间痰到结核病防治机构复查，具体时间详见治疗记录卡。

（6）做好患者每次服药记录。

第四节　治疗管理步骤

一、化疗前宣传教育和签订“知情同意书”

在开始化疗之前，结核病防治机构或定点医院的医务人员必须与患者签订“肺结核患者知情同意书”，向患者及家庭成员详细说明结核病治疗期间的各项要求，使患者能够主动配合治疗。每个患者宣传教育时限不少于10分钟，宣传内容简明扼要，以便患者能够记住。

二、发放联系卡

为每位确诊的肺结核患者免费发放“联系卡”（图7-1），方便患者与医师保持联系。

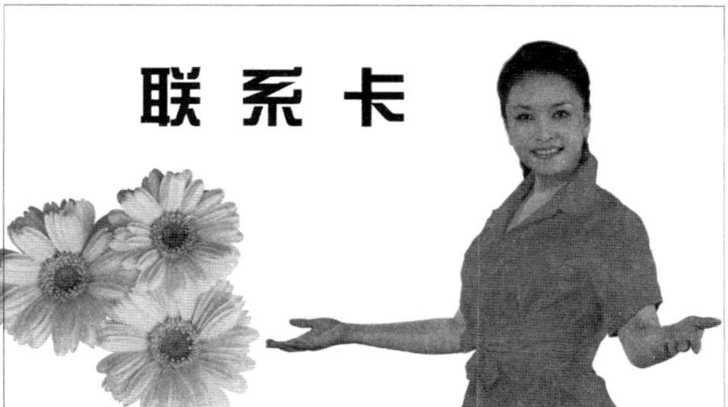

肺结核患者联系卡

患者姓名：

行政区划代码+登记号：

登记单位（结核病防治机构）：

登记单位地址：

联系人：

电　话：

户籍所在地结防机构地址：

电　话：

就诊日期	预约查痰日期	预约取药日期

患者须知

- 只要坚持正规治疗，结核病是可以治好的。如果不坚持服药，不但难治好，而且容易形成难治耐药结核病。
- 在治疗期间的第2、5、6或8个月进行查痰，定期取药。
- 治疗过程中，尽量不要离开居住地。如必须离开，提前通知负责您治疗的医师，以便帮助您联系继续治疗事宜。到达目的地后请尽快与您前往地区的结核病防治机构联系，以便及时安排治疗。
- 不要对着别人咳嗽、打喷嚏或大声谈笑，不要随地吐痰等，避免将病菌传播给他人。

图7-1　肺结核患者联系卡

三、签订治疗协议

县结核病防治机构要与患者签订一份治疗协议，样式见图7-2。

××县结核病控制免费治疗协议

为了确保接受免费治疗肺结核患者的规则治疗，完成规定的疗程，特制定如下协议。

××（单位）的义务：

（1）免费提供规定的抗结核药物，化疗方案为：

①初治方案　②复治涂阳方案

（2）如果使用链霉素，则提供强化期配套的一次性注射器和注射用水。

（3）经治医师应向患者讲清病情、服药方法、药物不良反应及应对方法。

接受免费治疗肺结核患者的义务：

（1）按照医师规定的日期到××（单位）取药。

（2）按照医师规定的日期到××（单位）送痰标本进行复查。

（3）接受指定的督导员进行督导服药。

（4）未经××（单位）医师同意，不得自行中断治疗和改变用药方法。

如果接受免费治疗的肺结核患者不履行上述4条义务，××（单位）有权停止提供免费的抗结核药物和相应的配套注射器和注射用水。

药物不良反应的处理费用及其他治疗费用不属于本协议的免费范围。

（此协议由××单位保管）

患者（签名）：

图7-2　免费治疗协议

四、落实督导治疗

县级结核病防治医师根据《中国结核病防治规划实施工作指南》（2008年版）的要求确定患者化疗方案后，填写“肺结核患者治疗管理通知单”（图7-3，7-4），并由患者带回，交给村级医师（社区卫生服务站医师）保存。村级医师（社区卫生服务站医师）接到“肺结核患者治疗管理通知单”后，马上落实督导治疗（医务人员督导、家庭成员或志愿者等督导）。县结核病防治机构同时填写一份“患者治疗管理通知单”至乡防痨医师，乡防痨医师收到“患者治疗管理通知单”后，必须在3天内访视村级医师（社区卫生服务站医师）与患者，了解患者治疗管理的落实情况。对乡级患者通知和落实治疗管理的反馈也可用电话告知。

肺结核患者治疗管理通知单（乡级）

兹有你乡________村________队（屯），姓名：________性别：____

年龄：______岁， 于20____年____月____日被确诊为初治/复治、涂阳/涂阴肺结核患者，确定接受免费治疗。患者登记号为：______，户主姓名________，该患者的化疗方案为：

1.$2H_3R_3Z_3E3/4H_3R_3$　　2.2HRZE/4HR

3.$2H_3R_3Z_3E_3S3/6H_3R_3E_3$　　4.2HRZES/6HRE

5.其他方案________

请你接到通知后按要求督导患者落实治疗管理情况。

××（单位）

20____年____月____日

图7–3　乡级治疗管理通知单

肺结核患者治疗管理通知单（村级）

兹有你村________于20____年____月____日被确诊为初治/复治、涂阳/涂阴肺结核患者，确定接受免费治疗。患者登记号为：________该患者的化疗方案为：

1.$2H_3R_3Z_3E_3/4H_3R_3$　　2.2HRZE/4HR

3.$2H_3R_3Z_3E_3S_3/6H_3R_3E_3$　　4.2HRZES/6HRE

5.其他方案________

请你接到通知后按照《××县结核病控制实施方案》的要求落实治疗管理。

××（单位）

20__年__月__日

图7–4　村级治疗管理通知单

五、督导服药的实施

每例接受抗结核治疗的肺结核患者，必须由督导员填写一份“肺结核患者治疗记录卡”（表7-2），由督导员保存并填写治疗记录。患者取药时携带治疗记录卡。治疗结束时，由村级医师收集送至乡防痨医师，再由乡防痨医师送至县结核病防治机构保存。

治疗记录卡填写时应注意：每次领取药品后，由县级医师在确定治疗日期的格内画“×”，如2月5日领取药品，如方案规定为隔日服药，领取了2个月的药品，则在第1月序的6日起，隔日画“×”，直至第3月序的第4日。每次服药后在“×”的外面加圈“○”，即“⊗”。若2月18日未服药，而在2月19日补服了1次，则应在19日的空格内只画上“○”，20日又按原规定服药，连续的记载为：18日为“×”、19日为“○”、20日为“⊗”，一目了然，提示18日患者漏服药1次，19日补上，20日起照常服药。如方案规定为每日服药，领取了2个月的药品，则在第1月序的6日起，每日画“×”，直至第3月序的第4日。每次服药后在“×”的外面加圈“○”，即“⊗”。

六、督导与访视

县、乡两级医师定期进行督导，对发现存在的问题及时解决，并做好记录。对实施家庭成员或志愿者督导的患者，村级医师（社区卫生服务站医师）每2周访视1次患者。

七、药品保管

患者将抗结核药品带回后，交给村医（社区卫生服务站医师）保存。对实施家庭成员或志愿者督导的患者，村医（社区卫生服务站医师）每2周向负责督导治疗管理的人员发放一次药品。

表7–2　肺结核患者治疗记录卡

__________省（市、自治区）_________市（地）____________县（区）

姓名__________性别____出生年月__________详细住址__________

工作单位__________登记号__________病案号_____________患者联系电话_________

诊断：　　　　　　治疗前痰菌检查结果：　　　　　　治疗分类：初治　复治

管理方式：全程督导　　强化期督导　　全程管理　　自服药

督导人员：医师　家属　　志愿者

始治方案：　　　　　　　　更改方案：

服药记录：______始治日期_____年___月___日　　　　　停止治疗日期_____年___月___日

月份	1	2	3	4	5	6	7	8	9	10	11	12	13	14	15	16	17	18	19	20	21	22	23	24	25	26	27	28	29	30	31
1																															
2																															
3																															
4																															
5																															
6																															
7																															
8																															
9																															
10																															
11																															
12																															

患者签名：　　　　　　　　　完成疗程时督导人员签名：

1.查痰记录［预约日期由县（区）结核病防治机构填写］

预约日期	送检日期	延迟、提前（天）	痰检结果

2. 用药延误记录［由村医师填写］

日期	漏服次数及原因	补服次数	断药次数

3.访视及不良反应记录［由乡及县（区）医师在访视时分别填写］

日期	督导访视内容及改进意见	访视人（单位）

八、随访查痰

痰菌检查结果是判断治疗效果的主要标准。

（1）初治涂阳、涂阴患者在治疗至第2个月末、第5个月末和疗程末（第6个月末），复治涂阳患者在治疗至第2个月末、第5个月末和疗程末（第8个月末），分别收集1份晨痰和夜间痰进行涂片检查。

（2）初治、复治涂阳患者在疗程强化期结束时，痰菌仍为阳性者，应在治疗第3个月末增加痰涂片检查1次。

（3）确诊、登记的涂阴肺结核患者，即使患者因故未接受治疗，也应在登记后满2个月和6个月时进行痰菌检查。

第五节　肺结核患者中断治疗的追踪方法

在肺结核患者的治疗过程中，治疗管理人员应加强对患者的健康教育，增强患者治疗的依从性以防止治疗中断，从而达到治愈疾病的目的。若发生中断治疗，督导的医务人员应尽快采取措施想办法追回中断治疗患者，以保证完成治疗。

一、追踪对象

超过规定时间1周，未到县级结核病防治机构复诊取药的结核病患者为追踪对象。

二、追踪方式

1.电话联系　县结核病防治机构应通过电话与患者联系，了解中断原因并督促患者及时到结核病防治机构复诊取药，同时电话通知乡镇（社区服务中心）防痨医师，由乡镇（社区服务中心）防痨医师派人或通知村级医师派人到患者家了解治疗中断原因，督促患者到结核病防治机构复诊取药，并将追踪结果向县结核病防治机构反馈。

2.家访　若通知患者后1周，患者仍未到结核病防治机构复诊取药，县结核病防治机构应到患者家进行家访。

3.与患者所在地的结核病防治机构联系　若患者离开当地，县结核病防治机构应了解患者去向，同时与患者现居住地结核病防治机构联系，确保患者完成治疗。

第六节　跨区域肺结核患者管理

接受全程规律的抗结核治疗是保证肺结核患者治疗成功的关键措施。跨区域肺结核患者是指在治疗过程中，由某一个县（区）迁到另一个县（区），不能在原登记县（区）继续接受治疗管理的肺结核患者。如果不能对跨区域肺结核患者实施全程管理，会导致其不规则治疗，甚至发生耐药结核病。

一、转出患者

（一）转出地结核病防治机构对转出患者的管理

1.已知要转出的患者

（1）向患者了解将要前往的地区，务必留取患者及其家属的联系方式。

（2）通过《全国结核病机构通讯录》或在中国结核网（www.chinatb.org）“结防网络”栏目上查找患者前往地区的县（区）级结核病防治机构地址和联系方式，提供给患者，并要求患者与原治疗管理医师保持联系。

（3）开具“肺结核患者转出/协访单”（图7-5），一式三联，第一联交患者携带到转入地县（区）级结核病防治机构就诊；第二联通过邮寄、传真、电子邮件和专报系统等任何一种方式，3个工作日内发送给转入地的县（区）级结核病防治机构；第三联留存备查。

（4）给患者携带返程期间所需的免费抗结核药品，避免在旅途期间中断治疗。

2.已离开但不知道去向的患者

（1）应尽快与患者或其家属联系，了解患者在转入地的详细地址和联系方式，并将转入地结核病防治机构的地址和联系方式提供给患者或其家属，要求患者到转入地结核病防治机构继续接受治疗管理。同时开具“肺结核患者转出/协访单”，通过邮寄、传真、电子邮件或专报系统等方式，3个工作日内发送给转入地的县（区）级结核病防治机构。

（2）如无法与患者及家属取得联系，开具“肺结核患者转出/协访单”，通过邮寄、传真、电话、电子邮件或专报系统等方式，3个工作日内发送给患者户籍所在地的县（区）级结核病防治机构。

（二）转入地上级结核病防治机构的协调

转出地县（区）级结核病防治机构如3周内未能收到转入地（或患者户籍所在地）结核病防治机构有关患者到位情况的反馈信息，应向患者转入地所在的省和地（市）级结核病防治机构各发送一份“肺结核患者转出/协访单”复印件，由转入地上级结核病防治机构主动进行督促和协调。

（三）记录与报告

1.记录　患者转出的时间、到位情况和转入地后续的治疗管理等信息，要记

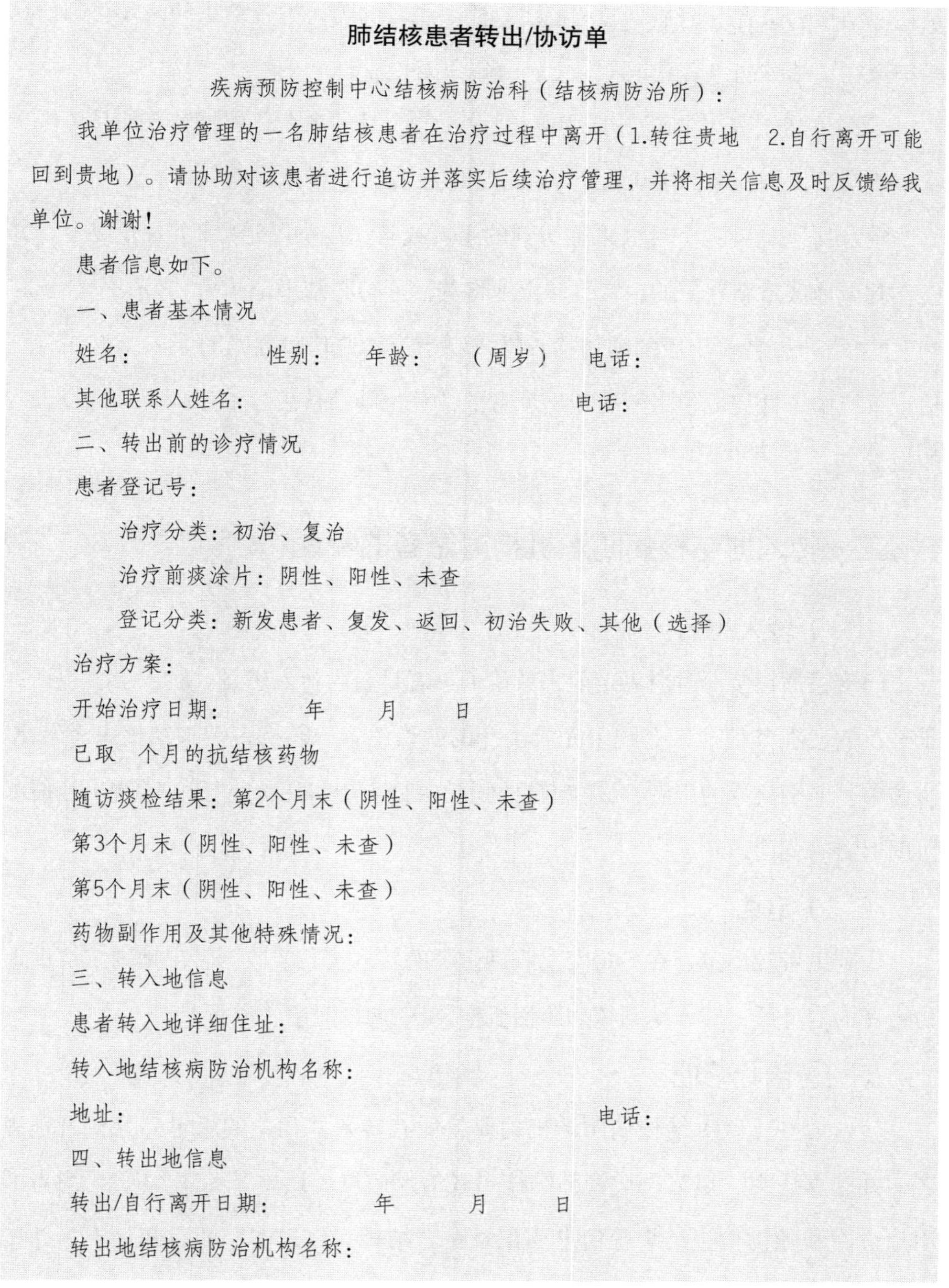

肺结核患者转出/协访单

疾病预防控制中心结核病防治科（结核病防治所）：

我单位治疗管理的一名肺结核患者在治疗过程中离开（1.转往贵地　2.自行离开可能回到贵地）。请协助对该患者进行追访并落实后续治疗管理，并将相关信息及时反馈给我单位。谢谢！

患者信息如下。

一、患者基本情况

姓名：　　　　　性别：　年龄：　（周岁）　电话：

其他联系人姓名：　　　　　　　　　　电话：

二、转出前的诊疗情况

患者登记号：

治疗分类：初治、复治

治疗前痰涂片：阴性、阳性、未查

登记分类：新发患者、复发、返回、初治失败、其他（选择）

治疗方案：

开始治疗日期：　　　年　　月　　日

已取　个月的抗结核药物

随访痰检结果：第2个月末（阴性、阳性、未查）

第3个月末（阴性、阳性、未查）

第5个月末（阴性、阳性、未查）

药物副作用及其他特殊情况：

三、转入地信息

患者转入地详细住址：

转入地结核病防治机构名称：

地址：　　　　　　　　　　　　　　电话：

四、转出地信息

转出/自行离开日期：　　　年　　月　　日

转出地结核病防治机构名称：

图7–5　肺结核患者转出/协访单

录在“结核病患者登记本”的“备注”栏。患者的随访检查结果和治疗转归信息要记录在“结核病患者登记本”上，分以下2种情况。

（1）转出后未中断治疗或中断治疗少于2个月的患者，根据转入地县（区）结核病防治机构反馈的随访检查结果记录其治疗转归信息。

（2）转出后在2个月内未追访到的患者或转出后中断治疗2个月及以上，并已在其他地区重新登记的患者，转出地将其治疗转归结果记录为“丢失”。

2.报告 患者转出后的随访检查结果和治疗转归信息要及时录入结核病管理信息系统中，并完成包括所有转出患者的“登记肺结核患者治疗队列分析报表”的报告。

二、转入地结核病防治机构对患者的管理

（一）转入患者

门诊医师在接诊时应界定前来就诊的患者是否为转入患者。转入患者包括：①经询问已在其他地区登记未完成治疗的就诊患者；②携带“肺结核患者转出/协访单”前来就诊的患者；③在专报网上收到其转出信息的患者；④转出地请求协助追访的就诊患者。

（二）追访

收到患者转出单、在专报网上收到患者的转入信息或收到转出地请求协助追访患者的信息后，转入地结核病防治机构要在2周内对患者进行追访。

（三）治疗管理

转入地县（区）结核病防治机构要将所有转入并到位的患者列为代管理患者，并建立病案，填写“代管肺结核患者治疗信息反馈单”（图7-6）。患者的治疗方案和随访检查结果等信息要记录在“结核病登记本”的后几页上，并按《中国结核病防治规划实施工作指南》规定的方案进行管理。

1.治疗方案 对于未中断治疗或中断治疗少于2个月的转入患者，原则上应

“代管”肺结核患者治疗信息反馈单

__________疾病预防控制中心结防科（结核病防治所）：

我单位“代管”的一名肺结核患者已完成①疗程内第3个月/②全疗程治疗，现将治疗结果反馈如下：

姓名：__________性别：____年龄：___（周岁）　原登记号：__________

本单位开始治疗日期：______年_____月____日

1.“代管”肺结核患者取药登记、治疗管理方式评价和结核分枝杆菌检查记录

日期	取药登记		询问患者上次取药后的服药及管理情况							实际痰菌检查			预约下次随访日期	医师签字
	次序	取药量/月	应服药次数	实际服药次数	督导人员督导服药			自服药	村（社区）医师访视次数	阳性	阴性	未查		
					医护人员	家庭成员	其他							
	第1次		-	-	-	-	-	-	-	-	-	-	-	-
	第2次													
	第3次													
	第4次													
	第5次													
	第6次													
	第7次													
	第8次													

2.停止治疗

日期：______年_____月____日

原因：治愈、完成疗程、结核死亡、非结核死亡、失败、丢失、不良反应、拒治、误诊、其他

单位：______________联系人：__________电话（传真）：__________

年　　月　　日

填表说明：

（1）此表分别在疗程内第3个月末及疗程结束后反馈2次。

（2）第3个月末反馈：在“疗程内第3个月”打“√”，仅填写第1部分。

（3）患者首次取药时，不用填写“询问患者上次取药的服药及管理情况”和“实际痰菌检查”；患者下次取药时，需要填写患者上次取药的服药及管理情况和痰涂片检查情况。“督导人员督导服药”中打“√”选择督导人员。“实际痰菌检查”中打“√”选择检查结果。

（4）疗程结束后反馈：在“全疗程治疗”打“√”，第1、2部分均需填写。

（5）如患者强化期治疗后转入，不需进行第3个月末反馈（第2个月末查痰阳性者除外）。

图7-6　代管肺结核患者治疗信息反馈单

当延续原治疗方案进行治疗管理。对于中断治疗2个月及以上的患者，应重新登记到转入地“结核病患者登记本”上，按《中国结核病防治规划实施工作指南》的规定进行管理，并及时向转出地结核病防治机构进行反馈。

2.治疗管理　确定转入患者的治疗方案后，按《中国结核病防治规划实施工作指南》的要求，为患者提供相应的免费政策并落实治疗管理。

（四）转入患者的信息反馈

1.到位信息反馈　所有转入患者的追访到位情况要在1周内通过邮寄、传真、电子邮件和专报系统等任何一种方式，向转出地县（区）结核病防治机构发送“肺结核患者追访结果反馈单”（图7-7）。

2.治疗管理信息反馈　对于未中断治疗或中断治疗少于2个月的转入患者，应将其疗程内第2、3（2个月末查痰阳性者）、5、6（复治8个月）个月末的随访检查结果及相关患者信息填写在“肺结核患者治疗信息反馈单”上，并于患者

肺结核患者追访结果反馈单

_______________疾病预防控制中心结核病防治科（结核病防治所）：

贵单位转入我辖区肺结核患者__________（原登记号__________）

1.已于____年____月____日到我单位就诊，我们将对患者进行以下治疗管理（请在相对应方式上打“√”）：

A．重新登记，理由为：________________________

B．代管

C．拒治

D．其他

2.尚未追踪到位

原因：查无此人、未回、外出、拒绝就诊、地址有误、其他

单位：______________________联系人：________

电话：_______________传真：_______________

______年____月____日

图7-7　肺结核患者追访结果反馈单

疗程内将第2个月末的阴性查痰结果向转出地县（区）结核病防治机构反馈；如果第2个月末查痰阳性，待第3个月末将第2个月末和第3个月末的查痰结果向转出地县（区）结核病防治机构反馈；疗程结束时将第5、6（或8）个月末的查痰结果于1周内向转出地县（区）结核病防治机构反馈。第5个月末痰结果为阳性的初治患者，应及时将结果反馈给转出地，转入地对患者重新按复治患者进行登记治疗。

第七节　评价指标

一、涂阳患者第2、3个月末痰菌阴转率

1.定义　指在一定地区、一定期间内，治疗至第2、3个月末时痰菌阴转患者数占登记涂阳患者数的百分比。初治、复治分别进行统计。

2.公式

第2个月末痰菌阴转率＝2个月末痰菌阴转患者数/涂阳患者登记数 ×100%

第3个月末痰菌阴转率＝3个月末累计痰菌阴转患者数/涂阳患者登记数 ×100%

3.资料来源　来自结核病管理信息系统。

二、治愈率

1.定义　指在一定地区、一定期间内治愈的涂阳患者数占登记的涂阳患者数的百分比。初治、复治分别进行统计。

2.公式

治愈率＝治愈的涂阳患者数/涂阳患者登记数 ×100%

3.资料来源 来自结核病管理信息系统。

三、新涂阴患者完成疗程率

1.定义　指在一定地区、一定期间内完成疗程的新涂阴患者数占登记新涂阴患者数的百分比。

2.公式

新涂阴患者完成治疗率＝完成治疗的新涂阴患者数/新涂阴患者登记数×100%

3.资料来源　来自结核病管理信息系统。

四、患者系统管理率

1.定义　患者系统管理率是指一定期间内某省（市、县）结核病防治机构所登记的肺结核患者在治疗过程中，均达到按时查痰、接受督导服药、规则治疗的患者数占同期所登记的肺结核患者数的百分比。

（1）按时查痰：肺结核患者按规定的时间复查痰。

（2）规则治疗：指全疗程患者在规定的服药时间实际服药次数占应服药次数的90%以上。

（3）督导服药：实际督导服药次数占应督导服药次数的90%以上。

2.公式

患者系统管理率＝系统管理的患者数/登记患者数 ×100%

3.说明　治疗转归为死亡、迁出、失败、严重不良反应的患者，评价其停止治疗之前的查痰、服药和督导治疗的情况。

（刘　洋　郑素华）

参考文献

[1] 肺结核诊断标准(WS 288—2008).

[2] 全国结核病防治规划(2011—2015年)(国办发〔2011〕53号).

[3] 北京市结核病防治规划(2011—2015年)(京政办发〔2012〕21号).
[4] 北京市结核病防治工作规范(2013版)(京卫疾控字〔2013〕39号).

第八章 结核病感染控制

第一节　结核病感染控制基础

一、结核分枝杆菌发病机制、流行病学及传播

结核分枝杆菌由一种称为飞沫核的空气传播粒子携带，这种飞沫核可由患有肺部或喉部结核者咳嗽、喷嚏、大喊或唱歌时产生。这种粒子直径为1～5μm，正常气流可使其在室内或建筑内长时间通过空气存在并扩散。结核分枝杆菌通常只经空气传播而非接触传播。飞沫核进入肺泡后可发生局部感染，继而播散入流动的淋巴或者血液，再扩散至全身。感染在易感者吸入含有结核分枝杆菌的飞沫核时发生，而飞沫核穿过口或鼻腔、上呼吸道及支气管到达肺泡。胸腔积液结核病患者也可能并发未知肺部或喉部结核病灶。

通常在结核分枝杆菌初始感染后2～12周，免疫反应限制了结核分枝杆菌的增殖，且结核分枝杆菌感染免疫检测呈阳性。然而，某些菌体在体内可存活数年。这种情况被称为潜伏结核分枝杆菌感染（LTBI）。潜伏结核分枝杆菌感染

者无症状（没有结核病表现）且无传染性。

通常，5%～10%的感染结核分枝杆菌且未进行LTBI治疗者在其一生中可最终发展成结核病患者。由LTBI发展成结核病的风险在感染后的最初几年内最高。

二、结核分枝杆菌感染高风险人群

暴露于结核分枝杆菌者的可能造成感染发生的风险尚无明确界定，发生感染的概率大小取决于空气中感染性飞沫核的浓度以及暴露于传染性结核病患者的时长。接触距离越近、接触时间越长，感染发生的风险就越高。

密切接触者指与肺结核患者在室内或其他封闭环境中共用呼吸环境时间较长（指数天或数周而非数分钟或数小时）者。疑似肺结核病患者指考虑进行结核病诊断的对象，不论抗结核治疗是否已经开始进行。一般被视作疑似结核病患者的时间不应超过3个月。

除密切接触者外，下列人员也存在较高的结核分枝杆菌暴露及感染风险。

（1）高危聚集环境（如监狱、救助中心等）中的居民及职员。

（2）服务于高危患者的医务人员。

（3）在患者确诊及正确的防护措施实施前暴露于这些患者的医务人员。

（4）低收入的特定人群。

（5）暴露于成年高危级别人群的婴儿、儿童及青少年。

三、结核病患者增加其传染性的特征

下列特征存在于结核病患者时会增加该病的传染性。

（1）咳嗽。

（2）胸片可见空洞。

（3）抗酸杆菌（AFB）涂片试验结果阳性。

（4）涉及喉部的呼吸道疾病（高度传染性）。

（5）涉及肺或胸膜的呼吸道疾病（仅有胸膜症状时传染性较其他情况弱）。

（6）咳嗽时未掩盖口鼻。

（7）错误、缺乏或时长过短的抗结核治疗。

（8）咳嗽诱导或气溶胶产生操作过程中（如支气管镜检查、痰诱导以及气溶胶状药物用药时）。

四、可使结核分枝杆菌传播风险增加的环境因素

结核分枝杆菌传播风险在多种环境因素条件下会有所增加。

（1）小型、封闭空间内的结核暴露。

（2）局部或总体通风不足导致传染性飞沫核扩散或消除不充分。

（3）含有传染性飞沫核的空气再流通。

（4）医疗设备清洁及消毒不充分。

（5）处理样品步骤不恰当。

五、医疗机构等卫生保健机构相关结核分枝杆菌传播的风险

卫生保健环境中存在结核分枝杆菌传播的风险。传播风险的级别根据环境、职业群体、社区结核病患病率、患者群体以及结核分枝杆菌感染控制措施的效力而定。卫生保健机构相关结核分枝杆菌的传播与密切接触产生气溶胶的肺结核患者有关。以下操作易造成气溶胶产生：支气管镜检查、气管插管术、痰诱导术、其他呼吸系统手术、开放脓疮冲洗、尸检、痰诱导，以及诱发咳嗽的气溶胶治疗。

在被报告的卫生保健环境结核暴发事件中，有多次暴发涉及患者以及医务工作人员的多重耐药性结核分枝杆菌株。导致这些暴发的因素包括结核病诊断延误、空气预防措施开始时机延误以及实施不足、空气感染隔离措施失效以及缺乏

充分的呼吸防护。多项研究表明，某些特定机构中观察到的卫生保健相关传播风险的降低与严格的感染控制措施的实施相关。由于多种干预措施同时实施，每一种干预的效力无法确定。

卫生保健环境中，卫生保健相关的结核分枝杆菌传播风险主要来自未能检出的结核病患者，这些患者未能迅速实施恰当的空气预防措施，或者过早从医院空气感染隔离病房中转出。在欧美一些国家，卫生保健机构的结核病传播问题已通过在治疗初始期标准化抗结核治疗方案的应用、快速药物灵敏度检测、全程督导治疗法以及改进的感染控制措施等策略的综合应用而显著降低。所有卫生保健环境均应制定一套结核分枝杆菌感染控制方案，以保证疑似或确诊结核病患者的快速检出、空气预防措施快速实施以及患者及时治疗（或者疑似结核病患者迅速隔离）。该方案应基于3个层面的控制措施：管理方面、环境方面以及呼吸防护方面。

第二节　结核病感染控制措施

一、管理控制

结核病感染控制措施中，第一个也是最重要的层面就是利用管理措施减少对可能患有结核病者的暴露风险。管理控制包括以下措施。

（1）对该环境中结核分枝杆菌感染控制的责任分配。

（2）对该环境执行结核分枝杆菌处理和操作的风险评估。

（3）设计并建立一份书面结核分枝杆菌感染控制方案，以保证疑似或确诊结核病患者的快速检测、空气预防措施实施以及患者治疗。

（4）确保能够及时进行实验室处理、检测以及向送检医师和感染控制团队报告检测结果。

（5）执行有效的工作实践以管理疑似或确诊结核病患者。

（6）确保对有潜在污染的医疗设备（通常指内镜）进行恰当的清洁以及灭菌或消毒。

（7）对医务人员进行结核相关的训练及教育，重点在于预防、传播及症状。

（8）筛检及评价存在结核病发病风险或可能有结核分枝杆菌暴露的医务人员（如结核筛检项目）。

（9）执行以流行病学为基础的预防原则，包括应用与该环境相关的感染控制数据。

（10）通过恰当的引导建议呼吸卫生及咳嗽礼仪。

（11）与卫生部门协作努力。

（12）患结核病的医务人员返回岗位工作的制度。

二、环境控制

环境控制是结核分枝杆菌感染控制中位于管理控制措施之后的第二道防线。环境控制包括环境中结核分枝杆菌的排出或使其失活的措施。这些措施包括局部排气通风、一般通风、高效空气过滤器（HEPA）过滤，以及紫外线空气杀菌（UVGI）。上述措施有助于阻止空气中传染性飞沫核的扩散并降低其浓度。

（一）局部排气通风

局部排气通风是一种在空气污染物（如传染性飞沫核或其他传染性粒子）播散入一般环境之前将其捕获的源头控制措施。局部排气通风方法使用外部罩、封闭罩以及帐篷等。局部排气通风设备（如封闭式通风罩）应用于咳嗽诱导和产生气溶胶的操作过程。当局部通风不可行时，咳嗽诱导和产生气溶胶的操作处理需在达到空气感染隔离病房标准的房间内进行。

（二）一般通风

一般通风系统可稀释及排出污染的空气，并控制房间或环境内气流模式。卫生保健环境中应有一名通风方面的专业工程师或相关专业人员，或者有一名熟知卫生保健环境通风工程的顾问，确保通风系统设计符合相关标准。

在可能存在传染性飞沫核的环境中最好使用单向通风系统。如必须使用空气循环，应使用HEPA。

每小时空气交换次数（air changes per hour,ACH）是评估通风最简单的方法，病房的气流量应不小于6ACH。如可行，应通过下述方式将气流增加至12ACH及以上：调整或改进通风系统；使用空气清洁方法（如包含HEPA或UVGI系统的室内空气循环装置）。新建或更新的卫生保健环境空气感染隔离病房应达到气流量12ACH及以上。卫生保健环境中，其他区域的通风率也应该达到相关具体标准。如在空气感染隔离病房内使用可变风量（VAV）通风系统，该系统设计应使房间内始终保持负压状态。应根据该环境风险评估情况确定其所需空气感染隔离病房、其他负压房间以及局部排气通风设备的数量。这些房间和设备的安置地点部分取决于哪些地方可以达到推荐的通风条件。某一区域全方位空气感染隔离病房设计可促进对结核病患者的安全护理以及有助于最优环境控制条件的安装和维护。

空气感染隔离病房在使用前应通过烟管或其他可视手段检测其负压情况，且这些病房在有疑似或确诊结核病患者使用期间应每日进行负压检测。一般通风系统的设计、建造及维护应保证气流从清洁区域流向非清洁区域（污染更严重的区域）。另外，一般通风系统设计应提供室内最优气流模式，以预防气流停滞或气流供应区至排出区短路等情况。

服务于高结核病患病率人群的卫生保健环境可能需要改进现存的一般通风系统或在一般区域（如候诊区、EMS及放射科等）内使用空气清洁技术。可应用的手段包括：单通、非循环系统，将空气排至户外；循环系统，空气循环入一般通风系统之前先通过HEPA；室内空气循环装置，配备HEPA和（或）UVGI系统。

（三）空气清洁方法

1.HEPA　HEPA可将空气中的传染性飞沫核滤除，且下述情况中必须使用：直接将局部排气通风罩或隔间内空气排至周围房间或区域时；将空气感染隔离病房（或其他负压房间）内的空气排入一般通风系统中时（如某些环境中通风系统或建筑结构不能实现将废气排至户外时）。

HEPA可用于滤除某环境循环空气或直接排出户外的空气中的传染性飞沫核。HEPA还可作为安全措施用于排风管道中滤除排至室外的空气中的飞沫核。可采用HEPA进行空气循环的区域包括：没有一般通风系统；现行通风系统无法保证足够的ACH；不影响新鲜空气供应的空气清洁（粒子清除）或负压系统。该设备可以增加室内或某区域等效ACH数量。

经HEPA过滤的空气循环过程为：将室内空气排入导管，通过安装在导管内的HEPA，再返回该房间内或一般通风系统。另外，空气循环还可以利用安装在墙壁或天花板的HEPA系统，或者通过便携式室内空气循环装置过滤空气。

为保证其充分发挥功能，HEPA过滤器应按照生产者提供的指南谨慎安装和维护。书面记录所有初滤器、HEPA维护以及监督等数据。室内空气循环装置的生产者应提供安装说明以及为某特定范围的空间清除空气污染粒子的过滤效率和装置总体效能（清洁空气输送率）的相关文件。

2.UVGI系统　UVGI是一种空气清洁技术，可用于房间或走廊内照射房间或走廊的上层空气（上层空气照射），安装在导气管内照射通过导管的空气（导管照射）或者整合在房间的空气循环装置内部。UVGI可安装在将空气循环回同一房间或直接将空气排出室外的导管内。然而，UVGI不能在有HEPA的情况下用于将隔离罩或隔间内空气直接排入周围房间或区域，或者将空气感染隔离病房内的空气直接排入一般通风系统。有效的UVGI可保证包含在传染性飞沫核内的结核分枝杆菌暴露于充分的紫外线（UV-C）剂量（253.7nm）以达到灭活效果。由于剂量包括辐射照度和时间，该系统的效率取决于其通过足够的辐射照度，经过足够长的时间而使传染性飞沫核内的微生物充分灭活的能力。达到充分剂量以实现空气灭活可能较为困难，因为暴露时间十分有限，因此，达到充分的辐射照度十分关键。

对每一套系统，都应遵照设计指南使UVGI效率在等效ACH方面达到最大化。由于气流速度、气体混合、相对湿度、UVGI强度和灯具位置等都会影响UVGI系统的效率，购买及安装前应咨询UVIG系统设计人员或专业人员。

为保证功能正常并尽可能降低对医务人员和房间内其他人员的潜在危险，紫外线上层空气杀菌（UP-UVGI）系统应正确、恰当地安装、维护及标示。熟知紫外线辐射计或光度计的人员应监测紫外线辐射水平以保证该工作区域内的紫外线暴露在安全范围内，还应对上层空气（即进行紫外消毒的区域）的紫外线照射水平进行监测，以确定辐射水平在有效范围内。

UVGI系统的导管应根据生产者指示说明或辐射测量表明其输出低于有效水平时予以更换。在使用UVGI系统的环境内，对医务人员的教育应包括：UVGI系统的基本原理（机制与局限）；过度暴露造成的潜在危险效应；与某些医学情况或药物服用相关的潜在光敏反应；系统维护操作及相关记录的重要性。在使用UVGI系统的环境内，患者及其访视者应被告知该系统的用途、潜在危险以及安全预防措施。

3.环境工作流程、制度问题　工程、维护、安全和感染控制以及环境卫生方面的人员应进行合作，以确保环境控制措施的选择、安装、操作及维护都达到最优效果。应制定书面的维护方案，包括环境控制设施维护的责任与授权，并指明医务人员培训的必要性。标准操作规范应包括在对结核病患者处置区域的通风系统进行维护前通知感染控制人员。

应制定规划对通风系统的所有部分（如风扇、过滤器、导管、供应扩散器以及排气格栅等）和空气清洁设备进行常规预防性维护。应开展质量控制（QC）

检查以确定环境控制设施按设计要求发挥功能且有相关记录。应建立应急电力系统，以保证断电时期核心环境控制设施仍能正常运转。

三、呼吸防护

感染控制系统的前2个层次，即管理和环境控制，可最大限度减少可能发生结核分枝杆菌暴露的区域数量。另外，这些管理和环境控制措施还可以降低（但不能消除）少数暴露仍可能发生的区域内（如空气感染隔离病房和进行咳嗽诱导或产生气溶胶操作步骤的房间）的风险。由于进入这些区域的人员可能会暴露于结核分枝杆菌，应在暴露风险高的情况下使用呼吸防护设备。

1.应用适应证　下列人员应采用呼吸防护措施。

（1）进入有疑似或确诊结核病患者隔离的房间内的所有人员，包括医务人员及访视者。

（2）对疑似或确诊结核病患者进行咳嗽诱导或产生气溶胶操作过程中的在场人员。

（3）其他在管理及控制措施可能无法防止其吸入传染性飞沫核的环境中的人员。这些人还可能包括负责运送疑似或确诊传染性结核病患者（如救护车等）以及对疑似或确诊结核病患者提供紧急外科或口腔处理的人员。

开展产生气溶胶操作的实验室可能需要采取呼吸防护。根据不同实验室的具体情况确定呼吸防护的需要，判定依据包括实验室操作采用的通风类型以及实验室操作造成活性分枝杆菌气溶胶化的可能性等。

2.呼吸防护项目　必须制定、执行并维护一套呼吸防护制度。所有采用呼吸防护措施的医务人员都应执行这项制度。

（1）培训医务人员。应每年度对医务人员进行多种主题的培训，包括该卫生环境中结核病的性质、程度及风险等。此类培训可与其他通过空气传播的传染性疾病的相关培训联合进行。另外，培训主题应包括：风险评估过程及其与呼吸防护制度的关系，包括在必须佩戴口罩的某些区域采用的标识及符号，以及使用口罩的原因；预防传染性飞沫核传播及降低其浓度所采取的环境控制措施；为某特定风险情况选择特定的口罩；口罩佩戴的操作、功能和局限；面部毛发与口罩使用相关注意事项。

培训过程中，应为受训者提供操作如何佩戴口罩的机会，直至其熟练掌握。还应向受训者提供讲座材料以备参考。

（2）口罩的选择。卫生保健环境中防护结核分枝杆菌所采用的呼吸防护设备应达到下列标准：①通过药监局认证的医用防护口罩（符合GB 19083—2010）；②充分适合口罩佩戴者的能力（如一次性口罩或半面口罩拟合系数≥100）；③适合不同面部尺寸和特征的医务人员的能力（这一标准通常可通过制作不同尺寸和模式的口罩来实现）。

1）口罩的适合度。面部过滤口罩的适合度由于不同的脸型和不同的口罩特征，因人而异。选择口罩过程中应从口罩适合度测试专家、CDC、职业卫生及感染控制专业组织、同类评价研究、口罩生产者以及高级口罩培训课程等渠道获得帮助。

适合度测试试验用于确定哪类口罩充分适于佩戴者，并确保佩戴者知晓何种情况下可认为口罩佩戴合适。在风险评估过程确定需要采用呼吸防护之后，按照相关法规，在初始呼吸防护项目培训过程中进行适合度测试试验，并在此后进行周期性检测。

适合度测试试验可确定哪种尺寸或类型的口罩最适合某佩戴者，以及确定佩戴者戴上口罩后可达到良好的效果。医务人员周期性适合度测试试验可作为有效的工具，成为新职工培训及在职培训的内容之一。周期性适合度测试试验的频率可由下述情况的出现确定：结核分枝杆菌传播风险；佩戴者面部特征改变；可能影响呼吸功能的医学情况；口罩的物理特征（不考虑相同型号）；口罩相应型号或尺寸的改变。

2）一般情况下的口罩选择。在需要采用呼吸防护的情况下，最低级的呼吸防护设备是一个过滤面罩（非电动、空气清洁、半面，如一次性N95口罩）。这种CDC或美国职业安全与卫生研究院（NIOSH）批准的口罩可达到疑似或确诊结核病患者可能存在的场所中进行呼吸防护的最低标准。对于由咳嗽诱导及产生气溶胶的操作导致结核分枝杆菌暴露风险尤其高的情况，可能需要保护功能更强的口罩。

3）特殊情况下的口罩选择。进入空气感染隔离病房或其他有疑似或确诊结核病患者区域的访视者，应提供医用防护口罩，并由医务人员在其进入空气感染隔离病房前对其进行口罩使用方面的指导。

对该环境的风险评估过程可能会发现存在更高风险的情况（如对疑似或确诊结核病患者进行支气管镜检查、尸检或某些实验室操作等）下，需要考虑采用N95医用防护口罩级别以上的呼吸防护设备。这些情况下，考虑为医务人员提供既超过最低防护标准，又不影响对患者开展临床操作的呼吸防护设施。此类防护设施可能包括防护能力更强的口罩（如全面口罩、N99医用防护口罩）。

对疑似或确诊结核病患者进行外科手术（或其他需要无菌环境的操作）时，医务人员佩戴的呼吸防护设施还应能够保护手术操作区域。应保护患者不受医务人员呼吸道分泌物污染，同时保护医务人员不受患者或操作步骤可能排出的传染性飞沫核的感染。

无疑似或确诊结核病患者出现的环境中不需要针对结核分枝杆菌暴露采取呼吸防护。然而，这类环境应有关于早期检出有结核病症状或表现者以及将这类患者转至可对其进行评价管理的其他环境相关步骤的书面规范。

外科或手术口罩的设计目的是防止佩戴者的呼吸分泌物进入空气。为减少飞沫核排入空气，疑似或确诊的结核病患者在空气感染隔离病房以外的环境中应在指导下遵守严格的呼吸卫生和咳嗽礼仪，并尽可能佩戴外科或手术口罩。这些患者不需要佩戴微粒防护口罩。

（杜　建　刘宇红　李　亮）

第九章
结核病分子流行病学

第一节　结核病分子流行病学基本概述

结核病，这一主要由结核分枝杆菌引起的疾病，早在上百万年前就已侵扰着原始人类，至今仍是危害人类健康的重大传染性疾病。据世界卫生组织统计，全球约有1/3的人口感染了结核分枝杆菌，平均每年结核病新发病例约1000万，死亡病例约200万。由于HIV感染病例的逐渐增多、耐多药结核分枝杆菌的不断涌现以及全球人口流动现象日趋加重等原因，结核病的防治工作面临着巨大的挑战。结核病对于全人类来说仍然是一个重大的健康威胁。中国是全球结核病22个高负担国家之一，每年新出现结核病患者130万、死亡13万，结核病发病人数仅次于印度，位居全球第二，可见中国结核病领域的突破意义重大。

分子流行病学主要发展于20世纪80年代后期，是传统流行病学与分子生物学相结合的一门学科。由于结核病传播和发病的复杂性，传统的流行病学方法不能很好地揭示其规律。直到90年代早期，随着分子生物学技术的发展，以及人们对结核分枝杆菌基因组的认识深化，结合分子生物学技术和流行病学方法的分子流行病学被逐渐应用于结核病传播和流行规律的研究。结核病分子流行病学的建立和广泛应用使我们对结核病的传播规律和特点有了新的认识，解决了许多传统流行病学方法难以解决的问题，在结核病近期传播、暴发流行的调查、实验室污染的鉴定、内源性复燃和外源性再感染的区分、高危人群的鉴定等方面取得了一系列成果。

由于结核病存在潜伏感染的特点，使得传统流行病学在揭示其传播规律、推断其传播路径等方面略显逊色。近些年来，随着分子生物学技术的迅猛发展，结核病传统流行病学研究也逐渐转向分子和系统流行病学，其中结核分枝杆菌基因分型技术是主导。目前国际上使用较为广泛的结核分枝杆菌基因分型方法主要包括插入序列6110-限制性片段长度多态性（IS6110-restricted fragment longevity polymorphism，IS6110-RFLP）、间隔区寡核苷酸分型（Spoligotyping）、分枝杆菌散在重复单位-数目可变串联重复序列（mycobacterium interspersed repetitive units - variable number of tandem repeats，MIRU-VNTR）、长序列多态性（large sequence polymorphism，LSP）、单核苷酸多态性（single nucleotide polymorphism，SNP），以及全基因组测序（whole genomic sequence，WGS）。随着分子生物学领域的不断发展，结核分枝杆菌的分型技术也在不断地改进与开发，更加快速与精确地鉴别不同的菌株，对于结核病预防工作有着重大的临床意义。

第二节　基因分型技术

一、IS6110-RFLP

结核分枝杆菌的基因组中存在着许多DNA重复序列，其中有几种稳定的

DNA重复序列（如IS6110）以不同的拷贝数和不同的位点存在于结核分枝杆菌基因组中。正是由于这些插入序列拷贝数不同及其在基因组DNA中位置不同，构成了“DNA指纹”（DNA fingerprint）技术的基础。IS6110是一种只存在于结核分枝杆菌基因组中的插入序列，属于插入序列IS3家族中的一员。IS6110-RFLP是将IS6110与限制性片段长度多态性（restricted fragment longevity polymorphism，RFLP）技术相结合而产生的一种结核分枝杆菌基因分型技术。由于不同的结核分枝杆菌基因组中IS6110的拷贝数目及位置不同，所形成的DNA指纹图谱也就不尽相同，由此实现了结核分枝杆菌在株水平的鉴定。

Embden等于1993年推出了结核分枝杆菌IS6110-RFLP的标准操作方法。IS6110-RFLP基因分型技术的分辨率高，具有很强的菌株鉴别能力，在国际上得到了广泛的认同，被推举为结核分枝杆菌基因分型技术的金标准。中国学者刘敬华等采用IS6110-RFLP对中国广西、湖南、安徽、江苏4个省区分离的78株结核分枝杆菌临床株进行基因分型研究，得到11个基因簇75个不同的基因型，株水平鉴定率达96.15%。

IS6110-RFLP虽然分辨率高，但操作复杂，并且结果分析方法复杂而困难，故与之后出现的分型方法相比，极大地限制了其在结核病分子流行病学研究中的大范围应用。目前经典的IS6110-RFLP分型方法一般用于区分经其他基因分型技术鉴定出来的成簇菌株（即基因型相同的菌株），也可作为评价其他基因分型技术的分辨力和准确度的标准参照。

我国主要流行菌株中具有较多的北京家族菌株，建立适用于北京家族菌株的结核病的分子流行病学研究方法可以揭示结核病传播途径，从而制定有效结核病控制策略来控制结核病传播。

二、Spoligotyping

间隔区寡核苷酸分型（Spoligotyping）是基于结核分枝杆菌基因组中的直接

重复（direct repeats，DR）序列建立起来的基因分型技术。由于不同的结核分枝杆菌DR序列中特异性间隔序列个数及位置不同，通过对间隔序列进行检测，即可将不同的结核分枝杆菌区分开来。通过Spoligotyping可将全球流行的结核分枝杆菌分为60多个主要的家族（family）以及千百种无法进行归类的新基因型（new genotype）。目前国际上已建有Spoligotyping数据库（SploDB4），该数据库共收录了世界范围内122个国家的39295株结核分枝杆菌分离株的Spoligotyping图谱。

1995年Dick van Soolingen等采用IS6110-RFLP和Spoligotyping技术于北京及周边地区发现了一大群呈高水平流行且具有显著遗传相似性的结核分枝杆菌，并将该群菌株命名为北京家族（Beijing family）结核分枝杆菌。随后的研究发现，北京家族结核分枝杆菌在我国以及相邻国家（如蒙古、日、韩、俄罗斯远东地区等）均呈优势流行。因Spoligotyping在鉴定北京家族结核分枝杆菌上呈现出特征性的图谱，所以该技术又被专门用于快速鉴定北京家族结核分枝杆菌。采用IS6110-RFLP和Spoligotyping分析2000年中国结核病流行病学抽样调查的菌株提示，北京家族耐多药结核分枝杆菌的流行程度为64.9%（265/408），与耐药不存在联系（$P>0.05$）。Yu Pang等对2007—2008年中国耐药基线调查的4017株结核分枝杆菌进行Spoligotyping分析，得到北京家族（62.2%）、T家族、S家族以及470种首次发现的新基因型结核分枝杆菌，并发现北京家族结核分枝杆菌与利福平、氧氟沙星和耐多药存在联系（$P<0.05$）。

尽管Spoligotyping有着操作简便、重复性较强、结果易判读等优点，但是由于该技术的分辨率较低，在北京家族菌株流行的地区，具有相同Spoligotyping指纹图谱的北京家族菌株不能进一步区分，往往难以达到分型目的。经该技术分析的菌株显示出较高的成簇率，单独使用时其分辨能力往往不能满足研究需求。目前多是将Spoligotyping与其他结核分枝杆菌基因分型技术联合应用（如Spoligotyping联合MIRU-VNTR），一定程度上能够提高总体的分辨能力。

三、MIRU–VNTR

结核病患者在不同的发病部位或者在同一病程中感染2种或2种以上的结核分枝杆菌菌株，称为多重感染。多重感染的研究对药物敏感试验结果的判断和治疗方案的评价，对结核病的控制策略以及疫苗发展都有重要意义。数目可变串联重复序列（VNTR）分型可以简单快速地鉴定结核分枝杆菌多重感染。VNTR又称“小卫星DNA”，是一种重复的DNA小片段。每个特定的VNTR由2个部分组成，即中间的“核心区”和外围的“侧翼区”。核心区含有至少1个以上称为“重复单位”的DNA短序列，一般该重复单位的碱基组成不变，但在不同的结核分枝杆菌中，该重复序列串联在一起的数目是可变的。MIRU-VNTR则是基于结核分枝杆菌基因组中的VNTR位点而建立起来的结核分枝杆菌基因分型方法。通过对多个MIRU-VNTR位点加以组合，最终得到一组由多个数字组成的MIRU-VNTR基因型，从而实现对不同结核分枝杆菌的分型。该分型技术的菌株分辨力较强，几乎接近金标准IS6110-RFLP。2004年，CDC将一套筛选后的12位点MIRU-VNTR 分型方法推行为结核分枝杆菌基因分型新标准及首选方法。2006年法国科学家Philip Supply 利用收集自世界范围的824株结核分枝杆菌分离株进行VNTR基因分型，提出了用于结核病流行病学研究的标准15位点MIRU-VNTR组合以及用于结核分枝杆菌系统发育研究的高分辨率24位点MIRU-VNTR组合，目前这2种组合是欧洲疾病预防控制组织积极推荐的位点组合，并被多数国家的结核病流行病学研究选用。

MIRU-VNTR基因分型技术具有其较突出的优点，该技术的分辨力接近金标准IS6l10-RFLP，且该分型方法操作简便，无须大量培养结核分枝杆菌，对结核分枝杆菌DNA的含量及质量要求较低，煮沸法提取的DNA即可满足实验精度要求。该分型方法可直接用于临床痰液等标本中结核分枝杆菌的基因分型；通过普通PCR就可以完成基本操作，对于操作人员的实验技术要求不高，最大限度地避免了实验操作误差；结果以数字的形式展现，易分析，便于不同实验室间进行比较，其数字化结果为建立全球结核分枝杆菌MIRU-VNTR基因型数据库提供了可能。

虽然15位点和24位点MIRU-VNTR组合在结核病分子流行病学研究领域发挥了重要的作用，但是大量的研究表明，对于北京家族结核分枝杆菌高流行的地区（如中国）来说，这2种组合并不是最佳的基因分型位点组合，主要是由于北京家族结核分枝杆菌菌株间的遗传相似性较高。因此，Iwamoto等对北京家族结核分枝杆菌进行深入研究，组建了一套18位点MIRU-VNTR组合，用于对北京家族结核分枝杆菌进行基因分型。Murase等重新组合了12个MIRU-VNTR位点，发现该12位点MIRU-VNTR对北京家族结核分枝杆菌的分辨能力优于标准15位点MIRU-VNTR，接近24位点MIRU-VNTR。Tao Luo等为推行出一套最适合中国地区流行的结核分枝杆菌基因分型的MIRU-VNTR位点组合，对收集自中国6个省的1362株结核分枝杆菌进行了25个MIRU-VNTR位点的分辨能力的评价，最终组建出适合于中国结核分枝杆菌基因分型的9个MIRU-VNTR位点组合，以及用于进一步区分成簇菌株的3个VNTR高变位点。

VNTR基因分型法越来越受到重视，被认为是研究结核分枝杆菌的分子流行病学及种系进化的有效工具。但是现有的VNTR位点对于中国最大的流行谱系——北京家族菌株的分辨率有限，因此，建立一种简便、快速、适合中国北京家族菌株分型的VNTR分型方法显得尤为重要。现在已经有越来越多的研究着重于新的高分辨率位点的研究，但是每种分型方法的评价与研究地区的样本密切相关。因此，需要进一步找出新的适合我国菌株分型的VNTR分型方法。

由上可见，应用普通的基因分型技术可以很好地监测当地主要流行菌株和耐药菌株的基因型，判断结核病流行变异趋势；通过查找基因型相同的菌株可以实现快速追踪结核分枝杆菌的传播途径；结核病内源性复发患者前后两次分离菌株的基因型相同，而外源性再感染患者前后两次分离菌株的基因型往往不同。因此，结核分枝杆菌基因分型技术在结核病流行病学研究中发挥着举足轻重的作用。

四、LSP

LSP是基于结核分枝杆菌基因组中的差异区（region of difference，RD）而建立起来的新型结核分枝杆菌谱系鉴定技术。2004年Anthony G等对100株结核分枝杆菌临床分离株进行基因组分析，得到了68个具有进化意义的RD片段。2006年Sebastien Gagneux等为了获得全球结核分枝杆菌的群体结构，对收集自80个国家的875株结核分枝杆菌进行LSP分析，最终鉴定出了19 个具有系统发育信息的、谱系特异性的RD片段，将875株结核分枝杆菌分为6个主要谱系，即环印度洋谱系、东亚谱系、欧美谱系、东非-印度谱系、西非-1谱系、西非-2谱系，以及15个亚谱系，并且提出了“每个谱系结核分枝杆菌都与对应的地理人群存在一定联系”的观点，如西非谱系结核分枝杆菌主要局限在非洲地区流行，东亚谱系结核分枝杆菌以感染亚洲人为主，欧美谱系结核分枝杆菌主要感染欧洲及拉美国家人群。LSP与Spoligotyping在鉴定结核分枝杆菌主要谱系（或家族）上具有一定程度的一致性，如经LSP鉴定的东亚谱系与经Spoligotyping鉴定的北京家族结核分枝杆菌高度一致，欧美谱系与T家族、S家族、X家族、Haarlem家族、LAM家族相一致，东非-印度谱系与CAS家族相一致，环印度洋谱系与EAI家族相一致。故北京家族结核分枝杆菌更名为北京谱系结核分枝杆菌。目前国内使用LSP主要集中在东亚谱系结核分枝杆菌的鉴定上，通过检测结核分枝杆菌基因组中RD105片段的缺失与否，实现东亚谱系结核分枝杆菌的快速鉴定。

LSP作为结核分枝杆菌谱系鉴定技术，其优点是操作简便，只需普通PCR即可完成，对于个别谱系需要测序辅助，精确鉴别；结果易判读，不存在谱系判别困难以及出现新基因型的问题；在东亚谱系结核分枝杆菌的鉴定上，该技术的鉴定效能几乎与Spoligotyping一致，可用来快速鉴定东亚谱系结核分枝杆菌。缺点则是分辨率较低，只能区分到结核分枝杆菌的亚谱系水平，不能实现菌株水平的鉴定。可以考虑将LSP与15或24位点MIRU-VNTR联合应用，不失为一种较好的结核分枝杆菌基因分型组合方法。

五、SNP

SNP是指在基因组水平上由单个核苷酸的变异所引起的基因组DNA 序列多态性，可以发生在非编码区（即间隔区SNP），也可以发生在编码区，其中90%～96%发生在基因组中的编码区。发生在编码区的SNP可以进一步分为同义（synonymous）SNP和非同义（non- synonymous） SNP两类。如果SNP的发生未造成编码氨基酸序列的改变，称为同义SNP；反之，则为非同义SNP。非同义突变往往引起生物功能性改变。与非同义SNP相比，间隔区SNP和同义SNP往往与种群进化相关。SNP在生物基因组中广泛分布，并具有广泛的多态性，通过对结核分枝杆菌基因组中SNP的检测分析，可以实现不同菌株的区分鉴定。SNP基因分型技术可以通过DNA 测序相关技术来完成，还可以通过基于PCR 扩增的方法，如实时定量PCR（real-time PCR）来完成。后一种方法是目前实验室中常用的结核分枝杆菌SNP基因分型方法，通常是已知结核分枝杆菌基因组中某位置上存在SNP，通过检测该SNP在不同结核分枝杆菌中的分布情况来实现菌株间的分型分析。对多个SNP位点加以组合应用，可以提高该技术的分型能力。

SNP在结核分枝杆菌基因组中属于唯一且不可逆转的事件，具有稳定的遗传性，能克服其他基因分型方法的非同源相似性（homoplasy）。因此，SNP不但可被用于结核分枝杆菌菌种鉴定，还能进行进化分析。Susanne Homolka等研究发现，结核分枝杆菌Rv2629基因中的A191C突变是北京结核谱系分枝杆菌的生物学标志。另外，有研究者尝试将不同SNP位点组合成一套稳定的分类靶标用于结核分枝杆菌。Francesc Coll等用62个SNP位点将来自全球各地的1601株结核分枝杆菌分为55个谱系，其中覆盖了19个RD谱系。该套分类是目前鉴别结核分枝杆菌菌种最多的一套分类靶标。SNP在鉴定结核分枝杆菌群体中的微进化以及分析菌株群体结构方面也有一定的作用。Tao Luo等采用8个SNP位点将上海地区的191株北京家族结核分枝杆菌分为8个亚型，其中3个亚型共属于“现代”北京家族结核分枝杆菌，余下5个亚型则属于“古老”北京家族结核分枝杆菌。

随着全基因组测序技术的不断发展，越来越多的结核分枝杆菌全基因组信息将会得以分析；相应地，可用于结核分枝杆菌基因分型和进化分析的SNP位点也将越来越多，更加优化的SNP位点组合将会单独或联合其他分型技术应用于结核分枝杆菌的基因分型。

六、WGS分析

随着测序技术的发展，越来越多的结核分枝杆菌的全基因组序列得以展示，WGS分析技术是目前最好的结核基因分型技术，其不但具有比VNTR高出许多的分辨率，而且其克服了VNTR非同源相似性（homoplasy）的缺点，使其构建的系统进化树更符合物种系统进化的规律。因此，WGS分析技术不仅可以作为基因分型技术应用于流行病学的研究，也可以将之用来构建系统进化树，从而推测结核分枝杆菌的进化历程。在流行病学方面，较其他传统的分型技术（IS6110、Spoligotyping、VNTR）而言，WGS提供了更精确、更高分辨率的结核病追踪调查，查证传播途径，发现区域传播的源头，如追踪荷兰、瑞士、加拿大的温哥华、英国中部地区暴发流行的传播途径及传染源。高谦等将其与流行病学调查结合，用于研究结核病高负担国家的近期传播，提示小于或等于5个SNP位点可以用来定义在3年内的近期传播。有研究报道，与其他分型技术比较，WGS更能准确地区分内源性复发和外源性感染。Comas等应用259株MTBC菌株的WGS重构结核分枝杆菌复合群的演化历史，发现结核分枝杆菌复合群的系统发生关系与人类线粒体基因组的相吻合，提示结核分枝杆菌大约在7万年前伴随着人类的脚步走出非洲并进行扩张和进化，最终形成不同板块、不同谱系的结核分枝杆菌。

总之，无论在流行病学方面还是种群进化历程的研究，WGS无疑都能提供一个更准确的结果。但因其成本过高，只能作为科学研究的手段，而远未达到临床应用的水平。

随着以系统发育为核心的分类靶标，尤其是WGS分析技术的广泛应用，结核的分子流行病学逐步向系统流行病学发展。

第三节　结核分枝杆菌基因分型技术的应用

结核病分子流行病学的主要目的是通过分子生物学手段，回答传统流行病学很难确定的问题，阐明结核病的发病和传播模式，鉴定发病和传播相关的危险因素，区分鉴别复发结核病是由内源性复燃还是外源性再感染所致；鉴定不同结核分枝杆菌造成的多重感染（混合感染）；鉴定和防治实验室交叉；监测耐药结核病的传播；评估不同地区耐药结核病的流行程度；研究耐药结核病在宿主体内和宿主间的进化（微进化）；鉴定主要的流行株，以及具有高致病能力和传播能力的菌株等，并据此为制定有效的结核病控制策略提供指导。

一、传播模式的研究

（一）传统基因分型技术实现了结核空间传播机制的研究

随着分型手段的不断进步，分子流行病学被广泛应用于结核病在不同人群中的发病和传播模式研究，并取得了明显的成效。例如，长期以来，人们对近期外源性感染和内源性复燃在引起结核病例中的作用缺乏正确的认识。在发达国家，人们曾普遍认为结核病的近期外源性感染发病率只有10%左右，但分子流行病学的研究结果表明，在特定地区，如美国纽约、旧金山，其近期外源性感染占35%～40%；在荷兰阿姆斯特丹达50%；在美国洛杉矶的一些特殊人群中，近期感染率更是高达70%。根据这些研究结果，当地政府采取了切实有效的措施来控制传染源，使结核病的发病和传播得到了有效的遏制。如在美国旧金山地区，从1990年起开展以人群为基础的结核病分子流行病学研究，发现了很多新的流行规律，如鉴定了HIV感染者、吸毒者、无家可归者等高危人群，以及酒吧、医院等传播场所。根据这些研究成果，针对新的传播特点采取了有效的控制措施，使该地区结核病的发病率，特别是近期外源性感染率有了明显的下降，分别从1992年的51.2/10万和10.4/10万下降到1997年的29.8/10万和3.8/10万。他们的实践表明，当认识了结核病的传播规律，就可以很有效地迅速控制结核病的传播，降低其发病率。

早前的基因分型技术IS6110-RFLP因能够在株水平对耐多药结核分枝杆菌进行鉴定，通过成簇（IS6110-RFLP指纹图谱一样的菌株）调查，即可实现其在空间传播路途的追踪。随后学者们利用聚类分析（cluster analysis）和计算成簇率的统计学方法，以及“簇即代表近期传播”的理论，评价某种基因型（或谱系）的传播能力。高谦等依据定义北京及其亚谱系的RD和SNP位点，结合18个VNTR位点（15个标准VNTR位点、3个高变位点）分型收集自中国的上述1409株耐多药结核分枝杆菌，发现北京谱系与非北京谱系耐多药结核分枝杆菌相比，存在较高的成簇率（$P<0.05$），即提示北京谱系耐多药结核分枝杆菌的传播能力较强。另外，“现代”较“古老”北京谱系耐多药结核分枝杆菌相比，因成簇率高而具有较强的传播能力（$P<0.05$）。我们采用上述方法，对北京胸科医院结核病患者临床分离的北京谱系耐多药结核分枝杆菌（379株）的分型结果提示，“现代”型中存在2个簇（4株菌），而“古老”型则无。

在以人群为基础的分子流行病学研究中，结核分枝杆菌临床菌株的成簇率是当地人群中近期传播率的指标。基因型成簇（或分子生物学簇）的水平实际上受到研究者定义的标准（如完全相同、相似或相关、不相关）和所使用的分型方法的影响。如果一个地区流行的菌株遗传多态性很低，比如东南亚地区，大部分是北京家族菌株，那么如果使用 Spoligotyping 定义成簇，由于北京家族菌株基本上拥有相同的 Spoligotyping 型别，将会导致极大地高估菌株成簇率。如果使用IS6110（或者分辨力相近的VNTR组合），又会因为方法本身的操作误差（IS6110探针杂交，部分VNTR位点的高变异率），可能导致对成簇率的低估，因为很多实际上有流行病学关联的菌株可能在基因型上相似，而不是完全相同。该方法也有可能出现不太可能有关联的菌株享有相同的基因型，这种情况比较少见。因此，分子水平的成簇并不是和流行病学成簇完全同义，两者的符合程度在不同的地区和人群存在不一致，能准确地反映近期传播率受到以下因素的影响，包括当地的结核病发病率、使用的基因型分型方法、已有受感染个体的基数大小、人群结构的稳定性（年龄结构、移民历史等），以及样本的收集方式对于近期传播率的估算存在两种方法，分别为N-1法和N法，N代表成簇病例数。前者认为在每一个簇中，总是存在一个最早的病例，即源病例（indexcases），是由内源性复燃后才导致二次病例，因此，估算近期传播率时，要将源病例去除以做校正。后者则忽略该校正，将成簇菌株的比例作为近期传播的估计。无论使用哪种方法估算，都会有偏差，因为实际研究中，我们不可能研究人群中所有的结核病患者，更不用说被临床诊断的病例也不一定能全部获得用于基因型分析的菌株。选取何种方法更准确，取决于样本收集的完整程度和实际簇病例的大小，通过对已发表数据的数学模型分析，Glynn等人发现，样本收集完整度越高，两种方法的偏差越小，对于给定的一个完整度的样本群体，使用N-1法带来的偏差要高于N法，除非所有的簇病例都是成对出现。

（二）WGS实现了结核分枝杆菌在时间和空间传播机制的研究

Supply等采用VNTR基因分型方法，以及贝叶斯模型、马尔科夫链[突变速率设定为10-4/（年·位点）]，首次计算全球结核分枝杆菌复合群（mycobacterium tuberculosis complex，MTBC）几个谱系的最近共同祖先（most recent common ancestor，MRCA）年代，并提出其进化的历史与人类走出非洲同步，从而第一次从时间和空间描述MTBC的传播。Patrick等针对在加拿大不列颠哥伦比亚省经VNTR成簇调查确定为暴发流行的32株耐多药结核分枝杆菌，经WGS和系统进化分析发现，它们分别属于两个有遗传进化关系的分枝，并且根据进化的时间先后顺序，重新确定了它们的传播途径。可见结核的WGS技术是目前研究耐多药结核分枝杆菌时间和空间传播机制最好的工具，但其价格昂贵。Gagneux对全球259株MTBC进行WGS分析，采用贝叶斯模型，并以人类线粒体单倍群作为校正，计算出6个谱系的MRCA年代。西非-1系、西非-2系（谱系5、6），东非-菲律宾-环印度洋、东亚、东非-中亚、欧美-非洲谱系（谱系1和2、3、4）的MRCA年代分别为73（95%HPD：50～96）、70（95%HPD：48～88）、67（95%HPD：46～88）、46（95%HPD：31～61）万年。他们的工作不但较为客观地描述MTBC随人类进化走出非洲并走向全球历史，同时特别强调北京家族耐多药结核分枝杆菌的MRCA年代大约为8000（95%*CI*：6000～11000）年，与华夏民族在新石器时期的人口骤增密切相关（$P<0.05$）。Supply等利用VNTR方法的简便（分析全球4987株北京谱系）和WGS方法分析系统进化的精准（测序其中的110株北京谱系），描述全球北京谱系耐多药结核分枝杆菌的进化历史，并重建其生物地理结构。他们发现北京谱系耐多药结核分枝杆菌起源于远东，经几波向全球传播。200年来，这一致病菌群体的几次增殖均与工业革命、第一次世界大战和HIV相关，同时发现耐药与两个亚谱系的进化传播存在联系（$P<0.05$）。

Pepperell等采用SNP结合VNTR分型方法分析在加拿大魁北克、安大略、萨斯喀彻温省以及阿尔伯特省流行的不同谱系耐多药结核分枝杆菌，并分别计算他们的MRCA年代和遗传分化系数，结果提示DS6Quebec亚系在4个省之间可能存在基因流动，各省之间分子方差差异无统计学意义（$P>0.05$），推测传播可能为由东海岸向西海岸的皮毛贸易引起。

随着目前WGS费用的降低，综合利用VNTR和WGS方法可深入探讨在中国流行的北京及其亚谱系耐多药结核分枝杆菌的时间、空间传播规律。如与影响其亚谱系流行的危险因素相结合，便能发现影响它们传播（进化）的推手（除耐药以外）。

二、鉴别结核病复发

结核病是我国重点控制的传染病之一。在直接督导下短程化疗（DOTS）中，绝大多数肺结核患者可治愈，但仍有部分肺结核患者治愈后复发。由于复发结核病患者的耐药率较高、病情复杂，往往难以治愈，造成疾病的迁延不愈和进一步传播。同时，复发结核病患者往往需用二线抗结核药物治疗，而这些药物副作用发生率较高，且费用昂贵，给患者带来沉重的生理和心理负担。

结核病的复发可能是由于化疗不当（如化疗方案不合理或疗程不足）所致（内源性复发）， 也可能是由于重新感染了新的菌株所致（外源性再感染）。阐明患者复发原因具有重要意义。

目前传统结核分枝杆菌基因型分型技术（IS6110-RFLP、Spoligotyping、MIRU-VNTR）可以鉴别这2种复发原因，但研究结果不尽相同，甚至截然相反。究其原因，可能是研究样本量太小、采用不同的基因型分型方法及对复发定义、病例纳入标准、随访时间、HIV感染状态等不同。一般而言，内源性复发是普通结核病患者复发的主要原因。在某些特殊人群（如HIV感染者或艾滋病患者）中，外源性再感染则是结核病复发的主要原因。印度南部进行的一项研究表明，在25例HIV阳性的复发结核病患者中，内源性复发仅占12.0%（3/25），而外源性再感染占88.0%（22/25）；另一项在马拉维的研究也提示，HIV阳性结核病患者中内源性复发比例为47.8%（复发率为1.8/100人年），而外源性再感染比例为52.2%（再感染率为2.2/100人年）。国内有学者曾对1999—2004年上海地区52例复发肺结核患者的前后两次发病菌株进行结核分枝杆菌散在分布重复单位和IS6110-RFLP基因型分型，发现32例（61.5%）患者的前后两次发病菌株基因型不同，是外源性再感染导致的结核病复发，提示结核分枝杆菌外源性再感染在上海地区结核病复发中起着重要作用。

传统认为，分枝杆菌重新感染的机制主要是由于缺乏有效的新感染结核病控制规划，而进行结核分枝杆菌潜伏性感染治疗未必有助于结核病的控制，因为接受治疗的潜伏感染者仍然面临再次感染而发病的危险。在评价结核病治疗方案时，应充分考虑到外源性再感染的问题。结核病患者治疗失败或复发率较高的原因可能是外源性再感染，而非治疗方案不合理。

三、耐药结核病的监测

结核病目前仍然是危害人类健康的重大传染病之一，耐多药（multidrug resistant，MDR）和广泛耐药（extensively drug-resistant，XDR）结核病的出现，使全球结核病控制形势变得更加严峻。耐药结核病最初是在结核病患者的治疗过程中由于各种人为的因素，如单一用药、药物的质量、患者的依从性差等产生，一旦耐药结核病产生后，患者作为传染源，将耐药结核分枝杆菌传播给易感者，使其成为耐药结核病患者。我们将在治疗过程中产生的耐药称为获得性耐药，而将直接感染耐药结核分枝杆菌引起的耐药称为原发性耐药。区别这两种耐药结核病产生的原因对有效控制耐药结核病在区域内传播具有重要的作用。如以获得性耐药结核病为主，则重要的控制手段是提供高质量的药物和加强患者的治疗管理；如以原发性耐药结核病为主，则阻断耐药结核病传播的措施和早期诊断耐药结核病的新技术和方法就成为控制工作的重点。

仅仅简单地以是否有治疗史作为原发性或获得性耐药分类的标准，是不准确的。理论上获得性耐药是指由于细菌基因组中特定的与耐药相关的基因发生突变引起耐药，而菌株基因型没有变化。而有治疗史的结核病患者如果因为感染了新的耐药结核分枝杆菌菌株引起耐药，前后两个菌株基因型不同。结核病分子流行病学研究已经证实，结核病患者并不能从感染中获得对其他结核分枝杆菌菌株的免疫，患者在治疗过程中和治疗后都有可能被新的结核分枝杆菌菌株所感染。因此，仅仅以治疗史来判断是否为获得性耐药是不准确的，特别在结核病高流行地区，结核病患者被一个以上的菌株所感染（即多重感染）或在治疗过程中再次感染了新的菌株并非罕见现象。因此，不同时间从同一患者分离得到的耐药表型发生变化的菌株有可能不是同一菌株，这种情况下产生的耐药也不是获得性耐药。对于结核分枝杆菌菌株可以利用基因分型方法来进行鉴定。我们曾对上海的38例耐药表型发生变化的结核病患者前后两次分离的结核分枝杆菌菌株进行基因分型鉴定，发现高达84%的患者两个菌株的基因型发生了改变，说明耐药表型的变化不是由于同一菌株耐药位点的突变引起，而是由于重新或混合感染了不同菌株，仍然属于原发性耐药。仅有5例患者（16%）是真正的获得性耐药。Umubyeyi等也报道了在卢旺达33%（4/12）有治疗史的耐多药患者其实是由于获得性耐药引起的。甚至在一些结核病发病率低的国家也有部分复发患者是由于再次感染了不同菌株引起的。尽管这些报道的病例数不多，样本量不大，由此得到的原发性和获得性耐药的比例可能不准确，但可以肯定的是，仅以治疗史作为判断获得性耐药的标准是不准确的，实际上获得性耐药的比例比现有的数据小，而且可能小很多，而原发性耐药的比例会高很多，这就进一步说明耐药结核病的传播是很严重的。

简单地用原发性耐药作为耐药结核病传播的指标，用总的MDR-TB患者中原发性和获得性耐药患者的比例来说明MDR-TB的传播很严重，可能还不足以引起人们的重视和警惕。由于结核病具有空气传播和潜伏感染的特点，因此，阐明结核病的传播规律，尤其是鉴定传播链显得尤其困难。20世纪80年代后期，由于分子生物学的发展和应用，结核分枝杆菌菌株基因型分型技术终于使人们有可能比较准确地鉴定结核病的传播链，基本原则是如果人群中几个患者的菌株基因型相同，说明他们是近期由同一菌株感染引起的；患者菌株的基因型不同，说明他们是内源性复发引起的。利用结核病分子流行病学的方法，人们对MDR-

TB的传播以及影响传播的危险因子有了新的认识，也为MDR-TB的传播提供了直接的证据。目前大家已经公认TB/HIV双重感染是MDR-TB传播的主要危险因子。有研究表明，在TB/HIV双重感染的患者中由近期传播引起结核病的比例非常高。然而在HIV阴性患者中，由近期传播引起的MDR-TB也屡见报道，在西班牙的研究中52.6%的MDR-TB由近期传播引起的，在匈牙利为75%（另外54.4%的耐药结核病为近期传播），而在突尼斯高达90%的MDR-TB为近期传播所致。不仅仅是耐多药，在广泛耐药的患者中有很多也是由于近期传播引起的，其占比为37%～100%。当然相对于大量的MDR-TB和XDR-TB病例，目前近期传播在MDR-TB和XDR-TB中的研究还较少，而且高质量的、设计良好并有完整的流行病学和分子生物学资料的工作更是少之又少。现有的报道样本量都比较小，而且多数是以医院为基础的研究，缺乏人群为基础的较大样本的研究结果，更缺乏来自耐药结核病高负担国家如中国、印度等国家的研究结果。在耐药结核病高负担国家开展深入的人群为基础的分子流行病学研究，阐明传播在耐药结核病中的作用，特别是找出影响耐药结核病传播的危险因素，对于制定有效的、切实可行的控制措施具有极其重要的作用。

四、影响北京谱系耐多药结核分枝杆菌流行的临床危险因素的分析

儿项结核病专科医院的报道提示，北京谱系耐多药结核分枝杆菌的流行程度远远高出我国的平均水平：天津海河医院报道北京家族耐多药结核分枝杆菌的流行程度为91.25%（88/96）；刘芮汐等报道重庆儿童医院结核病患者临床分离株中北京家族耐多药结核分枝杆菌的流行程度为61.9%（130/210）；北京胸科医院连续收集的421株结核病临床分离菌株的分型结果提示，北京谱系耐多药结核分枝杆菌感染比例为94.2%（389/421），“现代”型占85.5%（324/379）。这些研究结果提示，北京谱系耐多药结核分枝杆菌可能有其特殊的流行因素和形式，并与疾病的病情轻重、预后和转归相关。高谦等依据RD105以及8个进一步定义北

京谱系的SNP位点分型、来自中国6个省（市、自治区）的1409株耐多药结核分枝杆菌，从地域、性别、年龄、治疗史和耐药谱分析影响北京谱系耐多药结核分枝杆菌流行的危险因素，结果发现除年龄和地域外，其他因素无显著性差异（$P>0.05$）。我们利用同样的基因分类方法，也从治疗史、影像学（空洞 *vs* 非空洞）和耐药谱（单耐药、多耐药、耐多药和广泛耐药）评价影响现代北京谱系耐多药结核分枝杆菌在421例培养阳性的结核病患者中流行的危险因素，结果均无显著性差异（$P>0.05$）。但是国外Lan NT、Sun YJ和 Parvati I等的几项研究均提示，北京谱系耐多药结核分枝杆菌与复发、治疗失败和治疗早期的发热相关（$P<0.05$）。特别是Hahid的临床试验研究（clinical trail）提示：患者感染北京谱系耐多药结核分枝杆菌更容易产生治疗8周后结核分枝杆菌培养仍为阳性的结果（$P<0.05$）。我国的结核病专科医院北京谱系多药结核分枝杆菌流行程度高，病例资料丰富，样本量大，记录详细、完整，为评价北京谱系多药结核分枝杆菌的流行因素、临床相关性提供了一个良好的平台。该问题的回答不但有助于探讨其致病性，而且对探索更好的治疗方式、为患者提供有效的治疗也大有裨益。

随着全基因组测序时代的蓬勃发展，将会有更多的分型及耐药位点被发现，对此的深入研究必将推动结核病的诊断技术水平不断提高，而快速、准确地对结核分枝杆菌进行鉴别是结核病预防控制最重要的前提，及时找到传染源，切断传播途径是最为有效的控制结核病继续蔓延的方法。

（陈海霞　李卫民）

参考文献

[1] 柴利泉,李卫民,李丽,等.天津地区临床分离结核分枝杆菌分子流行病学研究.中华流行病学杂志,2007,28(8):785-787.

[2] 刘敬华, Kremer K, Pourcel C,等.IS6110限制性片段多态性分析标准方法的建立及其在结核分枝杆菌分子分型中的应用.中华流行病学杂志,2008,29(8):801-805.

[3] 李霞,梅建,高谦.耐多药结核病的传播.中国防痨协会,2010,10:230-234.

[4] 刘芮汐,李志奇,幸琳琳,等.MIRU-VNTR和Spoligotyping用于重庆地区210株儿童结核分枝杆菌临床分离株的基因分型.中华流行病学杂志,2011,32(6): 593-597.

[5] WHO.Global tuberculosis control:a short update to the 2009 report. Geneva:2009.

[6] Thierry D, Brisson-Noël A, Vincent-Lévy-Frébault V,et al. Characterization of a Mycobactenum tuberculosis insertion sequence,IS6110,and its application in diagnosis. J Clin Microbi ol,1990,28(12):2668-2673.

[7] Embden JA,Cave MD,Crawford JT,et al.Strain Identification of Mycobacterium tuberculosis by DNA Fingerprinting:Recommendations for a Standardized Methodology. J Clin Microbiol,1993,31(2):406-409.

[8] Groenen PM,Bunschoten AE,van Soolingen D,et al. Nature of DNA polymorphism in the direct repeat cluster of Mycobacerium tuberculosis:application for strain differentiation by a novel typing method. Mol Microbiol,1993,10(5):1057-1065.

[9] Small PM,Hopewell PC,Singh SP,et al.The epidemiology of tuberculosis in San Francisco. A population-based study using conventional and molecular methods.N Engl J Med, 1994,330(24):1703-1709.

[10] Tabet SR,Goldbaum GM,Hooton TM,et al. Restriction fragment length polymorphism analysis detecting a community-based tuberculosis outbreak among persons infected with human immunodeficiency virus.The Journal of infectious diseases, 1994 ,169(1):189-192.

[11] Soolingen D,Qian L,de Haas PE,et al. Predominance of a single genotype of Mycobacterium tuberculosis in countries of East-Asian.J Clin Microbiol,1995,33(12):3234-3238.

[12] Frieden TR,Sherman LF,Maw KL,et al.A multi-institutional outbreak of highly drug-resistant tuberculosis:epidemiology and clinical outcomes.JAMA,1996,276(15):229-235.

[13] Kamerbeek J,Schouls L,Kolk A,et al.Simultaneous detection and strain differentiation of Mycobacerium tuberculosis for diagnosis and epidemiology.J Clin Microbiol,1997,35(4):907-914.

[14] Bifani PJ,Mathema B,Liu Z,et al.Identification of a W variant outbreak of Mycobacterium tuberculosis via population-based molecular epidemiology.JAMA,1999,282(24):2321-2327.

[15] Glynn JR,Vynnycky E,Fine PE.Influence of sampling on estimates of clustering and recent transmission of Mycobacterium tuberculosis derived from DNA fingerprinting techniques.American journal of epidemiology,1999,149(4):366-371.

[16] van Rie A,Warren RM,Beyers N,et al.Transmission of a multidrug-resistant Mycobacterium tuberculosis strain resembling "strain W" among noninstitutionalized,human immunodeficiency virus-seronegative patients.The Journal of infectious diseases,1999,180(5):1608-1615.

[17] Supply P,Mazars E,LesjPan S,et al.Variable human minisatellite like regions in the Mycobacterium tuberculosis genome.Mol Microbiol,2000,36(3):762-771.

[18] Kato-Maeda M,Small PM.How molecular epidemiology has changed what we know about tuberculosis.West J Med, 2000,172(4):256-259.

[19] Sonnenberg P,Murray J,Glynn,et al.HIV-1 and recurrence,relapse,and reinfection of tuberculosis after cure:a cohort study in South African mineworkers.Lancet,2001,358(9294):1687-1693.

[20] van Crevel R, Nelwan RH, de Lenne W,et al. Mycobacterium tuberculosis Beijing genotype strains

associated with febrile response to treatment. Emerg infect Dis,2001,7(5):880-883.

[21] Bifani PJ,Mathema B,Kurepina NE,et al.Global dissemination of the Mycobacterium tuberculosis W/ Beijing family strains. Trends Microbiol,2002,10(1):45-52.

[22] Lambert ML,Hasker E,vail Deun A,et al.Recurrence in tuberculosis:relapse or reinfection? Lancet Infect Dis,2003,3(5):282-287.

[23] Gutacker MM, Smoot JC, Migliaccio CA,et al. Genome-wide analysis of synonymous single nucleotide polymorphisms in Mycobacterium tuberculosis complex organisms:resolution of genetic relationships among closely related microbial strains.Genetics,2002,162(4):1533-1543.

[24] Geng E,Kreiswirth B,Driver C,et al.Changes in the transmission of tuberculosis in New York City from 1990 to 1999.N Engl J Med, 2002,346(19):1453-1458.

[25] Lillebaek T,Andersen AB,Dirksen A,et al.Persistent high incidence of tuberculosis in immigrants in a low-incidence country.Emerging infectious diseases,2002,8(7):679-684.

[26] Murray M.Determinants of cluster distribution in the molecular epidemiology of tuberculosis.Proc Natl Acad Sci USA,2002,99(3):1538-1543.

[27] Lan NT,Lien HT,Tung LB,et al.Mycobacterium tuberculosis Beijing genotype and risk for treatment failure and relapse,Vietnam.Emerg infect Dis,2003,9 (12):1633-1635.

[28] Barnes PF,Cave MD.Molecular epidemiology of tuberculosis.N Engl J Med, 2003,349(12):1149-1156.

[29] Allix C,Supply P, Fauville-Dufaux M. Utility of fast Mycobacterium Interspersed Repetitive Units—Variable Number Tandem Repeat genotyping in Clinical Mycobacteriological Analysis.Clinical Infectious Diseases,2004,39(6):783-789.

[30] Tsolaki AG,Hirsh AE,DeRiemer K,et al.Functional and evolutionary genomics of Mycobacterium tuberculosis:insights from genomic deletions in 100strains.Proc Natl Acad Sci USA,2004,101(14):4865-4870.

[31] Hirsh AE,Tsolaki AG,DeRiemer K,et al.Stable association between strains of mycobacterium tuberculosis and their human host populations. PNAS,2004,101(14): 4871-4876.

[32] Li WM,Wang SM,Li CY,et al.Molecular Epidemiology of Mycobacterium Tuberculosis in China:a Nationwide Random Survey in the year 2000.Int J Tuberc Lung Dis,2005,9(12):1314-1319.

[33] Johnson R,Warren R,Strauss OJ,et al.An outbreak of drug-resistant tuberculosis caused by a Beijing strain in the western Cape,South Africa.Int J Tuberc Lung Dis, 2006,10(12):1412-1414.

[34] Brudey K,Driscoll JR, Rigouts L,et al.Mycobacterium tuberculosis complex genetic diversity:mining the fourth international spoligotyping database(SpolDB4) for classification,population genetics and epidemiology.BMC Microbiology,2006,6:23.

[35] Supply P,Allix C,Lesjean S,et al.Proposal for standardization of optimized mycobacterial interspersed repetitive unit VNTR typing of Mycobacterium tuberculosis. J Clin Microbiol,2006,44(12):4498-4510.

[36] Kam KM,Yio CW,Tse LW,et al.Optimization of VNTR set for differentiating Mycobacterium tuberculosis strains in the Beijing family.FEMS Microbiol Lett, 2006,256(2):258-265.

[37] Mathema B,Kurepina NE,Bifini PJ,et al.Molecular epidemiology of tuberculosis:current insights.Clin

Microbiol Rev,2006,19(4):658-685.

[38] Gagneux S, DeRiemer K,Van T,et al.Variable host-pathogen compatibility in Mycobacterium tuberculosis.PNAS,2006,103(8):2869–2873.

[39] Sun YJ,Lee AS,Wong SY,et al.Association of Mycobacterium tuberculosis Beijing genotype wih tuberculosis relapse in Singapore.Epideminol Infect ,2006:329-332.

[40] Chen J,Anthony G,Tsolaki,et al.Deletion-targeted multiplex PCR for identification of Beijing genotype of Mycobacterium tuberculosis.Tuberculosis, 2007,87(5):446-449.

[41] Oelemann MC,Diel R,Vatin V,et a1.Assessment of an optimized mycobacterial interspersed repetitive unit—variab1e number tandem repeat typing system combined with spoligotyping for population based molecular epidemiology studys of tuberculosis.J Clin Microbiol,2007,45(3):691.

[42] Casart Y,Turcios L,Jaspe R,et al.IS6110 in oriC affects the morphology and growth of Mycobacterium tuberculosis and attenuates virulence in mice.Tuberculosis,2008, 88(6):545-552.

[43] Hanekom M,van der Spuy GD,Gey van Pittius NC,et al. Discordance between mycobacterial interspersed repetitive-unitvariable-number tandem-repeat typing and IS6110 restriction fragment length polymorphism genotyping for analysis of Mycobacterium tuberculosis Beijing strains in a setting of high incidence of tuberculosis. J Clin Microbiol,2008,46:3338-3345.

[44] Jiao WW,Mokrousov I,Sun GZ,et al.Evaluation of new variable-number tandem-repeat systems for typing Mycobacterium tuberculosis with Beijing genotype isolates from Beijing,China.J Clin Microbiol,2008,46(10):1045-1049.

[45] Murase Y,Mitarai S,Sugawara I,et al.Promising loci of variable numbers of tandem repeats for typing Beijing family Mycobacterium tuberculosis.J Med Microbiol,2008,57(7):873-880.

[46] Wirth T,Hildebrand F,Allix-Béguec C,et al.Origin,Spread and Demography of the Mycobacterium tuberculosis Complex.PLoS PATHOGENS,2008,4(9):e1000160.

[47] Comas I, Homolka S, Niemann S,et al. Genotyping of genetically monomorphic bacteria: DNA sequencing in Mycobacterium tuberculosis highlights the limitations of current methodologies. PLoS One,2009,4(11):e7815.

[48] Homolka S, Köser C, Archer J,et al.Single nucleotide polymorphisms in Rv2629 are specific for Mycobacterium tuberculosis genotypes Beijing and Ghana but not associated with rifampin resistance. J Clin Microbiol,2009,47(1):223-226.

[49] Wang H, Yue J,Han M,et al.Rapid method for identification of six common species of mycobacteria based on multiplex SNP analysis.J Clin Microbiol,2010,48(1): 247-250.

[50] Crampin AC,Mwaungulu JN,Mwaungulu FD,et al.Recurrent TB:relapse or reinfection?The effect of HIV in a general population cohort in Malawi.Aids,2010, 24(3):417-426.

[51] Narayanan S,Swaminathan S,Supply P,et al.Impact of HIV infection on the recurrence of tuberculosis in South India.J Infect Dis,2010,201(5):691-703.

[52] Kato-Maeda M, Gagneux S, Flores LL,et al.Strain classification of Mycobacterium tuberculosis:congruence between LSP and Spoligotyping.Int J Tuberc Lung Dis,2011,15(1):131-133.

[53] Gardy JL,Johnston JC,Ho sui SJ,et al.Whole-genome sequencing and social -net work analysis of a tuberculosis outbreak.The New England Joural of medicine, 2011, 368(8):730-739.

[54] Pepperell CS,Granka JM,Alexander DC,et al.Dispersal of Mycobacterium tuberculosis via the Canadian fur trade.Proc Natl Acad Sci USA,2011,(16):6526-6531.

[55] Zhao YL,Xu S,Wang L,et al.National survey of drug-resistant tuberculosis in China.N Engl J Med,2012,366(23):2161-2170.

[56]Yang C,Luo T,Sun G,et al.Mycobacterium tuberculosis Beijing strains favor transmission but not drug resistance in China.Clin Infect Dis,2012,55(9):1179-1187.

[57] Stucki D, Malla B, Hostettler S,et al.Two new rapid SNP-Typing methods for classifying Mycobacterium tuberculosis complex into the main phylogenetic lineages. PLoS One,2012,7(7):e41253.

[58] Pang Y,Zhou Y, Zhao B,et al.Spoligotyping and Drug Resistance Analysis of Mycobacterium tuberculosis Strains from National Survey in China. Plos One, 2012,7(3):e32976.

[59] Luo T,Yang C,Gagneux S,et al.Combination of single nucleotide polymorphism and variable-number tandem repeats for genotyping a homogenous population of Mycobacterium tuberculosis Beijing strains in China.J Clin Microbiol,2012,50(3):633-639.

[60] Luo T, Yang C, Gagneux S,et al.Combination of SNP and VNTR for genotyping a homogeneous population of Mycobacterium tuberculosis Beijing strains in China.J Clin Microbiol,2012,50(3):633-639.

[61] Jessica L,de Beer,Jakko van Ingen,et al.Comparative Study of IS6110-RFLP and VNTR Typing of Mycobacterium tuberculosis Isolates in the Netherlands,Based on a 5-Year Nationwide Survey.J Clin Microbiol,2013,51(4):1193-1198.

[62] Comas I, Coscolla M, Luo T,et al.Out of Africa migration and neolithic co-expansion of Mycobacterium tuberculosis with modern people.Nat Genet,2013,45(10):1176-1182.

[63] Luo T, Yang C, Pang Y,et al.Development of a Hierarchical Variable-Number Tandem Repeat Typing Scheme for Mycobacterium tuberculosis in China.PLOS One, 2014,9(2):e89726.

[64] Sengstake S, Bablishvili N, Schuitema A,et al.Optimizing multiplex SNP-based data analysis for genotyping of Mycobacterium tuberculosis isolates. BMC Genomics,2014,15:572.

[65] Coll F, McNerney R, Guerra-Assuncão JA,et al.A robust SNP barcode for typing Mycobacterium tuberculosis complex strains.Nature communication,2014,1(5):4812.

[66] Luo T, Yang C, Peng Y,et al.Whole-genome sequencing to detect recent transmission of Mycobacterium tuberculosis in settings with a high burden of tuberculosis.Tuberculos is,2014,94(4):434-440.

第十章 结核病临床流行病学相关研究进展

第一节 临床流行病学的基本概念

一、临床流行病学

临床流行病学是在临床医学的领域内，引入现代流行病学与统计学等有关理论，创新临床科研的严格设计、测量和评价的方法学，用宏观的群体观点及相关的定量化指标，从患者的个体诊治扩大到相应的特定患病群体的研究，探讨疾病的病因、诊断、治疗和预后的整体性规律，力求排除或防止偏倚因素的干扰，确保研究结果的真实性、重要性和适用性，以创造临床研究的最佳证据，并用于指导防病治病的循证医学实践。而结核病临床流行病学的基本概念也脱离不了临床流行病学的基本概念，它以患者群体为研究对象，主要采用前瞻性及回顾性等基本方法，观察、分析和解释临床医学中的诊断、筛检、治疗、预后及病因学等医学研究中所遇到的问题。

二、回顾性研究

回顾性研究就是以现在为结果，回溯过去的研究方法。这一研究方式由于条件限制较少，有其优点，但其缺陷是被试者目前的身心状态会影响过去资料报道的真实性和准确性。例如，一位患严重疾病者往往将目前的病况归因于自己的过去，结果可能会报告较多的既往负性生活事件，对负性事件的严重程度的估计也可能偏高，从而造成了生活事件与现患疾病有关的假阳性结果。

三、前瞻性研究

前瞻性研究（prospective study）是以现在为起点追踪到将来的研究方法，可弥补回顾性研究的缺陷。例如，临床试验中，对耐药结核病患者使用某种药物，并追踪这种药物的疗效，从而证明这种治疗技术的实际效果。前瞻性研究虽然有很多限制条件，但是其用于结核病临床药物疗效评估及对治疗药物的选择有较大优势，值得推广。

根据研究的目的，临床研究分为诊断试验的评价、筛查的评价、治疗性研究、疾病预后研究、病因研究、临床经济学评价和临床决策分析。

因篇幅限制，我们仅就结核病领域最主要的诊断试验的评价和治疗性研究进行阐述。

第二节　结核病诊断试验的评价

一、结核病诊断方法概述

结核病是由结核分枝杆菌引起的以呼吸道传播为主的慢性传染病，是当今世界由单一致病菌感染引起的死亡率最高的疾病，其高效、准确、快速的诊断是人们一直追求的目标。结核病的发展史就是结核病临床诊治的历史。人类社会抗击结核病的斗争中，每一次的标志性进步都来源于结核病诊断和治疗技术方面的重大进展。从100多年前德国科学家Robert Koch发现结核分枝杆菌到结核菌素试验的发明，以及结核病细菌学、影像学、组织病理学、免疫学和分子生物学检测技术方面所取得的成就，这些都为结核病的临床诊断注入了更大的活力。

结核病诊断水平的提高是与结核病细菌学、影像学、免疫学和分子生物学检测技术方面所取得的成就密不可分的。我国结核病临床诊断水平的进步亦得益于上述技术的问世与应用。长久以来，我国一直沿用的经典的痰涂片齐-尼抗酸染色镜检及普通X线摄影检查等诊断手段为我国的结核病诊断做出了重要贡献。以前的旧结核菌素试验（OT），以及后来广泛使用的结核菌素纯蛋白衍生物（PPD）试验，在结核病尤其是儿童结核病的辅助诊断中发挥着一定的作用。然而，由于传统胸部X线的分辨率较低，容易遗漏某些微小病变及心影后的病灶，导致误诊和漏诊，不能满足临床需要。齐-尼抗酸染色涂片镜检方法的灵敏度仅为20%～30%，且方法烦琐，存在一定的假阳性和假阴性，无法诊断出大多数结核病患者，包括儿童结核病、肺外结核病和耐药结核病患者等。结核菌素试验是临床常用的筛查结核病的免疫学方法，虽然操作简单，观察结果方便，但由于其有较高的假阳性和假阴性率，对临床结核病的诊断意义不大。传统的改良罗氏培养及药物敏感试验（DST）是结核病和耐药结核病诊断的金标准，也是我国大多数结核病专科医院一直使用的诊断方法之一，但其培养阳性率低，结果报告时间长，不利于结核病和耐药结核病的早期快速诊断。

（一）细菌学及免疫学诊断技术

20世纪80年代始，结核病疫情死灰复燃，促进了世界范围内对结核病诊断技术研究的投入和重视，越来越多的新方法和新技术应用于结核病的诊断。以BACTEC系统为代表的快速检测方法的相继出现为结核病的诊断带来前所未有的革命。BACTEC MGIT 960全自动分枝杆菌培养、鉴定和药物敏感系统操作简便，阳性标本检出时间短、阳性率高，不仅可直接对痰液进行药物敏感试验和最小抑菌浓度（MIC）测定，还可以对多种药物进行耐药性检测，与传统培养及药物敏感试验方法比较，符合率在95%以上，具有较高的推广价值。

结核病免疫学诊断包括血清学诊断及细胞免疫学诊断。前者是通过检测结核病患者或受感染者血液中的相应抗体来诊断有无感染结核分枝杆菌，该方法快速廉价、易于操作，且避免了生物安全问题。我国目前已有几十种商品化的结核病血清学检测试剂盒，在国内应用较广泛。但血清学诊断对涂阴、菌阴肺结核及肺外结核的阳性检出率较低，且结论无法获得细菌学支持。γ-干扰素释放试验（IGRAs）作为细胞免疫学诊断的代表，在临床的应用已近10年，目前仍方兴未艾。自从美国CDC于2005年发表了使用QuantiFERON Gold方法检测结核分枝杆菌感染以后，美国食品和药品管理局（FDA）又批准了2种新的IGRAs方法辅助诊断潜伏结核分枝杆菌感染（LTBI）和活动性结核病的方法，包括QFT-GIT和T-SPOT.TB，这2种方法在我国也已进入临床应用。总体上来看，这些方法在诊断LTBI具有重要价值，较传统的PPD试验具有更大的优越性。然而，这些方法在结核病临床诊断中的作用尚有待进一步探讨，尤其在结核病高流行背景下的我国，其应用价值还需要进行大量研究来进一步印证，切不可一味盲目地使用。

（二）分子学诊断技术

20世纪90年代，国内外对结核分枝杆菌耐药机制的研究取得较大进展，证实编码过氧化氢过氧化物酶的基因和RNA聚合酶（rpoB）基因突变分别是异烟肼和利福平耐药的分子基础。Xpert MTB／RIF检测及线性探针杂交药敏检测技术就是利用核酸扩增技术检测利福平耐药或同步检测利福平和异烟肼的耐药性，为耐药结核病及MDR-TB的诊断找到了较为可靠的方法。但这2种方法存在的问题是只能检出常见的突变位点，而且对异烟肼的耐药性检出率和准确性尚需提高，同时价格较为昂贵也是限制其使用的重要原因之一。

（三）影像学技术

随着影像学技术的进步，计算机X线摄影（CR）和数字X线摄影（DR）等技术已作为一种新的影像技术广泛应用于临床。近年来，多层螺旋CT（MDCT）的应用为结核病影像诊断开辟了新的手段，为特殊人群（如老年菌阴肺结核、艾滋病合并肺结核）结核病的早期诊断提供了技术支持。而磁共振成像（MRI）为骨与关节结核及结核性脑膜炎的诊断及疗效观察提供了帮助。正电子发射计算机体层摄影术（PET）、CT在结核病和肿瘤性疾病等的鉴别诊断方面具有一定的价值，当然，其高假阳性率和高昂的费用使临床医师在选择时慎之又慎。

二、诊断试验基础

（一）诊断试验相关概念

1.诊断　通过病情学、体征学及其他医学检查手段来判断疾病的本质和病变的名称，即通过疾病的表现来认识疾病内在属性的一道程序。

2.临床诊断试验　指应用临床上的各种诊断方法，如实验检查、影像学诊断和临床症状与体征等，对患者的疾病和健康状况做出诊断的试验，即应用一定的诊断方法把前来就诊的人区分为患某病的患者和非患者，并对确诊的患者给予相应的治疗。一般说来，临床医师经过一定时间的临床实践以后，都积累了选择诊断试验的经验，但单凭经验难免不够稳妥，有时会耽误诊断，不能给患者及时有效的治疗，甚至造成不可弥补的损失。掌握科学的研究和评价诊断试验的方法可为其选择合理的诊断方法奠定基础，同时可避免单凭经验造成的错误。临床诊断试验是指专门针对诊断结核病设计的临床诊断试验。

（二）诊断试验研究方法

诊断试验是评价一种诊断方法的真实性与可靠性的研究，在临床中应用得十分广泛。用一种新的、简便易行或价格便宜的诊断方法来代替操作烦琐或价格昂贵的方法，这在结核病临床研究中具有很高的实用价值。但一种新的诊断方法能否代替原有的诊断方式？新的诊断方法的诊断价值如何，其真实性、可靠性有多高？这些必须通过对诊断试验进行科学的评价才能得出结论。

1.明确研究目的　这一步需要明确研究者要评价什么、是否有临床价值、这是一个新的试验还是已有试验的重复。研究的目标疾病一定要明确，避免过度渲染夸大。

2.与金标准（gold standard）进行盲法比较　金标准一定是临床上公认的最可靠的诊断方法，它能正确地区分有病和无病。诊断试验必须采用盲法评价，诊断试验的评判者（reader）一定不能预先知道金标准划分的结果，否则多数评判者会倾向于对金标准判断为“有病”的标本给出阳性结果，以致夸大诊断方法的价值。

3.研究对象的选择及样本量计算　研究对象包括两组，一是用金标准对研究疾病诊断为“有病”的病例组；二是用金标准证实无研究疾病“无病”的对照组。病例组包括各种类型的病例，如不同年龄、性别、病变程度、病情严重程度等，不同病程阶段，有无并发症，还应包括临床上的症状典型或不典型。对照组选择具有与病例组相似的临床表现、容易混淆的其他患者，一般不选择正常人群。这里的病例不是从人群中随机选择的，也不是从门诊患者中随机选择的，而是经过临床初步判断，高度怀疑为某病的患者。根据公式计算所需样本量。

4.明确各研究阶段的目标　一个诊断试验从研发到临床应用，通常需要经过4个阶段的研究，不同阶段有不同的问题，不同问题提供不同级别的诊断证据。第一阶段的问题是对诊断试验的初步判断，回答一个诊断试验在某患病与健康人群的表达是否有不同。随着分子生物学的发展，近年来产生很多类似的研究，但实际上第一阶段只是在诊断明确和非患者之间比较，而不是在那些疑似患者中开展，所以其结果无法转化为临床诊断。第二阶段的问题是那些诊断试验阳性者是否比阴性者更有可能患病。这个问题改变了第一阶段问题的思路，研究从诊断试验到疾病诊断是否成立。第三阶段问题是回答临床疑似患者中，能否用诊断试验区分真正的有病患者和无病者。这个阶段的设计涉及之前提到诊断试验准确性的各个要求，在以下的章节中会详细讨论。第四阶段问题回答应用该诊断试验后能否改变临床结局，这是诊断试验临床应用的最高目标。

（三）临床诊断试验评价的研究

1.临床诊断试验的评价设计　诊断试验的评价是临床流行病学的一个重要内容。随着医学科学技术的不断发展，新的诊断试验不断出现，陈旧的诊断项目不断需要更新，需要医师对试验的真实性、可靠性及其临床应用价值做出准确的评价。应用临床流行病学方法对诊断试验进行评价研究，有助于正确认识诊断试验的临床应用价值，科学地解释诊断试验的结果，从而提高临床医师的诊断水平。

（1）确定金标准。将当前对某种疾病公认的可靠的诊断方法作为比较的标准。临床常用的金标准包括病理学检查（包括各种活检和尸检）、外科手术所见、特殊的影像学检查以及长期随访患者在临床上获得的肯定结论，或者是其他的一些在临床工作中获得的公认的诊断标准。

结核病诊断金标准为涂片抗酸杆菌镜检阳性或分离培养出结核分枝杆菌。但在实际的诊疗过程中，真正是肺结核的患者中也只有约1/3的患者能够在痰中找到抗酸杆菌，培养的阳性率为40%左右。而对于肺外结核的诊断，由于取材困难、含菌量少等因素，涂片和培养的阳性率更低。因此，在临床上常用的诊断原则是以细菌学实验室检查为基础，结合分子生物学、免疫学、影像学、流行病学和临床表现、诊断性抗结核、必要的辅助检查及鉴别诊断，进行综合分析做出。应结合具体的试验设计确定金标准。

（2）选择研究对象。被检查的病例要具备代表性，即要包括各临床型（轻、中、重型，有或无并发症者，典型和不典型患者）病例。病例的代表性愈强，新的诊断试验的实用价值愈大。

1）选择对照。对照应在性别、年龄、某些生理状态等方面与病例保持均衡。对照不应只包括健康人，还应包括确实未患该病的其他病例以及确实未患该病但在临床上极易与该病混淆的其他病例。例如，结核性胸膜炎与各种漏出性胸腔积液、癌性胸腔积液、肺炎旁胸腔积液等的鉴别诊断就比较困难。

2）病例的来源。不同来源的病例对评价一项诊断试验有一定影响。这是由于不同人群结核病患病率的差异对阳性预测值有影响。同时，对照的来源也应交代清楚。

（3）确立研究阶段。一个成熟的诊断试验的建立，通常需要经过3个阶段的研究：①在建立试验研究的初期，正常人也可以作为无病组（对照组），有病组可以是典型的患者；②诊断试验研究中期，研究对象应选择早期或轻微的患者，还包括会干扰诊断试验结果的并发症患者；③诊断试验研究后期，最好选取多中心、较大样本的患者，这组研究对象代表目标临床人群，包括该病的各种临床类型。

（4）选择适宜、足够的样本量。诊断性研究要求有一定数量的观察对象，即样本量。诊断性研究的最终结果用配对计数资料四格表的形式反映。诊断性研究样本量的估算完全可以参照统计学要求计算，或按配对计数资料的样本量估算公式进行。

1）确定样本量的估算参数。容许的误差（δ）：在率的调查中，确定样本率（p）和总体率（P）的最大容许误差为多少。显著性水平（容许误差的概率α）一般取0.05或0.01。总体标准差（σ）根据以往的资料或小规模预调查的结果进行估计。

2）公式计算（对率做抽样调查时计算样本量公式）

公式：$n=\mu_{\alpha}^{2}\cdot P(1-P)/\sigma^{2}$

式中：n为所需样本量；μ_{α}为正态分布中累计概率等于$\alpha/2$时的μ值，例如，$\mu_{0.05}=1.960$或$\mu_{0.01}=2.576$；δ为容许误差，一般定为0.05或0.01；P为待评价诊断试验的灵敏度或特异性的估计值。

（5）盲法原则。诊断试验与金标准的比较应在盲法同步的情况下进行，即试验操作者、结果判断者、报告单填写者均不知道“有病”的病例组或“无病”的对照组；以及接受的处理措施，否则容易受主观因素影响，使结果发生偏倚，影响结论的可靠性。

（6）确定观察指标和对比分析方法。

1）客观指标。用仪器或试剂进行测量或测定，如细菌学、免疫学、影像学检查等。

2）主观指标。医师的主观判断或患者主诉，如咳嗽、盗汗等。

3）分析方法。用四格表将结果进行对比分析，计算有关指标，进行统计学处理。

（四）结核病临床诊断试验的评价指标

1.真实性（validity）　真实性是指临床诊断性试验所取得的结果与实际情况相符合的程度，要求一项诊断试验具备正确地鉴别某病例患或未患某病的能力，又称准确性（accuracy）。

（1）评价指标。诊断试验的主要评价指标有灵敏度、特异性、误诊率和漏诊率等。

根据诊断试验的结果与金标准诊断建立一个四格表（表10-1），可出现4种情况：真阳性（有病组中诊断试验阳性）、假阳性（无病组中诊断试验阳性）、假阴性（有病组中诊断试验阴性）及真阴性（无病组中诊断试验阴性）。根据此表可以计算出试验的灵敏度、特异性和似然比等。

表10-1　诊断试验评价四格表

诊断性试验	金标准诊断结果		合计
	阳性（有病）	阴性（无病）	
阳性	a（真阳性，TP）	b（假阳性，FP）	a+b（总阳性数）
阴性	c（假阴性，FN）	d（真阴性，TN）	c+d（总阴性数）
合计	a+c（总患者数）	b+d（总非患者数）	a+b+c+d（总患者数）

1）灵敏度与漏诊率。灵敏度和漏诊率相互弥补，灵敏度越高，漏诊率就越低，反之亦然。

①灵敏度（sensitivity，Se），又称真阳性率、敏感度，指一项诊断试验正确判断患者的能力，在病例组中被判为有病的比例。

灵敏度= a/（a+c）×100%

②漏诊率（omission diagnostic rate），又称假阴性率（false negative rate），指在病例组中，一项诊断试验将实际有病的人判为无病的比例。

漏诊率=1－灵敏度=c/（a+c）×100%

2）特异性与误诊率。特异性和误诊率相互弥补，特异性越高，误诊率就越低，反之亦然。

①特异性（specificity，Sp），又称真阴性率，仅与非病例组有关。特异性指在对照组中，一项诊断试验将实际无病的人判为无病的比例。特异性反映一项诊断试验正确排除某病的能力。特异性越高，对无病的判断能力越强，误诊的可能性就越小。

特异性=d/（b+d）×100%

②误诊率（mistake diagnostic rate），又称假阳性率（false positive rate），指在对照组中，一项诊断试验将实际无病的人判为有病的比例。

误诊率=1－特异性=d/（b+d）×100%

3）总符合率（agreement rate），又称准确度（accuracy）或一致性，表示诊断试验中真阳性例数和真阴性例数之和占全部受检人数的百分比。总符合率反映正确诊断患者与非患者的能力，一致性高，真实性好。

总符合率=（a+d）/（a+b+c+d）×100%

4）似然比（likelihood ratio），是诊断试验的某种结果（阳性或阴性）在有病组出现的概率与在无病组出现的概率之比，说明有病者出现该结果的概率是无病者的多少倍，是反映灵敏度和特异性的复合指标，能够全面反映诊断试验的诊断价值。似然比非常稳定，比灵敏度和特异性更稳定，不受患病率的影响。

①阳性似然比是真阳性率与假阴性率之比的倍数。表示结果呈阳性时患病与不患病机会的比例。比值越大，阳性结果与患病率联系越强，被检查出患病的概率越大。阳性似然比反映灵敏度和特异性两者的特性，不受患病率的影响，是比灵敏度和特异性更为稳定的指标。

阳性似然比= [a/(a+c)] ÷ [b/(b+d)] × 100%=灵敏度/（1-特异性）

②阴性似然比表示错判阴性的可能性是正确判断阴性可能性的倍数，即假阴性与真阴性之比。此值越大，阴性结果与无病的联系越强。

阴性似然比 =[c/(a+c)] ÷ [d/(b+d)] × 100%=（1-灵敏度）/特异性

似然比对疾病的诊断非常有价值。根据试验前研究对象的患病率（验前概率，pre-test probability），结合似然比，估计研究对象新的患病率（验后概率，post-test probability）。步骤如下。

验前比=验前概率/（1—验前概率）

验后比=验前比 × 似然比

验后概率=验后比/（1+验后比）

似然比大于1，表明诊断试验后疾病诊断的概率增大；小于1，表明诊断试验后疾病诊断概率减小。临床实践中若似然比大于10或小于0.1，使验前概率到验后概率发生决定性的变化，基本可确定或排除诊断；似然比1~2或0.5~1对疾病诊断帮助不大。

5）约登指数（Youden’s index），又称正确指数。约登指数的取值范围为0 ~ 1，约登指数愈大，说明该诊断试验的诊断价值愈高。约登指数为1时，说明病例组与对照组的诊断完全符合。

约登指数= a/（a+c）+d/（b+d）–1（灵敏度+特异性–1）

6）诊断试验界值（cut-off point） 诊断试验的界值也称参考值（reference value），是被检分析物的量值，用于确定结果高于还是低于临床或分析决断点。界值的设定给出了简要的灵敏度和特异性组合（图10-1）。大多数免疫分析，来自感染和非感染人群的样本之间有一个检测结果的重叠区，这就说明一个实验一般不大可能有完全的（100%）灵敏度、特异性或预测值。在选择界值和报告检测结果时，应该考虑灵敏度、特异性或预测值哪个更重要。以下是Galen和Gambino14推荐的标准。

①高灵敏度水平诊断试验标准的确定原则。当疾病是严重的，并且是可治疗的，应该不能漏检；当假阳性结果不会导致严重的精神或经济创伤和不合适治疗的后果不严重时，需要高灵敏度。但这时试验的特异性降低、假阳性增多，导致需要进一步确诊的可疑病例增多，从而增加检查成本。一般结核病的诊断试验界值确定遵循此原则。

②高特异性水平诊断试验标准的确定原则。当疾病是严重的，但是不能治疗；当没有疾病时具有心理或公众健康价值；如果假阳性结果可能引起严重的精神或经济上的创伤时（如HIV抗体的确诊实验），需要高特异性。

③高预测值的诊断试验标准确定原则。当不合适的治疗可能导致严重后果时，需要高预测值。

④较高水平灵敏度和特异性的诊断试验标准确定原则。当疾病是严重的，但是可以治疗，并且假阴性或假阳性结果同样严重时，需要高符合率。一般可将诊断试验界值标准定在患者与非患者分布的分界线处。

（2）确定诊断试验界值的基本方法。诊断试验的界值需要一致性，以保证其可比性，例如，高血糖的诊断标准采用世界卫生组织规定的标准，即空腹血糖≥7.0mmol/L或餐后血糖≥11.1mmol/L。对于这种连续变量的诊断试验需要选择一个区分正常与异常的诊断界值，通常有以下4种方法。

1）正态分布法。当测量值为正态分布时，确定正常和异常的界限为95%的正常人的测量值均在此范围内。

2）百分位数法。大多数诊断试验测定值为偏态分布或分布不明的数据。可

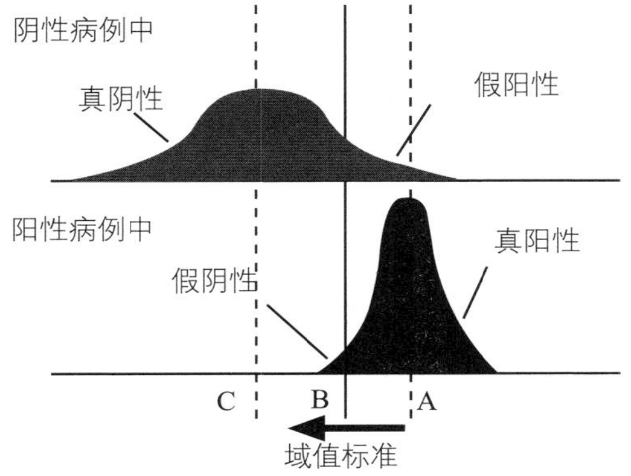

图10–1　不同界值灵敏度、特异性不同

用百分位数制定正常和异常的界值。双侧用P2.5~P97.5，单侧用P5或P95界定。

3）受试者工作特性曲线（receiver operator characteristic curve，ROC）法。诊断试验结果以连续分组或计量资料表达时，将分组或测量值按大小顺序排列，可以设定出多个不同的临界值，从而计算出一系列的灵敏度/特异性（至少5组），以灵敏度为纵坐标，“1—特异性”为横坐标绘制出曲线，这个曲线就是ROC曲线（图10-2）。曲线下面积范围为0.5~1。面积在0.5时，说明该诊断试验没有诊断价值，面积为0.5~0.7时准确性较低，为0.7~0.9时有一定的准确性，大于0.9时准确性较高。可以通过比较ROC曲线下面积的大小反映诊断试验的诊断效率，并可以比较多个诊断试验的诊断效率。

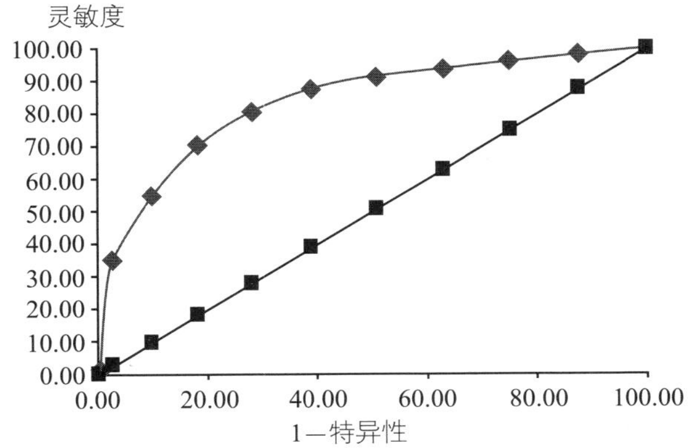

图10–2　ROC曲线

根据ROC曲线左上方的拐点，可选取理论上最合适的界值，使试验的灵敏度和特异性达到最优。目前ROC曲线法是确定诊断试验界值的常用方法，实际应用时界值的确定应与研究目的相结合。

一个诊断试验的测定值达到什么水平才需要治疗，常根据人群调查中是否系危险因素来判断。界值的标准是通过长期实践、观察疾病进展及预后等情况得出的结论。如1985年世界卫生组织对高血糖的诊断标准：空腹血糖≥7.8mmol/L或餐后血糖≥11.1mmol/L；1996年世界卫生组织对高血糖的诊断标准：空腹血糖≥7.0mmol/L或餐后血糖≥11.1mmol/L。随着现代诊断技术的不断发展与进步，以及对疾病的不断深入认识，我们将探索最准确的疾病界值标准。

2.可靠性（reliability）　可靠性（reliability）亦称重复性（repeatability），指一项诊断试验在完全相同的条件下，重复做时获得相同结果的稳定程度。可靠性高，说明试验结果受随机误差的影响不大。评价可靠性的指标为符合率，又称一致率、真实性、准确率，表示观察值与金标准诊断结果的符合程度。可靠性指一项诊断试验检出的真阳性和真阴性例数之和占病例组与对照组病例总数的比例，反映了灵敏度和特异性这两个基本特性。一般来说，灵敏度、特异性越高，准确性就越高，误诊率和漏诊率之和就越小。

临床实践中，一般用符合率来表示可靠性。在研究中几乎所有测量都存在测量变异（measurement variation），这些变异可同时存在，且相互累加。诊断试验可靠性评价的指标主要用来评价测量变异的大小。

（1）计量资料：用标准差及变异系数（CV）来表示。

（2）计数资料：用观察符合率与卡帕值（Kappa value）表示。卡帕值充分考虑了机遇因素对结果一致性的影响，卡帕值范围为-1~1。卡帕提出三级划分：0.75~1.00符合很好，0.40~0.74符合一般，0.01~0.39缺乏符合。

3.诊断试验临床应用价值的评价　诊断试验最终必定要应用于临床，所以对诊断试验临床应用价值评价也必不可少。临床应用价值是诊断试验有关临床收益的内容，包括预测值的估计、新确诊病例和经济学评价。

（1）预测值（predictive value，PV），又称诊断价值，指在已知试验结果（阳性或阴性）的条件下，表明有无疾病的概率，说明试验结果为阳性（或阴性）时，有多少概率有病（或无病）。这种方式更符合大多数临床医师的思维习惯。临床医师更希望根据试验的结果来判断诊断对象真正患病的可能性的直接证据，而不是考虑灵敏度、特异性的间接证据。根据诊断试验结果的阳性和阴性，将预测值分为阳性预测值和阴性预测值。

1）阳性预测值（positive predictive value，PV+），又称预测阳性结果的正确率，指诊断试验结果阳性的患者中，真正患病的例数所占的比例。阳性预测值越高，诊断价值越高。

阳性预测值=a/（a+b）×100%

2）阴性预测值（negative predictive value，PV-），又称预测阴性结果的正确率，指诊断试验阴性结果的患者中，真正没有患该病的例数所占的比例。阴性预测值越大越好。

阴性预测值=d/（c+d）×100%

（五）提高结核病诊断试验效率的方法

1.选择患病率较高的人群　预测值的大小受诊断试验灵敏度、特异性及待诊疾病患病率的影响。但当灵敏度和特异性一定时，主要受患病率的影响。选择患病率较高的人群（高危人群、职业人群、特殊暴露人群）进行检查，设立专科门诊和病房进行检查可获得较高的阳性预测值。实际应用中，可先选用灵敏度高、价格低的方法进行初步诊断，然后再进一步用昂贵的诊断试验确诊。

2.联合试验　为了提高诊断效率，医师可同时对同一疾病的诊断做几项试验，通常采用2个或2个以上的诊断试验，根据每个试验的结果综合判断最后的诊断结果。结核病的诊断常采用联合试验，结合影像学检查、细菌学检测、分子生物学检测及免疫学检测等，不同的联合方式，灵敏度和特异性不同，根据不同的临床情况，合理地选用联合方式可以提高效率。联合试验包括平行试验和系列试验。

（1）平行试验，又称并联试验，指同时做几项试验，只要有一个试验呈现阳性即诊断为阳性。其优点是灵敏度增高，漏诊率降低；但同时特异性降低，误诊率增高。在临床工作中，当医师需要迅速对疾病做出诊断，漏掉一个患者后果严重时，可采取平行试验。

（2）系列试验，又称串联试验，指同时做几项试验，全部实验结果均为阳性，最后结果才能判为阳性。其优点是特异性增高，误诊率降低；缺点为灵敏度降低，漏诊率增高。该方法主要用于不需要迅速做出诊断的慢性病，当误诊会造成严重后果时应该用串联试验。若诊断方法价格昂贵或有危险性，可先用简便、安全的试验，提示有病的可能性时，再进一步做价格昂贵的试验。

（六）诊断试验基本流程总结

诊断试验基本流程见图10-3。

三、结核病临床诊断方法的多中心临床评价

（一）涂片镜检

一项多中心评价，对收集可疑结核病和随访治疗的患者的痰标本分别进行LED-FM和齐-尼抗酸染色镜检，来评价LED-FM在中国各实验室应用的可行性，并同时对LED-FM的检测时间、成本、染色褪变情况进行了分析。该项研究共检测了11276份标本，LED-FM涂阳率为11.2%（1263/11276），高于齐-尼抗酸染色镜检（8.6%，969/11276；χ^2 263.5，$P<0.05$）。LED-FM 检测时间为（120.0 ± 38.9）秒，短于齐-尼抗酸染色镜检[（206.3 ± 75.9）秒；t=28.12，$P<0.05$）]。齐-尼和LED-FM镜检单位成本分别为（2.20 ± 0.58）美元和（1.97 ± 0.71）美元。LED-FM与齐-尼抗酸染色镜检相比，具有涂阳率高、检测时间短、成本低等优点。

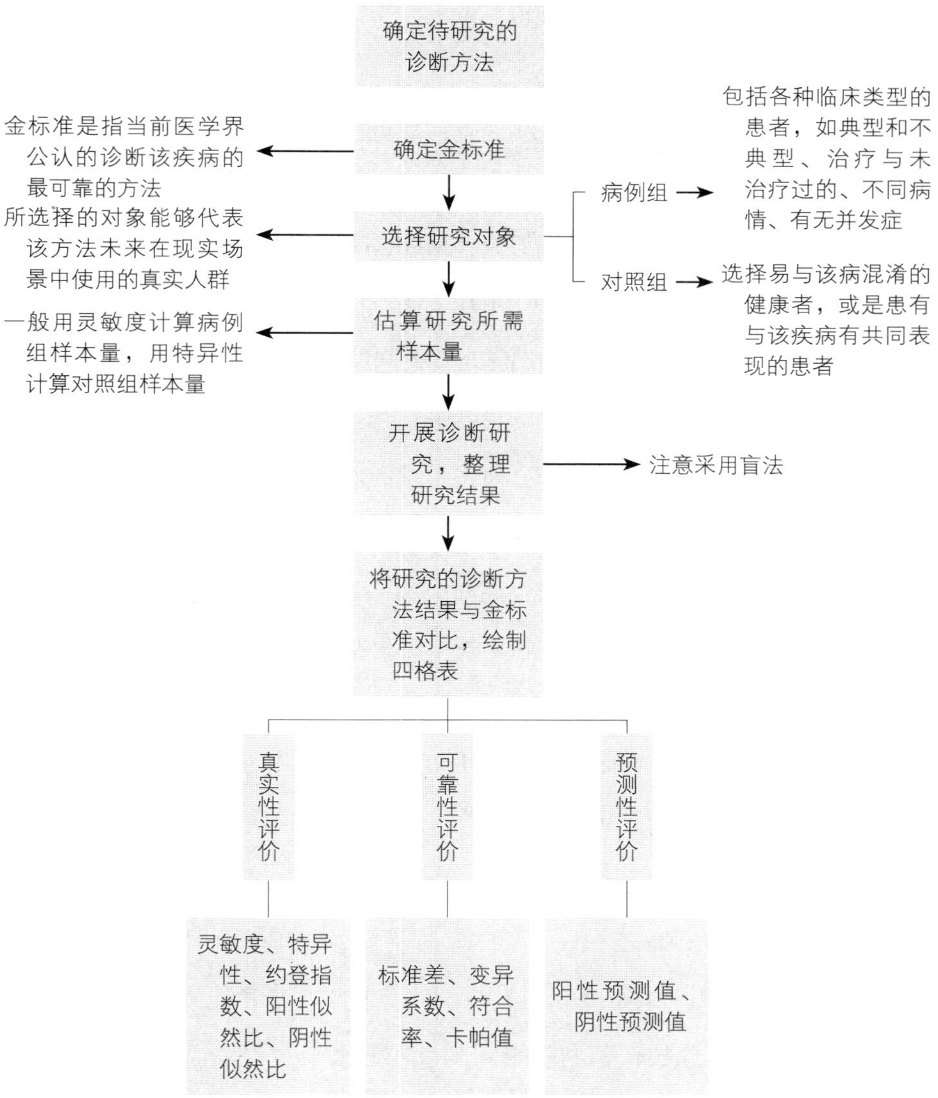

图10-3　诊断试验基本流程

（二）分离培养

印度近期一项前瞻性研究，纳入162例患者胸腔积液标本，均为高度可疑结核性胸腔积液，纳入对象以标准的临床和影像学诊断标准，分别使用MGIT 960和Xpert MTB/RIF进行检测，结果发现MGIT 960培养阳性标本43例，Xpert MTB/RIF阳性标本23例。以MGIT 960为参考标准，Xpert MTB/RIF相对于MGIT 960培养的灵敏度、特异性分别为54.8%、100%。

（三）抗结核药物敏感试验

2007年的全国结核病耐药性基线调查，覆盖了31个省（市、自治区），收集3929株结核分枝杆菌，规模为国际上最大。调查结果显示，耐多药率为8.3%，广泛耐药率为0.7%。据此估算我国原发性MDR-TB 86000例/年、继发性MDR-TB 24000例/年，揭示了原发耐药是中国MDR-TB产生的主要原因。美国约翰·霍普金斯大学结核中心主任Richard E. Chaisson教授同期配发述评："基于中国耐药基线调查的研究提示，仅对有治疗史的患者进行耐药性检测是不够的，应对所有的结核病患者进行耐药检测。"该中心研发了基因芯片，并通过2783株结核分枝杆菌临床菌株的检测证实，诊断异烟肼耐药的灵敏度约为80%、特异性超过95%；利福平耐药灵敏度超过90%、特异性超过95%；耐多药的灵敏度约75%、特异性超过95%。与传统技术相比，基因芯片技术报告结果所需要的时间由2～3个月缩短至1天。

近期开展的一项针对Seegene Anyplex法检测结核分枝杆菌和非结核分枝杆菌耐药情况的多中心评价，研究共纳入755例标本（534例肺结核和221例肺外结核）标本，将结果与涂片和培养的结果相比较。对于肺结核标本，Anyplex和涂片法检测的灵敏度分别为86.4%和75.0%，特异性为99%和99.4%；肺外结核标本Anyplex和涂片法检测的灵敏度分别为83.3%、50.0%，二者的特异性均为100%。Anyplex法检测结核分枝杆菌利福平耐药肺结核和肺外结核标本灵敏度分别为83.3%、50%，特异性均为100%。本试验结果表明Anyplex MTB/NTM MDR-TB方法可以快速有效地诊断肺结核和肺外结核以及结核病的耐药情况。

（四）T-SPOT.TB

Iqbal等对美国某地区的本土和外国人口中怀疑结核潜伏感染者（分别为89例与132例）以TST和T-SPOT.TB进行筛查，计算诊断结核潜伏感染和预防性治疗需要的费用，发现与TST相比，T-SPOT.TB是一种经济的筛查方法，尤其对高危人群而言。

章淑梦等对523例来自中国多家医院的患者（其中活动性结核病136例，非活动性结核病 387例）的血标本行T-SPOT.TB检查，结果提示T-SPOT.TB诊断活动性结核病（含肺结核与肺外结核）的总灵敏度为94.9%，特异性71.1%，阳性预测值53.5%，阴性预测值97.5%。该研究认为，T-SPOT.TB在结核分枝杆菌高自然感染率的中国，用于诊断活动性结核病值得推广，其较高的阴性预测值可为临床结核病的诊断和治疗提供重要参考。

（五）Xpert MTB/RIF

2014年的《柳叶刀》上发表了Theron等在南非进行的大规模多中心随机对照临床试验结果。研究对758份痰标本行涂片镜检（其中182例培养阳性），对其中744份标本同时进行Xpert MTB/RIF检测（其中185例培养阳性）。结果显示，Xpert MTB/RIF的门诊即时操作与涂片镜检相比，具有较高灵敏度（83% *vs* 50%）、而特异性（95% *vs* 96%）相似。Xpert MTB/RIF具有较高的就诊当天诊断率（24% *vs* 13%，$P<0.0001$）和就诊当天治疗率（23% *vs* 25%，$P=0.0002$），基层诊所护士即可对Xpert MTB/RIF进行精准操作。

Reither等进行了一项评估儿童结核病诊断准确性的前瞻性多中心研究，对非洲451个8周至16岁疑似结核病的患儿进行了Xpert MTB/RIF检测，其中包括37例培养阳性确诊结核病、48例结核病高度可疑、62例可能结核病。以培养阳性为参考标准，Xpert MTB/RIF诊断儿童结核病的灵敏度为68%，特异性为100%。Xpert MTB/RIF检测的痰培养阳性的病例比痰涂片镜检方法多1.7倍，而检出时间相似。因此，作者认为Xpert MTB/RIF在诊断儿童结核病方面，与痰培养相比，具有快速、中度灵敏度和极高的特异性。

第三节　结核病治疗性研究

一、结核病临床研究的历史回顾

有学者认为第一个临床试验的记载可以追溯到18世纪。当时，“坏血病”在长期航海的人群中盛行，严重影响人们的健康，甚至威胁生命，其病因当时却不明确。英国海军的一名医师在一次远航期间选择了12例病情严重的患者，将其分为6组，并在相同的基本饮食基础上给予不同的配餐。人们惊奇地观察到，其中1组2例牙龈肿胀、鼻腔出血、全身乏力的患者，给予橘子和柠檬后上述症状消失；1例恢复工作能力，1例基本康复。在这个研究的基础上，人们认识到水果和绿色蔬菜对预防坏血病的作用。从此，在远航船只上储备水果和蔬菜逐渐成为常规，坏血病得到了很好的控制。而直到20世纪，科学家才证明坏血病是由维生素C缺乏引起。上面的临床试验没有随机、没有使用盲法，可以说并不严格、并不尽善尽美，但体现了分组和比较的概念。

美国科学家塞克曼·威克斯曼等人发现链霉素并证实其有抗结核作用，随后MRC的科学家们设计并成功开展了第一个被认可的随机、双盲、安慰剂对照临床试验，成果于1948年发表于《英国医学杂志》上。从此，以随机对照、分组、比较等基本概念为核心的临床试验应运而生。

二、临床治疗性研究

临床医师在做出正确的诊断之后，如何在众多的治疗措施中选择安全、有效的措施和方案，这已成为一项重要任务。临床试验研究，尤其是治疗性试验研究，作为临床科研的方法学，正被广大医师掌握和应用。

（一）临床治疗性研究的概念和特点

治疗性研究是指在临床实践中以人为研究对象，应用医学科研的理论和方法，通过科学、严谨的设计和精确的测量，对所研究或选择的治疗措施的效果进行客观评价，以达到提高治愈率、降低病残率及病死率、提高生存质量、改善人体健康的目的。治疗性研究有以下特点：①以患者为研究对象；②必须设立对照组；③有人为干预措施；④是一种特殊的前瞻性研究。治疗性研究通常分为试验性研究和非试验性研究。

试验性研究包括随机对照试验和多中心临床试验等，前者通过随机分组、设立平行对照、实施盲法，可防止若干混杂或偏倚因素的干扰，确保研究对象基线可比，由此获得研究结果的真实性，被誉为临床试验的金标准方案。随机对照试验最常用的方法是临床随机对照试验（RCT）。多中心临床试验是指由一个或几个单位的主要研究者总负责，多个单位的研究者合作，按同一方案进行的临床试验。这种研究方案的特点是收集病例快、病例多、试验规模大，完成临床试验需要的时间短；研究范围广，样本的代表性好，结论外推性强。但多中心临床试验参加的单位多、人员多，不易进行质量控制和标准化。鉴于尊重患者的选择权利和医德的原则，在某些特殊的医疗环境下，或真实的临床环境中，可以设计非试验性的研究方案，同样可以达到研究的目的。因此，近年来国际上提出了观察性疗效比较研究，代表性的方法为队列研究和病例对照研究。

一个治疗性试验研究，一定是针对临床实际中需要治疗并提高疗效的疾病，因此，研究本身应具有科学依据、临床重要价值以及明确的研究目的。临床治疗性研究要有明确的研究问题、明确的研究目的和内容、具有科学依据的干预措施，要根据研究目的确定研究对象。

1.明确的研究问题　立题依据可以来源于基础研究的提示，也可以是动物实验结果在人体的进一步验证，更多的是来源于临床医师的实际观察和总结，以及来自对人群流行病学的观察和研究。但无论来自哪一方面，其创新性及实用性是必不可少的。

2.明确的研究目的和内容　临床治疗性研究应根据被研究疾病的具体情况，以及所采用的试验干预措施（或药物）的治疗效力，明确课题研究所假设的预期目的，主要有3种情况：一是临床治疗或根治，目的是力求提高治愈率，降低病死率、伤残率；二是预防疾病并发症与复发，通过干预性研究达到降低发生率、复发率，改善预后的预期目标；三是缓解症状，提高生存质量。预期目的不同，试验方案的选择和研究实施都有所不同。

研究内容主要包括对干预措施本身的有效性和安全性进行评估，以及与其他同类措施进行比较，决定它们的相对价值。

3.具有科学依据的干预措施　治疗性试验的对象是人体，在制定研究方案时，必须充分分析和权衡科学性、可行性、伦理性。

4.根据研究的目的确定研究对象　首先要确定病例的来源，包括来自哪一个地区、哪一级医院，是门诊患者还是住院患者。如果是研究某一疾病的药物治疗效果，则对该疾病的诊断依据、病情程度或病期都要有明确的规定。在此基础上，为了维持研究对象主要特点的相对均质性，应根据研究的要求制定出研究对象的入选标准和排除标准。在排除标准中，应特别列出不宜使用该药的情况，如心、肺、肝、肾功能不全者和小儿、孕妇、哺乳期妇女等均不应选为受试对象；对该类药物过敏和其他不宜参加这项研究的情况，如依从性差、刚结束其他药物的临床试验的对象等。此外，根据医学伦理学的原则，对参加临床试验的对象，都要征得本人的同意。为了提高两组病例分配的均匀性，减少分配误差，应该尽量减少与试验关系不大的因素，如限定病变程度和发作性疾病的频度等。在分层、配对、随机区组设计中，在进行某种特定的配对区组随机对照试验时，有时要把不符合分层或不具备配对条件的病例也列为排除标准。但是，纳入标准的制定也不宜过严，排除标准亦不宜过多，否则就可能影响研究结果的代表性及适用性，有时也可能造成在研究期内不能获得足够的合格研究样本。

（二）治疗性研究的设计与实施

1.样本量与随机分组　样本量的计算是根据研究设计的有关类型，以及有关研究假设的相关参数水平，科学地计算研究课题需要的最低样本量，以避免样本的不足影响研究质量。影响转归的因素在组间可比是准确估计和比较干预效果大小的前提。

要获得组间的可比性，分组的程序必须与任何已知和未知的可能影响患者转归的因素无关，这种分组方式就是常说的随机分组。随机分组是获得组间可比性最可靠的方法，目的是使非研究因素在组间分布均衡，以减少偏倚，增加试验结果的正确性。随机分组是随机对照临床试验的重要科学基础之一。正确的分组应遵循随机化的原则。随机化是将临床试验的受试对象随机分配到所设的治疗组和对照组的方法。在分组前，无论研究者和患者都不能预料到每个具体患者将被分到哪组。随机分组时，每一受试对象均有完全相同的机会被分配到治疗组或对照组。当样本量足够大时，随机化可保证治疗组和对照组病例具有相似临床特征和可能影响疗效的因素，即具有充分的可比性。同时，随机化是正确运用统计学方法的基础，因为临床试验中常用的统计学方法是以处理随机化研究所取得的数据资料为前提的。为了确保比较组间基线一致，当发现某因素（如病情、年龄等）对疗效影响较大时，可根据影响因素的不同类别将病例先分为若干层，然后在每层内再将患者简单随机分配至试验组和对照组。分层随机化的目的是使治疗组和对照组患者具有相同分布的临床特点和影响预后的因素，可比性强。在受试对象数量较大的临床试验中，简单随机化即足以保证治疗组和对照组的可比性，不需要进行分层随机化。而中小样本量的临床试验，最好应用分层随机分组（图10-4），但分层因素不应太多，一般2~3个为宜。应当看到，在临床实践中，患者是陆续就医的，不可能待患者都集中后再分组治疗，而应在研究开始前按就医的序号分好组，一旦患者就医并符合入选条件，就应知道患者是分在试验组还是对照组。分层随机分组可参照下列模式在试验前分好组，使患者入院后立即得到治疗。

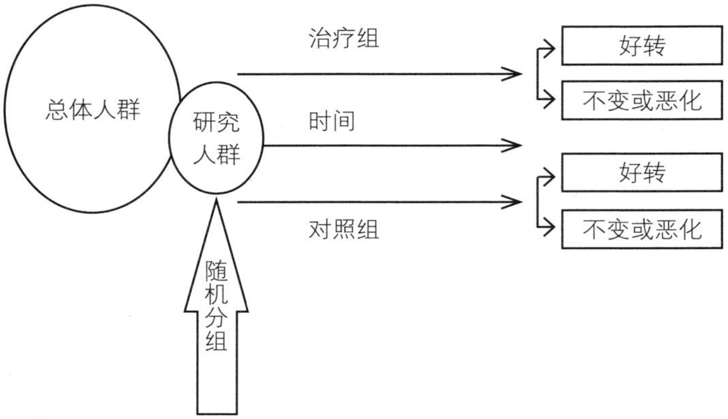

图10-4　分层随机分组模式

2.减少偏倚的方法　临床科研需收集很多资料，常是通过询问病史、观察患者反应、测定一些指标获得，为此，易出现信息偏倚。尤其在研究者或医师、患者、检验人员等有倾向性时，更易产生此种偏倚。研究者希望自己的研究取得阳性结果，如研究一种止痛药物，其期望患者的疼痛减轻或消失，所以在询问患者时自觉不自觉地暗示患者；而患者为取悦医师，或知晓此药为止痛药，会有意无意地反映疼痛减轻了。凡此种种，均可由于研究人员与研究对象的主观心理作用，造成不真实的结果。因此，为避免测量偏倚，增强结果的真实性，在临床试验中应实行盲法观察和评价。

3.疗效指标的选择　任何药物或措施所呈现的治疗效应，包括疗效及药物不良反应，都要采用某种测量方法和指标加以度量，并将这些指标作为最后判断治疗效果的依据。指标选择总的要求是灵敏度好、特异性强、经济可行、注意远期效应的测定、测试的终点指标、实验室观测指标的数量。

（三）临床治疗性研究结果的分析处理

临床试验可能使用的结局有很多不同的特征和属性，而一项临床试验不可能测量所有相关的结局，结局的确定和测量是研究成功的关键之一。哪种结局更重要？取决于看问题的角度，目前对患者认为重要的结局给予充分的重视。研究者必须对干预措施在各种可能的结局方面的作用进行分析，确定并测量相关、重要、敏感的结局。另外，结局指标的选择还必须兼顾可行性和伦理性的要求，原则上均应采用盲法观察、测量和评价。有人主张对于主要根据患者主诉症状作为判断治疗根据的试验应该使用单盲试验，对于主要凭患者主诉症状及医师物理诊断中软指标作为试验效果指标的应该用双盲试验，对用客观测量指标判断疗效的试验则不一定要用盲法试验。采用病死率、生存率或用病理学、生物化学、微生物学、免疫学指标，只需采取重复测量、严格测量质量控制等措施，仍可保证试验结果的质量。对病情复杂或危重病例需要随时调整治疗方案，应以患者利益为重，不用盲法。某些药物有特殊反应，很难做到双盲，即使在做双盲试验时，也需要严密观察，一旦疗效不佳，或呈现药物不良反应，宜早做破盲处理。

治疗性研究结果的分析与其他研究一样，需在原始资料完整、准确的基础上，采用正确的统计方法分析处理资料。对获得的原始记录包括病历、观察表、临床化验及各种功能检查结果要进行详细的核查，然后通过计算机建立数据库，并将所有的资料输入计算机保存以用于统计分析。资料整理时要注意不合格、不依从、失访的研究对象的资料。不合格、不依从、失访均可导致原定的样本量不足、破坏原来的随机化分组，使研究工作效力降低。如不合格、不依从、失访在实验组和对照组分配不均衡，更会对研究结果的真实性产生影响。

（四）临床治疗性研究质量的控制

临床治疗性研究中，往往存在很多研究结果真实性和可靠性的偏倚及机遇，如果在研究中不加以识别和控制，研究的结果将会产生歪曲。常见的影响因素主要有以下几种。

1.机遇（chance）　即随机误差或抽样误差。

2.偏倚　在临床治疗性试验中，存在选择性偏倚、信息偏倚和混杂偏倚。主要包括：选择性偏倚（selection bias）、测量偏倚（measurement bias）、霍桑效应（Hawthome effect）、干扰（co-intervention）、沾染（contamination）、向均数回归现象（regression to the mean）。

3.依从性（compliance） 指患者忠实执行医嘱的程度。全面、认真地执行医嘱，按规定的药物剂量和疗程接受治疗，称为依从性好；反之，则为依从性不好（低）或不依从（non-compliance）。

（五）观察性疗效比较研究

随机对照试验（randomized controlled trial，RCT）是获取高级别临床证据的主要研究方法，为临床实践指南的制定提供了基础。解释性随机对照试验（explanatory randomizedcontrolled trial，ERCT）往往专注于治疗措施的效果，通过选择同质患病人群，使用盲法、安慰剂和标准化治疗，试图使内部有效性最大化，把治疗效应分离出来，也就是说尽可能排除混杂有自然痊愈、安慰剂效应、副作用和患者脱落等“噪声”的干扰。然而，真实的临床不可能是完全纯净无干扰的状态，因此，通过放宽试验的纳入、排除标准和对干预措施的控制，开展实用性随机对照试验（pragmatic randomized controlled trial，PRCT），可使试验结果贴近临床实际情况，但是其仍然采取随机分配的方法，对患者接受的治疗措施进行分配。

为了帮助临床医师、患者和管理者更好地进行临床决策，除了需要严格的RCT试验提供证据外，还需要提供这些疗法在“真实世界”（real world ）中的效果。“真实世界”一词的定义在于为进行随机分配，通常运用源于“常规”临床实践数据的观察性流行病学的研究方法。这些“真实世界”研究具有独特能力，即提供关于治疗干预措施以及使用这些措施的一般人群信息。这些人群通常包括不符合临床试验入选条件的患者。

在评价预防和治疗效果方面，如果预防和治疗措施不是按试验的方式人为给予，而是研究对象自己选择的，我们可把选择这些预防或治疗者视为暴露组，没有选择这种预防或治疗者视为对照组，从而可评价这些措施的效果。近年来采用观察性研究设计，包括队列研究来评价临床实际效果的研究方法已经快速发展起来，但如何应对这类研究中存在的混杂偏倚，如何解读其结果，尚无统一标准。

美国卫生保健研究和质量管理署（AHRQ）2013年为此发布了《观察性疗效比较研究的方案：使用者指南》（*Developing a protocol for Observational Comparative Effectiveness Research: A User's Guide*）以规范此类研究。

三、结核病临床治疗性研究进展

（一）抗结核联合化疗方案的演变

1948年，对氨基水杨酸（P-aminosalicylic acid，PAS）问世，临床试验证明了对氨基水杨酸与链霉素（Streptomycin，S）联合使用与链霉素单独使用相比，可以显著性减少链霉素耐药的发生。1952年，异烟肼（Isoniazid，H）问世，临床试验证明链霉素与异烟肼联合使用几乎可以完全避免异烟肼耐药。

MRC在1955—1956年开展了首个全国结核病耐药性流行病学调查，调查结果促使医师考虑使用链霉素、对氨基水杨酸和异烟肼三药联合治疗方案，以进一步预防耐药的发生。随后，MRC又根据1962年发表的临床试验结果推出了首个抗结核标准化治疗方案，即SPH/PH，疗程为24个月。经过临床不断的调整和探索，到20世纪60年代又形成了新的标准化疗方案，用乙胺丁醇（E）取代对氨基水杨酸，即SHE/HE，疗程为18个月。

（二）抗结核短程化疗方案的产生

1963年，利福平（Rifampin，R）的问世为缩短抗结核疗程提供了可能。MRC在1970年开展的短程抗结核治疗临床试验中，证明了将敏感抗结核治疗缩短到6个月是可能的，这是抗结核病治疗史上里程碑式的突破。受此激发，学者们做了后续的一系列临床试验，并最终确定了短程化疗方案2HREZ/4HR，此方案一直沿用至今。

（三）缩短敏感抗结核疗程的探索

值得一提的是，过去的几十年中，结核病治疗领域的先行者们并没有停止对继续缩短疗程的尝试。而临床试验一直被视为人们证明或推翻某一假说的定音锤。MRC牵头的东非短程方案第四临床试验比较了5个疗程为4个月的短程化疗方案的效果，分别是2HRSZ/2HRZ、2HRSZ/2HR、 2HRSZ/2HZ、2HRSZ/2H和 2HRZ/2H。研究结果显示，治疗开始28个月后患者复发率在上述5组中分别是16%、11%、32%、30%和40%，4个月的治疗方案无一令人满意。研究结果也再次证实了需全程使用利福平，才能减少复发风险。

近年随着氟喹诺酮类药物表现出来的强大抗结核作用，将其加入现有方案缩短药物敏感性肺结核疗程成为临床试验研究热点。2014年《新英格兰医学期刊》（*The New England Journal of Medicine*）同刊发表了3个大规模的Ⅲ期临床试验，比较4个月的治疗方案与6个月标准治疗方案的疗效差异。它们分别是加替沙星替代乙胺丁醇、莫西沙星替代乙胺丁醇或莫西沙星替代异烟肼、莫西沙星和利福喷丁替代异烟肼和利福平。研究结果显示，与6个月的治疗方案相比，上述4种方案均没有达到非劣效性标准，也就是说疗效低于对照组。

MRC的著名学者Wallace Fox在回顾药物敏感性肺结核患者短程化疗效果时提出，即使仅接受3～4个月的治疗，仍有80%以上的患者可以治愈。如果我们可以进一步加强目前的强化期方案，同时把治疗时间缩短到2～3个月，这样或许可以达到更好的治疗效果。即使短程化疗方案的复发率可能会比6个月的标准化疗方案高，我们可以对短程化疗方案治疗后复发的患者再次治疗。这样的治疗策略可能会显著缩短大多数患者的治疗时间。正在筹划的“采用2个月治疗方案提高药物敏感性肺结核疗效”（Two-month Regimens Using Novel Combinations to Augment Treatment Effectiveness for drug-sensitive Tuberculosis，TRUNCATE）研究就是在评估这个思路和方案的可行性。该研究治疗策略是，患者治疗2～3个月，如果患者在治疗3个月后痰涂片仍然阳性，或中断治疗超过8周，可直接改为6个月标准化疗方案；中期评估时，效果不佳的方案可立即停止。该研究要求对患者2年后复发情况进行仔细评估。

（四）MDR-TB短程化疗的临床试验

自1963年利福平问世后，抗结核药物研发进入了“空窗期”，很长一段时间没有抗结核新药研发出来，直到20世纪90年代加替沙星和莫西沙星问世；2000年后又有3个抗结核新药得以发现，分别是Pretonamid、德拉马尼和贝达喹啉，这些新药为抗结核治疗方案的选择和制定提供了更多可能。同时结核病疫情也出现了新的态势，全球每年新发MDR-TB患者50万例，约占全球结核病患者例数的5%，遗憾的是仅有10%得到有效治疗，现行的世界卫生组织推荐的24个月治疗方案，整体循证等级较低且药物毒性大。孟加拉国采用9个月的短程化疗方案，即4KCGEHZP/5GEZC（C=Clofazimine，氯法齐明；G=Gatifloxacin，加替沙星；K=Kanamycin，卡那霉素；P=Prothionamide，丙硫异烟胺）治疗MDR-TB的队列研究显示出良好的治疗转归，2010年206例MDR-TB患者总体治疗成功率达到87.9%，2014年最新515例MDR-TB患者队列分析显示总体治疗成功率为84.5%。为了进一步验证9个月的短程化疗方案的有效性，2012年MRC启动了“MDR-TB患者抗结核药物标准化治疗方案评估”（The evaluation of a standard treatment regimen of anti-Tuberculosis drugs for patients with MDR-TB，STREAM），该研究是一项随机对照试验，采用非劣性试验设计，将优化的孟加拉国短程化疗方案4KCMEHZP/5MEZC（M=Moxifloxacin，莫西沙星）与世界卫生组织推荐的MDR-TB治疗方案（具体方案各国各地有所差异，但需符合世界卫生组织推荐的MDR-TB用药原则）进行比较，目前正在埃塞俄比亚、南非、越南和蒙古国开展。2012年年底，贝达喹啉作为抗结核新药在美国注册成功，为缩短MDR-TB治疗疗程带来了新的选择。STREAM研究的专家组抓住机遇，设计了STREAMⅡ期试验，即在Ⅰ期验证优化的孟加拉国短程化疗方案有效性基础上，增加2个新方案，其一是含贝达喹啉的全口服药物9个月治疗方案，其二是含贝达喹啉的6个月短程化疗方案。目前STREAMⅠ期的患者入组已经完成，研究结果预期在2018年发表。STREAMⅡ期的患者入组计划在2016年开始，中国结核病临床试验合作中心（China Tuberculosis Clinical Trial Consortium， CTCTC）的多家成员单位将作为实施单位为这个重要研究做出我们的贡献。

（李晓迎　李卫民）

参考文献

[1] 高惠璇.SAS系统SAS/STAT软件使用手册.北京:中国统计出版社,1997.

[2] 詹思延.临床流行病学.北京:人民卫生出版社,2015.

[3] 许绍发,唐神结.中国结核病年鉴(2015).北京:人民卫生出版社,2015.

[4] 章淑梦. γ-干扰素释放试验在活动性结核病诊断中的临床价值.中华结核和呼吸杂志,2014,37(5):372-373.

[5] 高静韬,刘宇红,李亮.从链霉素到贝达喹啉:抗结核药物临床试验发展70年历程回顾.结核病与肺部健康杂志,2016,5(1):14-19.

[6] Xia H,Song YY,Zhao B,et al.Multicentre evaluation of Ziehl-Neelsen and light-emitting diode fluorescence microscopy in China.The International Journal of Tuberculosis and Lung Disease,2013,17(1):107-112.

[7] Iqbal AZ, Leighton J,Anthony J,et al.Cost-effectiveness of using Quantiferon Gold （QFT-G） versus tuberculin skin test （TST） among U.S. and foreign born populations at a public health department clinic with a low prevalence of tuberculosis.Public Health Nurs,2014,31(2):144-152.

[8] Rufai SB,Singh A,Kumar P,et al.Performance of Xpert MTB/RIF Assay in Diagnosis of Pleural Tuberculosis by Use of Pleural Fluid Samples.J Clin Microbiol,2015,53(11):3636-3638.

[9] Bholla M, Kapalata N,Masika E,et al.Evaluation of Xpert® MTB/RIF and Ustar EasyNAT™ TB IAD for diagnosis of tuberculous lymphadenitis of children in Tanzania: a prospective descriptive study,2016,16(1):246.

[10] Sali M, Maio FD,Daccuri F,et al.Multicenter Evaluation of Anyplex Plus MTB/NTM MDR-TB Assay for Rapid Detection of Mycobacterium tuberculosis Complex and MulTi drug-Resistant Isolates in Pulmonary and Extrapulmonary Specimens.JMC,2016,54(1):59-63.

[11] Peter JG,Zijenah LS,Chanda D,et al.Effect on mortality of point-of-care, urine-based lipoarabinomannan testing to guide tuberculosis treatment initiation in HIV-positive hospital inpatients: a pragmatic, parallel-group, multicountry,open-label,randomised controlled trial.Lancet,2016,387(10024):1187-1197.